临床医师诊疗丛书

名誉总主编 夏穗生 黄光英
总　主　编 陈安民 徐永健

耳鼻咽喉-头颈外科疾病诊疗指南

第3版

主　编 崔永华 刘　争

科学出版社
北京

内 容 简 介

本书对耳鼻咽喉-头颈外科疾病的诊断和治疗作了简明扼要介绍,共分为四篇。第一篇总论,包括耳鼻咽喉科病史记录、常规检查、特殊检查、影像学检查和耳鼻咽喉科症状学;第二篇各论,分别介绍耳、鼻、咽、喉部疾病,气管和食管疾病,头颈外科疾病等的诊断和治疗;第三篇为耳鼻咽喉科治疗技术;第四篇为耳鼻咽喉科常用药及临床检验正常参考值。本书内容重点突出、方便阅读,适合耳鼻咽喉-头颈外科医师、医学生参考。

图书在版编目(CIP)数据

耳鼻咽喉-头颈外科疾病诊疗指南 / 崔永华,刘争主编. —3版. —北京:科学出版社,2013

(临床医师诊疗丛书 / 陈安民,徐永健总主编)
ISBN 978-7-03-037853-8

Ⅰ. 耳… Ⅱ. ①崔… ②刘… Ⅲ. ①耳鼻咽喉病-诊疗-指南 ②头部疾病-诊疗-指南 ③颈-疾病-诊疗-指南 Ⅳ. ①R762-62 ②R65-62

中国版本图书馆 CIP 数据核字(2013)第 129324 号

责任编辑:刘丽英　戚东桂 / 责任校对:刘亚琦
责任印制:赵　博 / 封面设计:范璧合

版权所有,违者必究。未经本社许可,数字图书馆不得使用

科学出版社 出版
北京东黄城根北街 16 号
邮政编码:100717
http://www.sciencep.com

北京天宇星印刷厂印刷

科学出版社发行　各地新华书店经销

*

1999 年 9 月第 一 版　开本:787×960　1/32
2013 年 6 月第 三 版　印张:15 1/4
2025 年 3 月第七次印刷　字数:422 000

定价:49.00 元

(如有印装质量问题,我社负责调换)

《临床医师诊疗丛书》编委会

名誉总主编 夏穗生 黄光英
总 主 编 陈安民 徐永健
编　　委（按姓氏笔画排序）

于世英	马　丁	马净植
王　伟	王国平	邓又斌
叶章群	田玉科	田德安
付向宁	白祥军	冯杰雄
朱小华	刘光辉	齐俊英
孙自镛	杜　光	李　锋
李树生	李慎秋	余学锋
汪　晖	汪道文	张　虹
张存泰	陆付耳	陈孝平
罗小平	周剑峰	赵建平
胡绍先	姚　颖	徐　钢
郭铁成	唐锦辉	崔永华
雷　霆	廖家智	漆剑频
熊　薇	魏　晴	魏　翔

《耳鼻咽喉-头颈外科疾病诊疗指南》(第3版) 编写人员

主　编　崔永华　刘　争
副主编　褚汉启　游学俊　刘爱国
编　者　(按姓氏笔画排序)
　　　　　王志斌　刘　争　刘爱国　余　洋
　　　　　陆　翔　陈观明　徐　凯　陶雁玲
　　　　　黄红彦　黄孝文　崔永华　游学俊
　　　　　甄宏韬　褚汉启

《临床医师诊疗丛书》第 3 版前言

《临床医师诊疗丛书》于 1999 年第一次出版,共 32 个分册;2005 年经过修订增至 35 个分册。本丛书出版至今,大部分分册累积印数均上万册,获得各方好评,深入人心。

随着近年来医学科学飞速发展,临床上新理论、新技术和新方法不断出现,第 2 版中的内容已显陈旧,难以全面反映学科发展水平和当前临床现状。因此,根据客观形势的变化情况对本丛书加以修订补充,既是时代迅猛发展的迫切要求,也是学科逐步完善的必经步骤。

此次修订保持了前两版的编写风格,仍是在反映学科最新进展的基础上,侧重疾病的诊断与治疗,坚持"使用方便"的原则。我们对 35 个分册进行了全面的修改,重点突出临床实践部分以及近几年来疾病诊断与治疗的一些新理论、新技术和新方法(特别是国内外新的诊断与治疗标准的介绍和医学名词的更新)。另外,本次改版新增《重症医学临床诊疗指南》、《医院感染预防与控制指南》、《过敏性疾病诊疗指南》、《临床输血指南》、《临床营养指南》、《创伤外科临床诊疗指南》6 个分册,根据学科发展将原《胸心外科疾病诊疗指南》细分为《心血管外科疾病诊疗指南》和《胸外科疾病诊疗指南》,共计 42 个分册。此次改版还增加了线条图、流程图、影像图和表格等,便于读者理解和记忆。

本丛书十余年来一直受到医学界同仁的广泛支持和帮助,我们再次深表感谢;同时也恳请大家继续关注和喜爱《临床医师诊疗丛书》第3版,并提出宝贵意见,以便我们持续改进。编委会对科学出版社的精心编辑表示衷心感谢。

陈安民　徐永健

华中科技大学同济医学院附属同济医院

2013年4月

《临床医师诊疗丛书》第 2 版前言

《临床医师诊疗丛书》1999 年出版了第 1 版,共 32 个分册,本次对 32 个分册进行了全面的修改,另外增加了《老年疾病诊疗指南》、《临床病理诊断指南》、《临床护理指南》3 个分册。第 2 版共 35 个分册,保持了第一版的编写风格,重在临床"使用方便"四字。本次修改过程中,突出了近几年来疾病诊断与治疗的一些新理论、新技术、新方法。

本丛书自出版以来,受到了广大读者的欢迎。各个分册都进行了重印,不少分册多次重印。我们感谢大家对本丛书的厚爱,同时也恳求广大读者再次提出宝贵意见,以便再版时修正。编委会对原总主编夏穗生、黄光英、张良华三位教授对本丛书第 1 版所做出的贡献,对科学出版社的精心编辑一并表示感谢。

陈安民　徐永健
华中科技大学同济医学院附属同济医院
2005 年 5 月

《临床医师诊疗丛书》第 1 版前言

临床医学参考书籍可谓浩如烟海。从大型的学术专著到简明的临床应用手册,内容和形式层出不穷。然而对大多数工作在临床一线的中青年医师来说,尚缺一类便携式专科参考书。这类书在内容上应介乎前述两类参考书之间,既不像大型学术专著那样从基础到临床,庞杂繁复,查阅不便,又不至于像综合性的临床手册过于简单,不能满足临床诊断治疗细则的需要。有鉴于此,我们组织各临床专业科室的专家编撰了这套《临床医师诊疗丛书》。

同济医科大学建校已近百年,一直是国家卫生部直属重点高等医科院校。同济医院是同济医科大学的附属医院,为卫生部第一批评定的三级甲等医院,也是全国文明窗口十家示范医院之一。我们编撰这套《临床医师诊疗丛书》是以这所综合性大型教学医院多年来不断修订的临床诊疗常规为依据,博采各临床专业专家学者们的经验及心得,集临床医学精髓之大成,以现代性、实用性为特色,面向临床一线专业医师和技术人员。

全书由 32 个分册组成,包括 26 个临床医学二、三级专业学科和 6 个临床诊疗辅助专业分册。各分册结合综合性医院的诊疗常规,自临床的一般性问题到专科性疾病,从病因、病理至诊断、治疗,从常用的诊疗技术到高新专科手术及疗法,层次分明地予以阐述,重点在于实用性强的临床诊断、鉴别诊断及治疗方式、方法。

我们的目的及愿望是既为综合性大型医院提供一套全面系统的诊疗常规参考书，又能为临床主治医师、住院医师、研究生、实习医师奉献一套"新、全、实用"的"口袋"书。

全书编写历经一年，全体参编人员付出了艰辛的劳动，经过科学出版社编辑同志们的精心雕琢，全书各分册得以先后面世，我们谨对上述同仁的勤奋工作致以衷心的谢意。本丛书参编人员达数百人之多，故文笔文风殊难一致；限于编写者的水平，加之时间紧迫，疏误之处在所难免，祈望读者不吝赐教，以便再版时予以订正。

夏穗生　黄光英　张良华
同济医科大学附属同济医院
1998年9月

目　录

第一篇　总　论

第一章　病史记录 ……………………………………（1）
　第一节　病房病史记录 ……………………………（1）
　第二节　门诊病史记录 ……………………………（7）
第二章　耳鼻咽喉科常规检查 ………………………（9）
　第一节　成人耳鼻咽喉检查 ………………………（9）
　第二节　小儿耳鼻咽喉检查 ………………………（12）
第三章　耳鼻咽喉科特殊检查 ………………………（16）
　第一节　咽鼓管功能检查…………………………（16）
　第二节　听功能检查………………………………（17）
　第三节　前庭功能检查……………………………（23）
　第四节　鼻内镜检查………………………………（28）
　第五节　鼻功能检查………………………………（29）
　第六节　电子鼻咽镜检查…………………………（30）
　第七节　喉功能检查………………………………（31）
　　一、喉动态镜检查…………………………………（31）
　　二、喉肌电图检查…………………………………（31）
　　三、嗓音声学特性分析……………………………（32）
　第八节　电子喉镜检查……………………………（33）
　第九节　直接喉镜检查……………………………（33）
　第十节　支气管镜检查……………………………（34）
　第十一节　食管镜检查……………………………（36）
　第十二节　多导睡眠监测…………………………（37）
第四章　耳鼻咽喉科影像学检查 ……………………（39）
　第一节　耳部影像学检查…………………………（39）
　　一、耳部 X 线平片检查……………………………（39）

二、颞骨 CT 检查 …… (39)
　　三、颞骨 MRI 检查 …… (40)
第二节　鼻部影像学检查 …… (41)
　　一、鼻部 X 线平片检查 …… (41)
　　二、鼻部 CT 检查 …… (41)
　　三、鼻部 MRI 检查 …… (42)
第三节　咽部影像学检查 …… (42)
　　一、咽部 X 线平片检查 …… (42)
　　二、咽部 CT 检查 …… (43)
　　三、咽部 MRI 检查 …… (44)
第四节　喉部影像学检查 …… (44)
　　一、喉部 X 线平片检查 …… (44)
　　二、喉部 CT 检查 …… (45)
　　三、喉部 MRI 检查 …… (45)
第五节　气管、食管影像学检查 …… (46)
　　一、食管 X 线检查法 …… (46)
　　二、气管 X 线检查法 …… (46)
　　三、胸部 CT 结合三维重建 …… (46)
第六节　数字减影血管造影在耳鼻咽喉的应用 …… (47)

第五章　耳鼻咽喉科症状学 …… (48)
第一节　耳痛 …… (48)
第二节　耳聋 …… (48)
第三节　耳鸣 …… (50)
第四节　眩晕 …… (50)
第五节　鼻塞 …… (51)
第六节　鼻漏 …… (52)
第七节　鼻出血 …… (53)
第八节　嗅觉障碍 …… (54)
第九节　咽喉疼痛 …… (55)
第十节　声嘶 …… (56)
第十一节　喉鸣 …… (58)
第十二节　喉部异物感 …… (59)

第十三节　呼吸困难……………………………………(59)
　第十四节　吞咽困难……………………………………(60)
　第十五节　咯血与呕血…………………………………(61)
　第十六节　头痛…………………………………………(62)
　第十七节　耳漏…………………………………………(64)

第二篇　各　　论

第六章　耳部疾病……………………………………………(66)
　第一节　耳的先天性疾病………………………………(66)
　　一、先天性耳前瘘管…………………………………(66)
　　二、先天性小耳畸形…………………………………(67)
　　三、先天性内耳畸形…………………………………(68)
　　四、先天性耳聋………………………………………(69)
　第二节　耳部创伤………………………………………(70)
　　一、耳郭外伤…………………………………………(70)
　　二、鼓膜外伤…………………………………………(71)
　　三、颞骨骨折…………………………………………(72)
　第三节　外耳疾病………………………………………(74)
　　一、耳郭假性囊肿……………………………………(74)
　　二、耳郭化脓性软骨膜炎……………………………(74)
　　三、外耳湿疹…………………………………………(75)
　　四、外耳道疖肿………………………………………(76)
　　五、外耳道炎…………………………………………(77)
　　六、坏死性外耳道炎…………………………………(78)
　　七、耵聍栓塞…………………………………………(79)
　　八、外耳道异物………………………………………(80)
　　九、外耳道胆脂瘤……………………………………(81)
　　十、大疱性鼓膜炎……………………………………(82)
　　十一、后天性外耳道狭窄和闭锁……………………(83)
　第四节　中耳疾病………………………………………(84)
　　一、分泌性中耳炎……………………………………(84)
　　二、急性化脓性中耳炎………………………………(86)

三、急性乳突炎 ……………………………… (88)
四、隐匿性乳突炎 ……………………………… (89)
五、慢性化脓性中耳炎 ……………………………… (90)
六、中耳胆脂瘤 ……………………………… (93)
七、耳源性并发症 ……………………………… (95)
八、耳源性颅外并发症 ……………………………… (96)
九、耳源性颅内并发症 ……………………………… (101)
十、粘连性中耳炎 ……………………………… (105)
十一、鼓室硬化 ……………………………… (106)
十二、耳硬化症 ……………………………… (107)
十三、咽鼓管异常开放症 ……………………………… (109)
十四、中耳胆固醇肉芽肿 ……………………………… (110)
十五、蓝鼓膜 ……………………………… (111)
十六、朗格汉斯细胞组织细胞增生症 ……………………………… (112)

第五节 感音神经性聋 ……………………………… (113)
一、老年性聋 ……………………………… (113)
二、药物中毒性聋 ……………………………… (115)
三、声损伤性聋 ……………………………… (118)
四、突发性聋与特发性突聋 ……………………………… (119)
五、内耳的自身免疫性疾病 ……………………………… (120)
六、大前庭水管综合征 ……………………………… (122)
七、听神经病 ……………………………… (123)

第六节 面神经疾病 ……………………………… (125)
一、周围性面瘫 ……………………………… (125)
二、贝尔面瘫 ……………………………… (132)
三、Hunt综合征 ……………………………… (134)
四、半面痉挛 ……………………………… (135)

第七节 眩晕症 ……………………………… (137)
一、眩晕概论 ……………………………… (137)
二、梅尼埃病 ……………………………… (142)
三、良性阵发性位置性眩晕 ……………………………… (149)
四、前庭神经元炎 ……………………………… (153)

五、颈性眩晕 …………………………………… (154)
　第八节　耳聋及其防治 ………………………………… (156)
　　一、耳聋概论 …………………………………… (156)
　　二、助听器 ……………………………………… (167)
　　三、植入性助听器 ………………………………… (168)
　　四、人工耳蜗 …………………………………… (169)
　第九节　耳部及侧颅底肿瘤 ……………………………… (173)
　　一、外耳良性肿瘤 ………………………………… (173)
　　二、外耳恶性肿瘤 ………………………………… (175)
　　三、中耳癌 ……………………………………… (176)
　　四、鼓室体瘤 …………………………………… (178)
　　五、颈静脉球体瘤 ………………………………… (179)
　　六、面神经肿瘤 ………………………………… (181)
　　七、听神经瘤 …………………………………… (183)

第七章　鼻部疾病 ………………………………………… (188)
　第一节　鼻的先天性疾病 ………………………………… (188)
　　一、鼻部脑膜脑膨出 ……………………………… (188)
　　二、先天性后鼻孔闭锁 …………………………… (189)
　第二节　鼻外伤及相关疾病 ……………………………… (190)
　　一、鼻骨骨折 …………………………………… (190)
　　二、鼻窦骨折 …………………………………… (191)
　　三、击出性和击入性骨折 ………………………… (193)
　　四、颅面骨折 …………………………………… (194)
　　五、脑脊液鼻漏 ………………………………… (196)
　第三节　鼻出血 ………………………………………… (197)
　第四节　外鼻及鼻前庭炎性疾病 ………………………… (199)
　　一、鼻前庭炎 …………………………………… (199)
　　二、鼻疖 ………………………………………… (200)
　　三、鼻前庭湿疹 ………………………………… (201)
　　四、酒渣鼻 ……………………………………… (203)
　　五、变应性鼻炎 ………………………………… (204)
　　六、非变应性鼻炎 ………………………………… (206)

第五节 鼻中隔疾病 (209)
一、鼻中隔偏曲 (209)
二、鼻中隔血肿和脓肿 (210)
三、鼻中隔穿孔 (211)

第六节 鼻腔异物 (212)

第七节 鼻-鼻窦炎及相关疾病 (213)
一、急、慢性鼻-鼻窦炎 (213)
二、上颌窦后鼻孔息肉 (215)
三、儿童鼻-鼻窦炎 (216)
四、婴幼儿上颌骨骨髓炎 (217)
五、齿源性上颌窦炎 (218)

第八节 鼻囊肿 (219)
一、鼻前庭囊肿 (219)
二、鼻窦黏液囊肿 (219)
三、鼻窦浆液囊肿 (221)
四、上颌窦牙源性囊肿 (221)

第九节 鼻部肿瘤 (221)
一、鼻腔及鼻窦良性肿瘤 (221)
二、鼻及鼻窦恶性肿瘤 (224)

第八章 咽部疾病 (237)

第一节 咽部异物、灼伤及咽部狭窄和闭锁 (237)
一、咽部异物 (237)
二、咽部灼伤 (238)
三、咽部狭窄和闭锁 (239)

第二节 咽部炎症性疾病 (240)
一、急性咽炎 (240)
二、慢性咽炎 (241)
三、樊尚咽峡炎 (242)
四、咽角化症 (243)
五、咽囊炎 (243)
六、急性扁桃体炎 (244)
七、慢性扁桃体炎 (245)

八、病灶性扁桃体炎 …………………………………… (249)

九、舌扁桃体肥大 ……………………………………… (250)

十、急性腺样体炎 ……………………………………… (251)

十一、腺样体肥大 ……………………………………… (251)

十二、扁桃体周脓肿 …………………………………… (253)

十三、咽后脓肿 ………………………………………… (254)

十四、咽旁脓肿 ………………………………………… (255)

第三节 咽的神经和精神性疾病 ………………………… (256)

一、运动性障碍 ………………………………………… (256)

二、咽感觉性障碍 ……………………………………… (258)

第四节 咽肿瘤 …………………………………………… (260)

一、鼻咽肿瘤 …………………………………………… (260)

二、口咽肿瘤 …………………………………………… (264)

三、喉咽肿瘤 …………………………………………… (265)

第五节 茎突综合征 ……………………………………… (267)

第六节 阻塞性睡眠呼吸暂停低通气综合征 …………… (269)

第九章 喉部疾病 …………………………………………… (272)

第一节 喉的先天性疾病 ………………………………… (272)

一、先天性喉蹼 ………………………………………… (272)

二、先天性喉囊肿和喉气囊 …………………………… (273)

三、先天性喉软化症 …………………………………… (274)

四、先天性喉裂 ………………………………………… (275)

五、先天性喉闭锁 ……………………………………… (276)

六、先天性声门下狭窄 ………………………………… (276)

七、先天性声带沟 ……………………………………… (277)

第二节 喉外伤 …………………………………………… (278)

一、单纯性喉外伤或闭合性喉外伤 …………………… (278)

二、开放性喉外伤 ……………………………………… (279)

三、喉插管损伤 ………………………………………… (281)

四、喉烫伤及烧灼伤 …………………………………… (283)

五、喉部放射线损伤 …………………………………… (285)

六、喉异物 ……………………………………………… (286)

第三节 喉感染性疾病 ……………………… (287)
- 一、急性会厌炎 ……………………… (287)
- 二、急性喉炎 ………………………… (289)
- 三、小儿急性喉炎 …………………… (290)
- 四、小儿急性喉气管支气管炎 ……… (291)
- 五、喉关节炎 ………………………… (292)
- 六、慢性喉炎 ………………………… (293)
- 七、萎缩性喉炎 ……………………… (295)
- 八、声带小结 ………………………… (296)
- 九、喉水肿 …………………………… (297)
- 十、声带息肉 ………………………… (297)
- 十一、喉淀粉样变性 ………………… (298)
- 十二、喉角化病 ……………………… (299)
- 十三、喉白斑病 ……………………… (300)
- 十四、喉囊肿 ………………………… (301)
- 十五、喉狭窄 ………………………… (302)

第四节 喉神经及精神性疾病 …………… (303)
- 一、喉感觉神经性疾病 ……………… (303)
- 二、喉麻木 …………………………… (304)
- 三、喉运动神经性疾病 ……………… (304)
- 四、喉痉挛 …………………………… (306)
- 五、癔症性失音 ……………………… (307)

第五节 喉肿瘤 …………………………… (308)
- 一、喉部上皮源性良性肿瘤 ………… (308)
- 二、喉部非上皮源性良性肿瘤 ……… (310)
- 三、喉部癌前病变 …………………… (315)
- 四、喉部恶性肿瘤 …………………… (316)

第六节 喉阻塞 …………………………… (322)

第十章 气管和食管疾病 ………………… (324)
第一节 气管、支气管异物 ……………… (324)
第二节 气管创伤及狭窄 ………………… (326)
- 一、气管创伤 ………………………… (326)

二、气管瘢痕性狭窄 (329)
三、呼吸功能失常与下呼吸道分泌物潴留 (330)
四、食管异物 (331)
五、食管腐蚀伤及狭窄 (333)

第十一章 头颈外科疾病 (336)
第一节 甲状舌管囊肿及甲状舌管瘘 (336)
第二节 腮裂囊肿与腮裂瘘 (337)
第三节 颈部急性淋巴结炎 (338)
第四节 颈部慢性淋巴结炎 (339)
第五节 颈部坏死性筋膜炎 (339)
第六节 颈动脉体瘤 (340)
第七节 甲状腺瘤 (341)
第八节 颈部神经源性瘤 (343)
第九节 头颈部恶性淋巴瘤 (344)
第十节 涎腺混合瘤 (345)
第十一节 颈部肿块鉴别诊断 (347)

第十二章 耳鼻咽喉及颈部特异性传染病 (350)
第一节 真菌病 (350)
一、真菌性鼻-鼻窦炎 (350)
二、口腔及咽部念珠菌病 (352)
三、外耳道真菌病 (353)
第二节 白喉 (354)
第三节 鼻硬结病 (356)
第四节 耳鼻喉科结核 (357)
一、鼻腔结核 (357)
二、咽结核 (357)
三、喉结核 (358)
四、结核性中耳炎 (359)
五、颈淋巴结结核 (360)
第五节 麻风 (361)
第六节 梅毒 (363)
第七节 艾滋病 (364)

第三篇 治疗技术

第十三章 耳鼻咽喉科常用操作技术 …… (367)
第一节 外耳道冲洗术 …… (367)
第二节 滴耳法 …… (368)
第三节 外耳道异物取出术 …… (368)
第四节 英泼来特耳后封闭疗法 …… (369)
第五节 咽鼓管吹张术 …… (369)
第六节 鼓膜按摩术 …… (370)
第七节 鼓膜穿刺术 …… (371)
第八节 鼓膜切开术 …… (371)
第九节 中耳置管术 …… (372)
第十节 高负压吸引疗法 …… (373)
第十一节 下鼻甲硬化剂注射术 …… (373)
第十二节 下鼻甲激光和微波治疗术 …… (374)
第十三节 鼻腔异物取出术 …… (374)
第十四节 上颌窦穿刺术 …… (375)
第十五节 鼻窦置换法 …… (376)
第十六节 鼻腔填塞术(前鼻孔填塞术) …… (377)
第十七节 后鼻孔填塞术 …… (378)
第十八节 鼻腔冲洗术 …… (378)
第十九节 咽部异物取出术 …… (379)
第二十节 咽部激光治疗术 …… (380)
第二十一节 扁桃体周脓肿切排术 …… (380)
第二十二节 咽后脓肿切排术 …… (381)
第二十三节 鼻咽活检术 …… (382)
第二十四节 咽喉部局部麻醉法 …… (383)
第二十五节 咽喉部药物雾化吸入法 …… (384)
第二十六节 气管插管术 …… (384)
第二十七节 环甲膜切开术 …… (385)

第十四章 耳部常规手术 …… (386)
第一节 化脓性耳郭软骨膜炎的手术 …… (386)

第二节	耳前瘘管摘除术	(386)
第三节	鼓膜成形术	(387)
第四节	保留外耳道后壁的乳突切除术及鼓室成形术	(392)
第五节	乳突根治术及鼓室成形术	(396)
第六节	听骨链重建术	(398)
第七节	乳突根治术	(404)
第八节	人工耳蜗植入术	(409)

第十五章 鼻部常规手术 (414)
第一节	鼻中隔偏曲矫正术	(414)
第二节	中鼻甲部分切除术	(416)
第三节	下鼻甲骨黏-骨膜下切除术	(416)
第四节	内镜下鼻窦手术	(417)
第五节	鼻内镜下鼻腔、鼻窦、前颅底肿瘤切除术	(424)
第六节	内镜下脑脊液鼻漏修补术	(426)
第七节	鼻侧切开术	(429)
第八节	上颌骨切除术	(430)

第十六章 咽部手术常规 (432)
第一节	扁桃体切除术	(432)
第二节	增殖体切除术	(434)
第三节	鼻咽部血管纤维瘤手术	(434)

第十七章 喉部手术常规 (436)
第一节	支撑喉镜下喉显微手术	(436)
第二节	气管切开术	(436)
第三节	环甲膜切开术	(438)
第四节	喉裂开术	(438)
第五节	水平半喉切除术	(439)
第六节	垂直半喉切除术	(440)
第七节	全喉切除术	(440)
第八节	支撑喉镜下 CO_2 激光喉部肿瘤切除术	(442)

第十八章 气管、食管手术 (444)
| 第一节 | 支气管镜下异物取出术 | (444) |

第二节　食管镜下异物取出术 …………………… (446)

第四篇　常用药及临床检验正常参考值

第十九章　耳鼻咽喉科局部常用药 ……………… (449)
　第一节　耳部局部常用药 ………………………… (449)
　第二节　鼻部局部常用药 ………………………… (451)
　第三节　咽喉部常用药 …………………………… (453)
第二十章　耳鼻咽喉科全身常用药 ……………… (456)
第二十一章　临床检验正常参考值 ……………… (460)
　第一节　血液一般检查 …………………………… (460)
　第二节　止血、凝血功能的检查 ………………… (461)
　第三节　血液化学检查 …………………………… (461)
　第四节　酶学检查 ………………………………… (462)
　第五节　内分泌功能检查 ………………………… (462)
　第六节　免疫学检查 ……………………………… (463)
　第七节　尿液检查 ………………………………… (463)
　第八节　脑脊液检查 ……………………………… (464)
　第九节　血气分析正常值 ………………………… (464)

第一篇

总　论

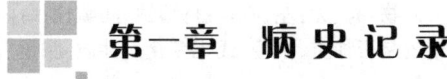

完善病史很重要。书写病史,必须做到:

1. 病历书写者应当意识到病历是法律文件,因此必须以认真、负责的态度进行详细书写。
2. 病史必须包括一切重要事实,既要略去无关的东西,又要查明患者的全部病史。
3. 应先问主诉,再问其他症状。
4. 遇有不清楚处,可用简单的问题来提醒病人,但不能暗示或用一问一答的方式。
5. 相关阴性症状也要列入病史。
6. 和疾病有关的耳、鼻、咽喉、气管和食管病史也要详细询问。
7. 要专心询问,不要重复。
8. 病历完成后,要病人认可后签名,以利以后病历归案。

第一节　病房病史记录

【一般记录】

姓名、性别、年龄、婚姻、职业、住址、身份证号码、入院日期、住院号。

【主诉】

病人主要申诉、原因和病期,应以一两句话表达之;主诉以控制在 20 个字内为宜。

【现病史】

起病日期及情况,包括全身症状及局部症状,依先后描述其相互发生关系、演变情况、入院前的诊疗经过、入院时情况或入院原因等。

1. 有关耳部病状应包括的内容

(1) 分泌物:有、无;左、右耳;持续性、间歇性;每隔多长时间、次数;最近是否加重、减轻,或无变化。性质:脓量、含血、黏液、臭味。量:少、中、多。

(2) 耳聋:有、无;时期、起病日期;左、右。程度:轻、中、重、完全失聪;最近是否加重、减轻,或无变化。耳聋和周围环境、职业、药物、家族等的关系。

(3) 耳鸣:有、无;左、右;时期;持续、间歇。性质:类似于某种声音,与心跳的关系以及相伴发的症状。

(4) 耳痛:有、无;左、右;部位。程度:轻、中、重。

(5) 眩晕:有、无;时间;有无恶心、呕吐、虚脱;有无物体转动,转动方向;有无倾倒感、倾倒方向;发作间歇时间、其他。

2. 有关鼻部症状应包括的内容

(1) 鼻阻塞:有、无;阻塞时期;左、右。程度:间歇性、持续性、交替性,完全阻塞、不完全阻塞;最近是否加重、减轻,或无变化;与其他症状的关系。

(2) 分泌物:有、无;左、右;时期;程度;量。臭味:有、无。性质:水样、黏液性、黏脓性、纯脓性、血性、带有痂皮。

(3) 鼻内感觉:干燥、痒、不适、喷嚏;时间。

(4) 嗅觉:正常、减退、丧失、异常;左、右;时间。

(5) 头痛:有、无;时间;位置。程序:持续性、间歇性;何时发作。其他。

(6) 外鼻肿胀:有、无;时期。

(7) 鼻出血:时期;左、右。量:少、中、多。性质:有无后吸鼻后涕中带血。

(8) 肿瘤。

(9) 过去相似的疾病、次数、程度、时间、经过、治疗情况。

(10) 过去有无鼻部手术,何时手术,手术过程,手术后情况。

3. **有关咽部症状应包括的内容**

(1) 有无发热、寒战及全身症状。

(2) 咽痛及咽下困难:有、无;时期、程度。

(3) 分泌物:有、无、数量。性质:黏液、脓、血或痂皮。

(4) 感觉:疼痛、异物感、干燥、阻塞感;时期。

(5) 食物自鼻咽部喷出:有、无;时期。

(6) 发音障碍:有、无;时期。休息后发音有否改善。

(7) 肿胀:有、无;时期;部位。

(8) 过去咽病发作史;次数、时间、程度等。

(9) 过去有无手术史。

4. **有关喉部症状应包括的内容**

(1) 声音改变:有、无;时期;性质。程度:经常性或间歇性,与其他因素的关系。

(2) 呼吸困难:有、无;时期。性质:吸入性或呼出性,有无喉鸣或喘鸣。

(3) 咳嗽:有、无;时期;性质;程度。

(4) 异物史:有、无;时期;种类;性质;程度。

(5) 其他。

5. **有关气管及支气管的症状应包括的内容**

(1) 咳嗽:有、无;程度。

(2) 咯血:有、无;次数;程度。

(3) 气道异物史。

(4) 全身症状:发热、出汗、食欲减退、体重减轻。

(5) 过去气道病史。

6. **有关食管症状应包括的内容**

(1) 吞咽困难:有、无;时间;程度;与饮食的关系:固体或液体饮食不能下咽。

(2) 疼痛:有、无;时期。部位:前胸、后胸、颈部。

(3) 反流:有、无;时期;次数;程度。

(4) 呕血:次数、量、血液颜色;有无食物混入。

(5) 食管异物史。

7. 必要时询问耳鼻咽喉邻近器官的有关症状

(1) 口腔:张口困难;齿、龈、口腔黏膜情况。

(2) 面部:红肿、溃疡、疼痛、部位。

(3) 眼:疼痛、运动、流泪、视力。

(4) 颈:疼痛、肿胀、淋巴结、运动。

(5) 头:头痛、头胀等。

(6) 全身症状:发热、食欲、呕吐、便秘、神志、精神、睡眠、注意力、记忆力等。

【过去史】

包括与本病有关的疾病史、传染病史、系统病史、过敏病史、手术史(特别注意易出血情况)。

【个人史】

出生、生长地区,发育情况,用药史,特殊嗜好(注意有无吸烟、饮酒等习惯),职业,工作环境(与疾病发生的关系)。

【月经史】

初潮、周期、持续时间、经量、妊娠生育史、末次月经日期。

【家族史】

家族中有无同样疾病的患者。

【体格检查】

1. 全身检查与内科完整病史相同,包括以下方面:

(1) 呼吸、脉搏、体温、血压、神志、面容及其他。

(2) 皮肤、淋巴系统。

(3) 头部、眼、口腔。

(4) 颈部。

(5) 胸部。

(6) 腹部。

(7) 肛门、生殖器。

(8) 四肢、脊柱。

(9) 神经系统。

2. 专科检查

(1) 一般情况:如呼吸情况(吸入性呼吸困难、胸骨凹陷、口唇青紫、鼻翼扇动、额部出汗、烦躁不安);声音(鼻音、喘鸣音等);吞咽情况(痛苦表情等)。

(2) 鼻

1) 外鼻:鼻梁、鼻翼、对称性、畸形、红肿、触痛、肿瘤等。

2) 鼻前庭:鼻毛及鼻部皮肤情况(皲裂、糜烂、疖肿等)。

3) 鼻腔:呼吸通畅情况,黏膜色泽(粉红、深红、暗红、紫灰),鼻甲大小,鼻道情况,鼻道分泌物(质、量和部位),鼻中隔(偏曲、嵴突、矩突、穿孔)。

4) 鼻内镜检查:各鼻道、嗅裂、脓液量、性质(可溶性、不溶性)、臭味、鼻咽部、鼻中隔后缘,咽鼓管口,咽隐窝,咽鼓管隆凸、上、中、下鼻甲。

(3) 咽喉

1) 咽部是否对称,黏膜有无充血、白膜、溃疡、瘢痕萎缩等。

2) 软腭运动情况,咽侧索淋巴,咽后壁淋巴滤泡。

3) 扁桃体:有、无、对称性、大小、形状、颜色、渗出物、异物、新生物、挤压、硬度等。

4) 腭垂(悬雍垂):畸形、水肿。

5) 喉:喉黏膜色泽、水肿、溃疡、肿瘤、异物,会厌形状,梨状窝、会厌溪、披裂、声室带的对称和动作。

6) 有喉阻塞者,根据病情,必要时在局部麻醉下做间接喉镜或电子喉镜检查,记录所见的情况。

(4) 耳

1) 耳郭:皮肤情况(红肿、外伤、感染),外形(畸形、大小、与头颅所成的角度),触痛。

2) 外耳道:外耳道之畸形、大小和弯度,耵聍阻塞,异物、分泌物、疖肿等。

3) 鼓膜标志:有无充血、外凸、内陷、穿孔、瘢痕等。

4) 用电子耳镜检查:鼓膜标志、锤骨柄、松弛部及紧张部、有无内陷袋、鼓气下鼓膜活动情况、鼓膜瘢痕、钙化、穿孔大小、形状、穿孔下的鼓室内情况、肉芽生长、胆脂瘤生长等。

5) 听力检查:音叉试验——气导骨导差值试验,骨导偏向试验,骨导比较试验,镫骨活动试验(对耳硬化症患者加用),电测听和声导抗检查(有条件时做)。

6) 前庭功能检查。

7) 中耳及乳突 CT 或 MRI 拍片报告。

【病史小结】

对诊断有关各点的症状及体征做出总结。

【入院诊断】

1. ×××

2. ×××

签名:×××

【处理意见】

医生在询问病史、分析症状、书写病史完毕后,应制定出疾病治疗计划(包括急诊病人的紧急处理和慢性疾病的今后处理方针,如果在治疗的过程中发生了变化又将如何处理等),然后请上级医生审查。

【病程记录】

病人的病情变化(自觉的或检查结果)和上级医生的意见分析、重要的诊断和治疗等,尤其是每日换药时发现的局部情况,均应详细记录。按照各级医院病历书写规范进行病程记录,三级医生查房记录。

【出院记录】

将病人病历、住院期间的诊疗经过择要总结,并记录病人的手术情况、出院时情况以及出院医嘱和最后诊断,手术后应写明病理诊断及病理报告的编号。

【其他】

1. 手术记录:由手术医生负责详细记录手术经过情况,以备查考。

2. 化验单:将化验单依次贴好。

3. 治疗处方记录:应详细记录,并应逐日检查。

4. 病历首页:应填入最后诊断、手术、并发症、麻醉等项目。

第二节　门诊病史记录

门诊病史记录应注意以下各项:

1. 诊疗之前,首先应核对姓名、性别、年龄、籍贯、职业和地址。遇有不符合处,应追查原因,及时纠正。药物过敏史尤其要问清楚。

2. 门诊病史应精简扼要,只记病人主诉、重要病史、检查结果、诊断和治疗,而不是病人申诉的全部病史。书写要清楚,以便复诊医生参考。

3. 病史记录,最好于详细询问后加以分析综合,再扼要记下。

4. 一切询问须按主诉,抓住重点,环绕重点。

5. 重要阴性症状亦应记录。

6. 门诊病历书写时,应于短时间内抓到重点症状,经过检查和分析,得出初步意见,再加重点检查,从而肯定诊断。

7. 记录需分主次。

8. 病人申诉中遇有"不明解说"处,须加号注明,以备参考。

9. 门诊病史的书写次序:①主诉;②病史;③检查;④诊断;⑤处理;⑥签名。

【主诉】
主诉为病人就诊的主要原因及时间。

【病史】
病史是从起病迄今的经过情况,包括:

1. 起病情况:起病日期、起病情况、起病原因。

2. 病情演变情况:起病症状的演变,症状的减轻或加重,治疗经过及其疗效。

3. 目前情况:目前症状如何,延迟至今才来就诊的原因。

4. 病者情况:如与现病有关的过去史、用药史、家族史、生活史、婚姻史、月经史和生育史。

【检查】

全面性、系统性。耳、鼻、咽、喉都要检查,主要项首先检查。记录须简单扼要。重要阴性症状也须注明,次要者也须扼要记录。

【诊断】

依主次、先后顺序缮写,可疑者加问号。

【处理】

包括处方与其他治疗的名称、方式、检验项目及处理意见,如建议、住院登记、拟做何种手术等。

【签名】

负责诊病医生亲笔签名。

(褚汉启)

第二章 耳鼻咽喉科常规检查

第一节 成人耳鼻咽喉检查

【病人位置】

病人与医生对面直坐,躯干微向前倾,膝部相交,或病人膝部夹在医生两膝之间。

【光源选择】

灯光以耳鼻咽喉科专用诊疗灯或综合治疗台为宜。将灯置于病人右侧,与耳等高,距病人右耳约10cm处。

【额镜使用】

医生戴上额镜,反光镜置于左额部,用左眼经镜孔视物。额镜焦距约为30cm,练习时集中光线于病人上唇。在电源暂时缺乏的地区,可使用电子额灯,优点在于以蓄电池作为光源,携带方便,适宜巡回医疗时使用,利用额镜照入检查部位进行工作。还可利用电筒作为光源照射于额镜上。

【耳部检查】

1. **耳郭**:视诊和触诊。

(1) 皮肤情况:有无红肿、外伤、感染。

(2) 外形:大小、数目、与头颅所成角度。

(3) 有无触痛。

2. **外耳道**

(1) 拉直外耳道检查右侧时,以左手将耳郭拉向后上方,右手拇指将耳屏捺向前方;检查左侧时,则用右手拉耳郭,左手捺耳屏。

(2) 电耳镜放入外耳道时,耳郭仍需拉向后上方,用另手取耳镜喇叭口轻轻塞入外耳道软骨部。

(3) 观察

1) 外耳道之大小和弯度。

2) 外耳道有无耵聍、异物、分泌物。

3. 鼓膜:在耳镜中检查鼓膜。对卧床病人,可使用电耳镜检查。

(1) 鼓膜为一圆形半透明灰白色薄膜,呈漏斗形。

(2) 观察锤骨短突、锤骨柄、鼓脐、光锥、前后皱襞、松弛部、紧张部。

(3) 检查有无充血、外凸、内陷、穿孔、瘢痕。

【鼻部检查】

1. 鼻前庭:用左手食指及中指按住病人额部,左手拇指将病人鼻尖揿向后上方。注意观察鼻前庭部、鼻毛及皮肤情况(有无皲裂、糜烂、疖肿等)。

2. 鼻腔

(1) 用鼻镜检查注意鼻镜持法:左手执鼻镜,手掌向内,借食指固定。

(2) 不同位置中检查所见

1) 鼻腔底水平位(额部略向下沉):外侧为圆形红色的下鼻甲,其上方可看到中鼻甲的前端。

2) 鼻腔底与水平位约成30°角(头抬高)。内侧鼻中隔显露较多,外侧为下鼻甲上部,其上为中鼻甲前端。

3) 头抬高到60°:和鼻中隔相对者为中鼻甲前外侧的鼻丘部,其后上方为鼻腔顶部。

(3) 注意观察

1) 呼吸通畅状况。

2) 黏膜的色泽:粉红为正常;大红为急性炎症;紫灰为变态反应。

3) 鼻甲大小、鼻道情况。

4) 分泌物:质、量和部位。

(4) 鼻内镜检查:可以更加仔细观察以上鼻腔及鼻咽部各部。检查前可先后以1%麻黄碱和1%丁卡因做鼻内喷布,以方便检查。

【咽部检查】

1. 鼻咽部:检查时右手持间接鼻咽镜(耳鼻咽喉-头颈外科专科基本技能),左手持压舌板,将后鼻镜在酒精灯上轻度加热,嘱病人张口,用鼻部呼吸,以压舌板压住舌背,右手将后鼻镜轻轻伸至悬雍垂和咽后壁之间,即可观察鼻咽部。

注意观察鼻后孔的状况(鼻中隔后缘、各鼻甲后端、咽鼓管咽口、咽隐窝等),黏膜的色泽、有无分泌物、溃疡、肿块及出血等。

2. 口咽部:右手持压舌板,嘱病人张口,以压舌板压住舌背之最高点,使舌背低落,可检查口咽部。使用压舌板时,动作应轻柔,放置舌前2/3处或略偏一侧,否则易引起恶心及咽部充血,掩盖咽部实际情况。

注意观察:

(1)黏膜的色泽(充血、贫血),有无假膜、溃疡、异物、紫斑及肿胀。

(2)软腭运动情况,两侧是否对称。

(3)悬雍垂有无畸形、水肿。

(4)扁桃体形状、大小,有无充血、分泌、溃疡、肿瘤。

(5)咽后壁色泽,有无萎缩、淋巴滤泡、肿胀。

【喉部检查】

左手持消毒纱布,右手持间接喉镜,嘱病人张口伸舌,将纱布包住舌尖,并拉向前下方,轻度加热喉镜镜面后,伸入口咽部,镜背贴于腭垂上,在镜中观察喉部。有少数病人会厌向后倾斜,遮盖喉部,造成检查困难,此时可使用1%丁卡因液做局部黏膜表面麻醉。让病人自己拉舌头,检查者左手持间接喉镜,右手持弯形拉钩,挑起会厌,暴露喉部,喉部之像即映入间接喉镜上。

注意观察:喉黏膜的色泽,有无水肿、溃疡、肿瘤、异物;声带的色泽及动作。

第二节　小儿耳鼻咽喉检查

【检查准备】

1. 病人位置

(1) 如小儿合作,可采取成人位置,即与医生相对而坐。

(2) 若小儿平卧桌上,可由助手固定或以被单裹住身体,使其脚腿不能乱动。

(3) 如助手抱着小儿,则与医生相对而坐,固定其位置。

2. 病史:一般向家属询问病史,宜简短而明确;若小儿有理解力,应让其参与问答,此时可发现小儿听觉或喉部方面的症状。

3. 检查顺序:从简单到复杂。先做耳部检查,再进行鼻部检查,最后检查咽喉部(因压舌板可引起恶心)。

4. 麻醉:如做细致操作,必须让小儿绝对不动者,可采用短时间全身麻醉。局部麻醉药,如丁卡因对小儿有危险,故禁用。对乳儿应绝对禁用任何麻醉。

【耳部检查】

应用耳镜前,须观察及检查小儿的耳郭、耳道入口、耳郭附近淋巴区、乳突部、下颌骨后凹陷处,注意有无外耳畸形、耳郭湿疹、乳突部皮肤红肿、耳后皱襞消失等情况,并注意耳屏前、乳突尖端及其后缘处有无淋巴结肿胀或压痛,牵引耳郭时有无疼痛。

对光后,左手将耳郭牵引向上方,使外耳道拉直,右手拇指、食指持耳镜徐徐插入外耳道中,耳镜口径需选择适度,放入耳道内后,推开耳毛,看到鼓膜。

婴儿与5个月以下乳儿的外耳道结构不同,耳道狭小且闭合,耳郭牵引方向应向后下方,方能使耳道拉直,如有耵聍块及障碍物,须小心除去,方得见到鼓膜。

乳儿的鼓膜十分倾斜,几乎与水平线平齐,如将耳镜垂直于头颅侧面的方向插入,则仅见鼓膜后上方或只是耳道后上壁,所以必须将耳镜喇叭口尽量向后倾斜,才能见到锤骨柄、鼓膜前下方常为耳道壁遮住。乳儿的鼓膜后上界限、鼓膜标志、鼓膜体积与成人相同,但较正常为厚,透明度较差,色泽灰暗,不像较大儿童呈灰白色。

小儿外耳道极为薄弱,外伤可致耳痛,如用小手术去除耵聍阻塞后,次日必须复查,以防产生疖肿。

【鼻部检查】

鼻部检查包括鼻腔检查与鼻窦检查。鼻腔检查分前鼻镜检查与鼻咽镜检查。

1. 前鼻镜检查:小儿鼻前庭部皮肤细腻,无鼻毛,前鼻孔较小,前庭部后上界线较成人为高。前鼻镜检查,一般用小号鼻镜或口径适当的耳镜。放入鼻镜前,以左手拇指将鼻尖抬起,检查鼻前庭部有无疖肿、皮肤皲裂或湿疹。此时可窥到鼻中隔软骨部,如有偏曲和嵴突存在,则需注意鼻镜放入时可能引起的疼痛及出血。

鼻镜置入前庭部后,可见到鼻腔内黏膜,该处与前庭部皮肤色泽显然不同。其他,如鼻甲及鼻道的检查,一般与成人相同。小儿的中鼻道常较成人宽大,中鼻甲与下鼻甲内侧面和鼻中隔间的距离亦较成人为大。

乳儿的鼻腔狭小,下鼻甲特别膨大,即使用收缩药后,中鼻甲也不易见到。

鼻腔探针触诊法,仅限于绝对不动的小儿,必要时可在全身麻醉下进行。

2. 鼻咽镜检查:可用电鼻咽镜及鼻咽腔触诊法,对较大的小儿和能合作者进行。其方法与成人相同。注意增殖体在鼻咽腔顶部,呈扇形。小儿咽鼓管与成人不同,极少呈三角形,常有淋巴组织覆盖于上。

3. 鼻窦检查

(1) 透照法于暗房中进行。小儿常害怕,不能合作,故不易进行,且小儿鼻窦发育尚未完成,故此种检查价值极小。检查时用透照灯置于眼眶内上角,以观察额窦;置于口腔内腭盖下,以观察上颌窦及前组筛窦,如鼻腔正常,则透光度清晰。

(2) 低头引流试验以 1% 麻黄碱溶液(儿童为 0.5%)喷入

鼻腔内,2~3分钟后检查鼻部。注意观察中鼻道的情况,嘱患者双手分别放在两足背上,两足距离约大半步,顶部近乎垂直地面10分钟后,再检查鼻腔,尤其是中鼻道内有无积脓(患高血压者禁用此位)。

除以上检查外,可用上颌窦穿刺或鼻腔交替负压吸引法,将不透明光剂(碘油)灌入鼻窦腔内后再摄片,则窦腔显得更清晰。

【咽部检查】

1. 口咽部检查位置采用对面坐式。如取卧位,则以平卧位置较为可靠。如侧面检查,则颈与脊柱扭向一侧,引起两侧不对称而失去正确性。压舌板以弯曲有柄者较佳,因直条压舌板易将灯光遮挡。压舌板不可超过舌前2/3与后1/3的交界线。压力宜适度,勿太重,否则会引起恶心反射,甚至呼吸停顿或猝死,特别是对有痉挛体质的小儿或患有咽后壁脓肿的乳儿。口咽部检查除视诊外,还需试验感觉,观察软腭收缩动作两侧腭弓是否对称。最后做颈部淋巴结触诊检查。

2. 鼻咽部检查包括后鼻镜检查及触诊,前者已于鼻部检查中述及。

鼻咽部触诊:小儿坐位,双手由助手握住,固定头部,医生左手按住小儿下颌,拇指嵌入小儿面颊上下列牙齿之间,右手食指戴上消毒指套后向软腭后上方伸入,有规律而轻快地触摸鼻咽部各壁,时间不得多于几秒。前面可触及鼻中隔后边缘、两后鼻孔及鼻甲尾端;侧壁处探查咽鼓管咽孔的后隆突及其后上方的咽隐窝;顶部蝶骨体及枕骨基底突的骨壁,如有增殖体位于其前,触之柔软而隆起。

【喉部检查】

1. 间接喉镜检查法位置和操作方法与成人相同。牵引舌部不可使用暴力,否则必然影响呼吸并损伤舌韧带。用直径较小的间接喉镜,置于咽后壁较低处,光线必须由上向下照射,如光线水平射去喉部常为舌根遮住。检查时间不宜过长。

2. 强迫间接喉镜检查法用特种压舌板,其前端向下弯曲,并有两个印头小钩,嵌入舌会厌溪中,钩住舌根向前拉,则会厌竖起,暴露喉腔,此时用间接喉镜检查喉部,显露清晰。

3. 直接喉镜或麻醉喉镜检查法用于不合作小儿的诊断、喉部手术、气管插管麻醉、下呼吸道造影及新生儿急救。小儿仰卧位,头部后仰,使枕下关节弯曲,头顶离桌面约15cm,两肩由一助手按住,医生站在小儿头端。小儿不需麻醉,按上述位置,嘱其张口呼吸,用小纱布覆于上门齿上,以保护门齿。左手持适当尺寸的直接喉镜,沿舌背放入,见到会厌后用喉镜远端挑起会厌,看到披裂,平均用力向上前方提起喉镜。同时右手中指及食指钩住腭部,拇指托住喉镜近端。这样可看到喉腔全部。直接喉镜中所见的正常声带颜色与喉黏膜同色,其边缘较厚。乳儿会厌短,柔软而左右活动,不易挑起。由于乳儿呼吸不稳定,故检查时间宜极短,如一次检查不全面,需停止片刻再进行,有时需反复3~4次才能完成,备用吸痰器和氧气。

(褚汉启)

第三章 耳鼻咽喉科特殊检查

第一节 咽鼓管功能检查

咽鼓管功能障碍与许多中耳疾病的发生发展及预后有关。通过主动或被动将气流经咽鼓管压入鼓室,可以了解咽鼓管的功能。

(一) 捏鼻鼓气(Valsalva)法

嘱患者吸气后,以手指捏紧两侧鼻孔、闭嘴、用力由鼻呼气,即可使咽部空气冲入咽鼓管。

(二) 气球吹张(Politzer)法

患者口中含水,以咽鼓管吹张皮球的橄榄头塞于患者一侧鼻孔,以手指压紧另一侧前鼻孔,于咽水的同时,急压球体,空气可冲入咽鼓管内。

(三) 导管吹张法

患者取坐位,清洁鼻腔分泌物后,将咽鼓管导管弯头向下沿鼻底徐徐插入,达鼻咽后壁时,再转向外侧90°,然后略向前拉,使导管越过隆突而滑入咽鼓管口处。固定导管,用吹张球经导管注入空气,同时以耳听诊管听音,以检查咽鼓管通畅与否。

上述三种方法均应在鼻腔及鼻咽部无急性炎症时施行,否则,炎症可经咽鼓管扩散至中耳;如鼻腔有阻塞或分泌物时,应先滴入减充血剂使鼻黏膜收缩并清除分泌物后再行检查。

(四) 声导抗测试法

鼓膜完整时,在受检者做 Valsalva 吹张及吞咽动作前后,动态观察鼓室功能曲线峰压点的变化,可了解咽鼓管的功能状况。鼓膜穿孔时,用声导抗计的压力系统测试咽鼓管对正负压的平衡能力,亦可以了解咽鼓管管口的开闭功能。

第二节 听功能检查

临床听功能检查法分为两类：一类为主观测听法(subjective audiometry),包括秒表试验、音叉试验、各种纯音测听及言语测听等。另一类为客观测听法(objective audiometry),包括非条件反射和条件反射测听、阻抗测听、电反应测听和耳声发射测试等。

【音叉试验】

音叉试验(tuning fork test)是鉴别耳聋性质的常用方法之一。常用C调倍频程音叉,其振动频率分别为128Hz、256Hz、512Hz、1024Hz和2048Hz,其中以256Hz、512Hz的音叉最常用。常用的检查方法如下：

1. 林纳试验(Rinne test,RT)：又称气骨导对比试验,是比较同侧受试耳气导和骨导的检查方法。取C256音叉,振动后置于受试耳乳突鼓窦区测试其骨导听力,待听不到声音时记录时间,并立即将音叉移置于外耳道口外侧1cm外,测试其气导听力,待听不到声音时记录时间。

结果判断：气导(AC)比骨导(BC)时间长(AC>BC),为RT"+",见于正常人或感音神经性聋者。骨导比气导时间长(BC>AC),为RT"-",或骨导、气导时间相等(BC=AC),为RT"±",均见于传音性聋者。

2. 韦伯试验(Weber test,WT)：又称骨导偏向试验,是比较两耳骨导听力强弱的方法。取C256或C512音叉,振动后置于前额或头顶正中,让受检者比较哪一侧耳听到的声音较响。记录时用"→"表示偏向侧,用"="表示无偏向。

结果判断：若两耳听力正常或两耳听力损害的性质和程度相同,为WT=；传音性聋时,患耳骨导比健耳强,为WT→患耳；感音神经性聋时,健耳听到的声音较强,为WT→健耳。

3. 施瓦巴赫试验(Schwabach test,ST)：又称骨导对比试验,为比较正常人与受检者骨导时间的方法。将振动的C256

音叉交替置于受检者和检查者的乳突部鼓窦区进行测试,比较两者骨导时间的长短。

结果判断:正常者两者骨导时间相等,为 ST"±";若受检者骨导时间较正常人延长,为 ST"+",为传导性聋;若受检者骨导时间较正常人短,则为 ST"-",为感音神经性聋。音叉试验结果比较见表 1-3-1。

表 1-3-1 音叉试验结果比较

试验方法	正常	传导性聋	感音神经性聋
林纳试验(RT)	+	-或±	+
韦伯试验(WT)	=	→患耳	→健耳
施瓦巴赫试验(ST)	±	+	-

4. 盖莱试验(Gelle test,GT):为检查鼓膜完整者镫骨有无固定的试验方法。将振动的 C256 音叉放在鼓窦区,同时以鼓气耳镜向外耳道交替加压和减压。

结果判断:若受检者能感觉到声音的强弱波动,即加压时骨导声音减低,减压时恢复,为 GT"+",表明镫骨活动正常;若加压、减压时声音无变化,则为 GT"-",表示镫骨底板固定。

【纯音听阈测试】

纯音听阈测试(pure tone audiometry)为测定耳聋性质及程度的常用方法。纯音听力计利用电声学原理,通过电子振荡装置和放大线路产生各种不同频率和强度的纯音,经过耳机传输给受检耳,分别测试各频率的听阈。检查记录到的听力曲线称纯音听力图。听力计以正常人的平均听阈为标准零级,即正常青年人的听阈在听力计上为 0dB。

1. 方法:方法包括气导和骨导测试。

气导测试先从 1kHz 开始,病人听到声音后,每 5dB 一挡逐挡下降,直至听不到时为止,然后再逐挡增加声强(每挡升5dB),如此反复测试,直至确定该频率纯音的听阈为止。再以同样方法依次测试 2kHz、4kHz、8kHz、500Hz、250Hz 频率的听阈。骨导测试的操作方法与气导测试相同。检查时用间断音,以免发生听觉疲劳。

测试较差耳气导听阈时,如与较佳耳气导或骨导听阈相差40dB以上,应于较佳耳加噪音掩蔽,以免受检者误将从较佳耳经颅骨传来的声音当作较差耳听到的声音。测试骨导听阈时,对侧耳应加噪音掩蔽。

2. 结果判断

(1) 传导性聋:骨导曲线正常或接近正常,气导曲线听力损失在30~60dB,气骨导差一般不大于60dB,低频听力损失较重。

(2) 感音神经性聋:听力曲线呈渐降型或陡降型,骨气导曲线一致性下降,基本无气骨导差,高频听力损失较重。

(3) 混合性聋:骨导曲线下降,气导曲线又低于骨导曲线。

【言语测听法】

言语测听法(speech audiometry)是指用言语信号作为声刺激来检查受试者对言语的听阈和识别言语能力的测听方法。检查内容包括言语听阈和言语识别率。前者又包括言语察觉阈和言语识别阈。言语察觉阈指能察觉50%测试言语信号的言语听力级;言语识别阈指能听懂50%测试言语信号的言语听力级;言语识别率则为对测听材料中的言语信号能正确听清的百分率。把不同言语级的言语识别率绘成曲线,即成言语听力图。在蜗后(听神经)病变时,纯音听力虽较好,言语识别率却极低。

【声导抗-导纳测试】

声导抗-导纳测试法(acoustic impedance admittance measurements)是客观测试中耳传音系统和脑干听觉通路功能的方法。国际上已逐渐采用声抗纳一词代替声导抗-导纳之称。基本检查项目有鼓室导抗图、静态声顺值及镫骨肌声反射。

1. 鼓室导抗图:鼓室导抗图测定在外耳道压力变化影响下鼓膜及听骨链对探测音顺应性的变化。

方法:将耳塞探头塞入受试耳外耳道内,压力高速增加至+1.96kPa(+200mmH$_2$O),鼓膜被向内压紧,声顺变小,然后将外耳道压力逐渐减低,鼓膜渐回原位而变松弛,声顺值增大,至外耳道与鼓室内压相等时,声顺最大,此后,外耳道变成负压,鼓膜又被向外吸紧,声顺变小。声顺随外耳道压力改变而发生的变化呈峰形曲线,即为鼓室导抗图或鼓室功能曲线。

Jerger 将鼓室导抗图分为五型:

A 型(正常型):峰型曲线,最大声顺点在 0daPa(1daPa = 10Pa)附近(-100 ~ +50daPa),见于正常中耳或感音神经性聋耳。

As 型(低峰型):峰压点正常,声顺值较低,示中耳传音系统活动性降低,见于耳硬化、鼓室硬化、听骨链固定及鼓膜增厚、瘢痕等。

Ad 型(超限型):峰压点正常,声顺值较高,示中耳传音系统活动性增高,见于鼓膜萎缩、愈合性鼓膜穿孔、听骨链中断及咽鼓管异常开放等。

B 型(平坦型):曲线平坦无峰,常见于中耳积液、中耳粘连,也见于鼓膜穿孔、中耳通气管通畅、外耳道耵聍阻塞等情况。

C 型(负压型):峰压点低于 -100 daPa,见于咽鼓管功能不良、中耳负压。

2. 静态声顺值:静态声顺值为外耳道与鼓室压力相等时的最大声顺,即鼓室导抗图峰顶与基线的差距。正常静态声顺值分布范围在 0.30 ~ 1.60,个体差异较大,受各种中耳疾患影响较多,不宜单独作为诊断指标。

3. 镫骨肌声反射:一定强度(阈上 70 ~ 100dB)的声刺激可引起双侧镫骨肌反射性收缩,从而增加听骨链和鼓膜的劲度而使中耳声顺发生变化。镫骨肌声反射测试可用来鉴别该反射通路上的各种病变,临床上可用于鼓室功能状态的客观检测、脑干病变的定位、听神经瘤诊断、非器质性耳聋的鉴别、面神经瘫痪的定位诊断与预后评价,以及听阈的客观估计等。Metz 重振试验和声反射衰减试验用于耳蜗性聋和蜗后性聋的鉴别。在选配助听器时,声反射阈还可作为确定合理增益和饱和声压级的参考。

五种声反射类型见表 1-3-2。

表 1-3-2 五种声反射类型

反射类型	说明		意义
正常	交叉	右□□左	两耳正常
	非交叉	□□	
对角型	交叉	■□	声音输至患耳时异常
	非交叉	□■	示左耳神经性聋
水平型	交叉	■■	两耳交叉时异常
	非交叉	□□	示脑干病变
倒 L 型	交叉	■■	两耳交叉和患耳非交叉异常
	非交叉	□■	示左耳传导性聋
垂直型	交叉	□■	患耳交叉及非交叉异常
	非交叉	□■	示左侧面神经疾患

【电反应测听法】

1. 电反应测听法:电反应测听法(electric response audiometry,ERA)是利用现代电子技术记录声刺激诱发的听觉系统电位变化的方法。适用于婴幼儿及不能配合检查的成年人的听阈测定、功能性聋与器质性聋的鉴别、耳蜗及蜗后病变的鉴别、听神经瘤及某些中枢病变的定位诊断。常用的电反应测听法有耳蜗电图描记和听性脑干反应测试。

2. 耳蜗电图:耳蜗电图(electrocochleogram,ECochG)为声刺激所诱发的内耳电反应,包括耳蜗微音电位(cochlearmicrophonics potential,CM)、总和电位(summating potential,SP)以及听神经复合动作电位(compound action potential,AP)。

(1) 方法:刺激声信号常用 10 次/秒、平均叠加 500 次的短声(click),滤波范围为 3~3000Hz,记录电极置于鼓膜表面或外耳道近鼓环处后下壁,或以针电极经鼓膜穿刺置于鼓岬。

(2) 临床应用:测定客观听阈,适用于以下情况。

1) 婴幼儿及不合作的成年人。

2) 传导性聋、非器质性聋、伪聋的鉴别。

3) 突发性聋的诊断、预后的估计。据报道,SP/AP 比值大于 0.27 者,预后多较好。

4) 梅尼埃病的诊断。

5) 听觉径路病变的定位。CM 消失示耳蜗病变;如 CM 正常而 AP 消失,则为听神经病变;如 AP 反应阈值明显优于主观纯音听阈,则示病变在脑干或更高中枢,多为小脑脑桥角病变。

3. 听性脑干反应:听性脑干反应(auditory brainstem response, ABR)为声刺激所诱发的脑干电反应,主要包括 I ~ V 波,分别由蜗神经(同侧)、蜗核(同侧)、上橄榄核(双侧)、外侧丘系核(双侧)和下丘核(双侧)等五个不同部位所产生。

(1) 方法:刺激声常用短声,滤波范围 100 ~ 3000Hz,给声频率每秒 10 ~ 20 次,平均叠加 1000 ~ 2000 次。一般在电屏蔽和隔音室进行。记录电极置于颅顶正中、前额发际或乳突表面。

(2) 临床应用:ABR 测试临床可用于 5 种情况。

1) 客观听阈的测定:ABR 反应阈可间接反映 2 ~ 4kHz 听阈,因 V 波出现最恒定,与主观听阈相差 10 ~ 20dB,故可用做测定客观听阈的指标。

2) 新生儿和婴幼儿听力筛选。

3) 器质性聋和功能性聋的鉴别。

4) 感音神经性聋的定位诊断。

5) 神经系统疾病诊断。双耳波 V 间期差(ILD)是一重要参数,一般认为 ILD 大于 0.4ms 者,则示潜伏期延长的一侧有脑干病变。目前强调双耳波 I ~ V 波间期差的重要性更大,如大于 0.4ms,提示潜伏期较长的一侧有脑干病变,尤其对小脑脑桥角肿瘤的诊断有实用价值。

4. 多频稳态听觉诱发反应(multiple auditory steady-state evoked responses, MASSR),又称多频稳态听觉诱发电位,是由多个频率的持续声刺激诱发的经头皮记录到的电位反应。MASSR 由调制声信号引起,反应相位与刺激相位具有稳定关系。发生源不清,可能有多处参与。MASSR 检测具有快速、客观、频率特性强、最大声输出高、不受睡眠和镇静药物影响等特点。40Hz 听觉相关电位(40Hz MASSR)被认为是调制频率为

40Hz 的 MASSR,常用于评估清醒状态下成人和大龄儿童的听阈,但因易受觉醒状态和麻醉的影响,不能用于婴幼儿。

(1) 方法:受试者按千克体重口服水合氯醛,熟睡后平躺于床上,记录电极置于额头,眉心接地,双耳垂分别为参考电极。初始音根据 ABR 是否引出而定。当耳机给出 80dBHL 的调制音未见反应或仅有个别频率出现反应时,可分别提高各载频的刺激强度,最大可达 120dBHL。

(2) 临床应用:MASSR 检测是听功能检查的重要方法,可以对婴幼儿、儿童及成年人进行有频率特性的客观测听。

目前主要的临床应用和研究包括:

1) 由于 MASSR 与行为听阈有着良好的相关性,可用于预测婴幼儿和智障者的行为听阈。

2) 用于验配助听器和自由声场的助听听阈测试,可以较准确地估计助听效果。

3) 可在一定程度上评估阈上功能。

4) 测定 ABR 测试无反应患者的残余听力。

第三节 前庭功能检查

前庭功能检查(vestibular function test)是根据前庭系统病变时所产生的一系列症状,或以某些方法刺激前庭系统,观察其诱发的反应,以查明病变性质、程度和部位的方法。亦可用来协助诊断颅内的病变,或用于特殊从业者的选择或锻炼前的参考。前庭功能检查主要分为平衡及协调功能检查与眼动检查两个方面。

(一) 平衡及协调功能检查

1. 平衡功能检查:平衡功能检查包括静平衡功能检查与动平衡功能检查。

(1) 静平衡功能检查

1) 闭目直立试验:又称昂白试验(Romberg test)。受检者直立,两脚并拢,双上肢下垂,或两手于胸前互扣,并向两侧牵拉,闭目直立,维持 30 秒。观察受检者有无站立不稳或倾倒。

前庭周围性病变时,躯干倾倒方向朝向前庭破坏的一侧,与眼震慢相方向一致;中枢性病变时,躯干倾倒方向与眼震慢相不一致。

2) Mann 试验:为强化 Romberg 试验。受检者一脚在前,另一脚在后,前脚跟与后脚趾接触。观察与结果评价同 Romberg 试验。

3) 静态姿势描记法:为客观而精确的静平衡功能检查法。

(2) 动平衡功能检查

1) 星形足迹行走试验(Babinski Weil walking test):受检者蒙眼后向前行走 5 步,继之后退 5 步,如此反复 5 次,起点与终点的偏差角大于 90°者示两侧前庭功能有差异。

2) 动态姿势描记法:为客观而精确的动平衡功能检查方法。

3) 肢体试验:①过指试验,受检者与检查者相对而坐,两人上肢向前平伸,食指相互接触。受检者抬高伸直的上肢,然后再恢复水平位,以食指再接触检查者的食指,上下臂均应在肩关节矢状面上运动,避免内收和外展,连续 3 次偏斜为异常。正常人无过指现象。前庭周围性病变过指的特点是双手同时偏向前庭功能较低侧,方向与倾倒一致,与自发性眼震的方向相反。小脑病变过指的特点是患侧单手向患侧偏斜。②书写试验,受检者正坐于桌前,右手握笔,悬腕,自上而下书写一行文字或简单符号,长 15~20cm。先睁眼后闭眼各书写一次,两行并列。两行文字偏斜不超过 5°为正常,超过 10°示两侧前庭功能有差异。

2. 协调功能检查:协调功能检查常用方法包括指鼻试验、轮替运动、对指运动、跟-膝-胫试验等,用于检测小脑功能。

(二) 眼动检查

眼动检查是指通过观察眼球运动(包括眼球震颤)检测前庭眼反射径路、视眼反射径路和视前庭联系功能的方法。

眼球震颤简称眼震,是眼球的一种不随意的节律性运动。前庭系周围性病变、中枢性病变和某些眼病均可引起眼震。眼震的观察方式包括裸眼检查法、Frenzel 眼镜检查法、眼震电图描记法(electronystag-mography, ENG)以及红外电视眼震电图描记法(videonystagmography, VNG)等。ENG是利用皮肤电极和电子技术记录眼球运动的描记方法,其大致原理是:角膜(正电位)与视网膜(负电位)之间存在的电位差在眼球周围形成电场,眼球运动时其周围的电场随之发生变化。用置于眼球周围的皮肤电极导出这种电场的变化,通过放大器传给记录装置,即可记录到眼震电图。眼震电图的主要参数是眼震的慢相角速度和持续时间。VNG则是近年来应用于眼震检测的新方法,检查时受检者佩带特制的Frenzel眼镜,通过眼镜上的红外摄像头将眼动情况记录并传送到计算机及显示器,可直观观察眼震。

眼动检查方法:

1. 自发性眼震检查法:自发性眼震是指在无诱发因素的情况下,眼球出现持续性不随意的节律性往返运动。前庭性眼震由慢相和快相组成,以快相作为眼震方向。

检查时受检者固定头部,两眼注视眼前60cm处检查者的手指,并随之向前(正中)、上、下、左、右五个方向注视,但以距中线45°~50°为限。以眼震电图描记仪检查时,嘱受试者向前正视即可。观察眼震的类型、方向、振幅、频率和持续时间等。

根据眼震的方向可分为水平性、旋转性、水平旋转性、垂直性和斜性眼震。根据轻重程度,眼震可分为三度。Ⅰ度:仅向眼震快相方向注视时出现眼震。Ⅱ度:向眼震快相和向前注视时均出现眼震。Ⅲ度:向各个方向注视均出现眼震。

各种眼震的特点:

(1) 前庭性自发性眼震:常为水平性或水平旋转性,振幅小,频率中等。常呈单同性,具有快、慢相,同时常伴有眩晕、听力减退、耳鸣及恶心呕吐等反应,其程度又与眼震相一致,持续时间短,可持续数分钟、数日或数周。倾倒或错指都偏向于眼震的慢相方向。

(2) 中枢性自发性眼震:方向不一,常为水平性、旋转性、垂直性或斜性,振幅或细小或粗大,持续时间较长,可持续数周、数月或更长。多无耳蜗症状,常伴有其他神经症状和体征,一般以后颅窝病变引起者居多。

(3) 眼性眼震:大多为水平摆动性,无快、慢相之分,持续时间长,可为永久性。不伴眩晕,闭眼或停止凝视后眼震消失或减轻。

2. 视眼动系统检查法:视眼动系统检查法是检测视眼反射径路和视前庭联系功能的方法,包括扫视试验、平稳跟踪试验、试验凝视和视动性眼震检查等。

3. 前庭眼动检查法:前庭眼动检查法主要检查半规管功能。

(1) 旋转试验:旋转试验的基本原理是使半规管的内淋巴液发生流动以刺激壶腹嵴而诱发前庭反应。以诱发性眼震的特点作为判断的标准。

检查时受检者坐于旋转椅上,头固定于前倾30°使外半规管呈水平位置,以每两秒一圈的速度做向右(顺时针)或向左(逆时针)方向的旋转,10圈后突然停止,嘱受检者两眼向前凝视,观察眼震。在顺时针方向旋转后发生向左的眼震,而逆时针旋转后则为向右的眼震,两次检查至少间隔5分钟。正常者眼震持续时间平均为30秒(15~45秒),两侧相差不超过5秒。

(2) 冷热试验:又称变温试验,是通过温度刺激半规管来诱发前庭反应的检查方法。基本原理是外耳道接受冷或热刺激后,温度的改变经鼓膜、鼓室及骨壁影响到外半规管,内淋巴液因热胀冷缩而改变比重,造成内淋巴液"热升冷降"的对流现象,终顶随之发生偏斜而刺激壶腹嵴发生眼震。以慢相角速度来分析反应强弱。

1) 微量冰水试验:受检者仰卧,头偏向一侧,受试耳向上。向外耳道内注冰水0.2ml,20秒后将冰水倾出,头恢复正中位并抬起30°,使外半规管位于垂直位,观察眼震,出现反应后,休息3~5分钟,之后用同样的方法检查对侧。如无眼震则用0.4ml冰水试验,仍无眼震用0.8ml冰水试验,仍无眼震可用2ml冰水试验。正常人0.2~0.4ml冰水即可引出向对侧的水平性眼震,如果需要0.8ml或2ml才能引出眼震,则示前庭功能减退,2ml以上无反应则为前庭功能丧失。

2) 交替冷热试验(alternate bithermal caloric test, Hallpike caloric test):仰卧,头抬起 30°,吊桶悬挂于受检者头部上 60cm 处,先将 30℃冷水灌注外耳道后 40 秒即停止(注水量为 250~500ml),同时嘱受检者注视正前上方,观察眼震方向和反应时间。反应时间计算为自灌注开始起到眼震停止为止。休息 5~10 分钟后再检查对侧。然后用 44℃热水如上法测试两耳。试验结果:①正常反应,试验两侧外半规管,每侧的眼震持续时间相等。方向相同的眼震持续时间相等。正常眼震持续时间冷水试验约 2 分钟,热水试验约 1 分钟 40 秒。②半规管轻瘫(canal paresis, CP),一侧冷、热水两种试验的眼震持续时间之和低于另一侧,差值在 20% 以上(大于 40 秒),表示该侧半规管功能低下或消失。③优势偏向(directional preponderance, DP),向某一方向的眼震持续时间长于另一方向,差值在 20% 以上(大于 40 秒),即为优势偏向,表示椭圆囊病变(优势偏向多向对侧)或颞叶病变(优势偏向多向患侧)。④联合型,同时有优势偏向及半规管轻瘫,常见于膜迷路积水、第Ⅷ脑神经病变、前庭神经炎等疾病。可能为半规管与椭圆囊同时存在着病变。

4. 其他诱发性眼震检查法

(1) 瘘管试验:用于疑有迷路瘘管者。向外耳道加压或减压时,凡出现眼球偏斜、眼震为强阳性,示迷路瘘管存在;无眼球偏斜及眼震而仅有眩晕感者为弱阳性,可疑有瘘管;以上症均无者为阴性。但瘘管试验阴性者并不能排除瘘管的存在。

(2) 位置性眼震试验:头部处于某一种或几种特定位置时出现的眼震称为位置性眼震。如同时伴有眩晕,称位置性眩晕。发生机制不明,一般认为系耳石病变所致。检查时,先观察受检者在正坐位下有无自发性眼震,然后依次在仰卧位、右侧卧位、左侧卧位和仰卧头右垂 30°等四种头位进行观察。每一种位置至少观察 30 秒。观察变动位置后眼震的潜伏期、类型、方向、程度及持续时间,有无眩晕。如有眼震,则再重复该头位检查两次,如眼震不减弱,属不疲劳型眼震,如眼震减弱或消失,则为疲劳型眼震。

(3) 变位性眼震试验:在头位迅速改变的过程中或其后短时间内出现的眼震称为变位性眼震。使受检者按一定顺序依次变换头位,每次变位后观察 20~30 秒,如有眼震,则记录其特性连续 1 分钟,并注意有无眩晕及恶心、呕吐等,待眼震消失后再变换至下一头位,依次重复检查。

(4) Hennebert 征和 Tullio 现象:膜迷路积水、球囊与镫骨底板有粘连时,向外耳道加减压力可引起眩晕和眼震,称 Hennebert 征阳性;在外淋巴瘘患者或正常人,强声刺激可引起头晕或眩晕,称 Tullio 现象。

第四节 鼻内镜检查

临床上常用 0°、30°和 70°三种视角镜,直径 4.0mm,镜身长 20~23cm。儿童可用直径 2.7mm 内镜。同时配有冷光源、光源导线及视频编辑系统。检查中常需进行一些简单的诊疗操作,故应常规准备直或弯吸引头、筛窦钳、活检钳等器械。鼻内镜检查主要用于下列情形:查找鼻出血部位,并在内镜直视下止血;查找脓性分泌物的来源;鼻腔、鼻咽肿瘤的定位和直视下活检;脑脊液鼻漏的漏口定位;鼻腔鼻窦手术术前评估;鼻腔鼻窦术后复查和术腔清理等。

检查方法:

1. 病人取仰卧位、肩下垫枕,头后仰并偏向检查者,也可取坐位,铺无菌孔巾。

2. 用 1% 丁卡因-麻黄碱纱条塞鼻 2 次,以收缩黏膜血管及麻醉鼻腔黏膜。也可直接向鼻腔喷雾药液。

3. 用 0°内镜从鼻底插入,从前向后依次观察下鼻甲前端、下鼻甲中、后端,鼻中隔和下鼻道。用 30°内镜从鼻底进入直达后鼻孔,以鼻中隔后缘为标志轻轻转动镜身,观察鼻咽顶后壁及侧壁,注意咽鼓管圆枕及咽隐窝情况。将内镜轻轻退出,以下鼻甲上表面为依托,观察中鼻甲及中鼻道,注意钩突、筛泡和筛漏斗情况。然后沿中鼻甲下缘继续进入,到达中鼻甲后端时将镜面向外转 30°~45°,观察蝶筛隐窝和蝶窦开口。用 70°内镜从鼻底进入直达后鼻孔,观察鼻咽顶部,然后将内镜退出,以下鼻甲表面为依托,从中鼻甲下缘进入找到中鼻甲后端,将镜面向外转,从中鼻道后方向前寻找上颌窦开口;如果中鼻甲收缩好,并与鼻中隔有空隙,可以观察上鼻甲与上鼻道,或还能见到最上鼻甲与最上鼻道。

检查时注意鼻腔与鼻咽黏膜有无充血、水肿、干燥、溃疡、出血、血管扩张及新生物;注意新生物的原发部位、大小和范围,脓性分泌物的来源;遇有可疑肿物应取活检,对脓性分泌物可以取样送细菌培养及药敏试验。

(黄孝文)

第五节 鼻功能检查

(一)鼻通气功能检查法

鼻通气功能的检查目的主要是判定鼻通气程度、鼻气道阻力大小、鼻气道狭窄部位、鼻气道有效横断面积等,通过这些指标的测定,对判定病情、确定治疗方针均有重要价值。

1. 鼻测压计:用于测定呼吸时气流在鼻腔的阻力。正常成人鼻阻力是 $196 \sim 294Pa(2 \sim 3cmH_2O)/(L \cdot S)$。鼻腔有阻塞性病变时,鼻阻力升高;萎缩性鼻炎或鼻甲切除过大时,鼻阻力明显减少。

2. 声反射鼻量计:主要用于定量判断鼻腔及鼻咽腔容积、最小横截面积,进而对鼻腔及鼻咽部疾病的病变程度、疗效,甚至疾病的性质作出客观评价。

(二)鼻自洁功能检查法

主要通过对鼻黏液纤毛传输系统的检查来判定鼻的自洁功能。常用糖精实验,成人正常值为 $3.85 \sim 13.2mm/s$,平均为 $7.82mm/s$。近年国内外常以糖精实验结果作为鼻、鼻窦疾病治疗效果,各种鼻部药物筛选的指标之一。

(三)嗅觉功能检查法

1. 嗅瓶实验:将含有常见 5 种不同气味的溶液(如蒜、醋、香精酒精、煤油等)分别装于形状相同的5个褐色小瓶中,让受检者辨别各瓶的气味。能嗅出全部气味者为嗅觉存在。只辨出2种以下者为嗅觉减退。

2. 嗅阈检查:以多数人可嗅到的最低嗅剂浓度为一个嗅觉单位,将该嗅剂按1~10嗅觉单位配成10瓶,选出7种嗅剂,共配成大小相同的70个褐色瓶。让受检者依次嗅出各瓶气味,测出其最低辨别阈。

3. 嗅觉诱发电位:嗅觉诱发电位系由气味剂或电脉冲刺激嗅黏膜,应用计算机叠加技术,在头皮特定部位记录到的特异性脑电位。由气味剂刺激诱发者亦称嗅性相关电位。

(徐 凯 甄宏韬)

第六节 电子鼻咽镜检查

电子鼻咽镜是可弯曲的软性内镜,从鼻腔或口腔经口咽部导入,能全面观察鼻咽部和后鼻孔以及鼻腔后段的情况,如鼻咽部肿瘤、憩室、鼻咽炎、咽囊炎、后组鼻窦炎、后段鼻腔出血、鼻腔畸形、后鼻孔闭锁等。

【操作方法】

1. 病人取坐位,也可仰卧位。

2. 用1%麻黄碱液及1%丁卡因液鼻腔或口腔喷雾表面麻醉。

3. 检查者左手握持镜的操作体,右手指持镜干末端,将鼻咽镜经一侧鼻孔插入鼻腔,经下鼻道或中鼻道至鼻咽部,仔细检查同侧鼻咽部的每一处解剖部位。同法检查另一侧。亦可在环状牙托的保护下,将鼻咽镜经口咽部使末端上翘进入鼻咽部,仔细检查鼻咽各部,包括顶后壁、左右侧壁(咽鼓管咽口、圆枕、咽隐窝)、后鼻孔、上中下鼻甲鼻道等。

第七节　喉功能检查

一、喉动态镜检查

喉动态镜又称为频闪喉镜,用于详细检查声带振动的多种特征。

【操作方法】

1. 检查环境应安静、光线较暗。患者坐位,放松,平静呼吸。镜头防起雾处理。麦克风固定于甲状软骨处或直接连接在喉窥镜上。

2. 将喉窥镜深入患者口咽部,并使镜头对准喉。使用70°镜时,镜头接近咽后壁,使用90°镜则镜头应位于硬腭、软腭交界处、平行于声带。

3. 嘱患者发"衣"音,检查者通过脚踏开关启动并控制声脉冲与闪光光源间的相位角(从0°~360°连续可调),观察声带振动过程中任何瞬间的动相(缓慢振动)及静止相。观察项目包括:声带振动的频率、声带关闭特征、声门上活动、声带振动幅度、黏膜波及两侧黏膜波间的相对位移、非振动部位以及声带振动的对称性及周期性等。

二、喉肌电图检查

喉肌电图(electromyography,EMG)检查通过检测喉部在发音(不同音调)、呼吸、吞咽等不同生理活动时喉肌生物电活动的状况,以判断喉神经、肌肉功能状态,对神经性喉疾患、吞咽障碍、痉挛性发音困难、插管后喉关节损伤以及其他喉神经肌肉病变的诊断及治疗提供科学依据。通常分为肌电检测和神经诱发电位检测。

喉肌电图有助于对声带麻痹诊断的评估,可区别外周性神经病变或神经肌接头病变引起的声带异常,以确定声带运动障碍的性质,喉运动神经的损伤部位、程度及其预后,指导治疗、评价疗效。

【操作方法】

1. 患者仰卧位或坐在倾斜的椅子上,颈部伸展。

2. 将单极或同心圆针状电极经皮插入喉肌。喉肌电图最多研究的是甲构肌及环甲肌。

甲构肌的插入:用单极或同心圆针经环甲韧带插入,针状电极向上倾斜45°,向外侧倾斜20°,进针约2cm。环甲肌的插入:电极偏离中线外1cm,接近甲状软骨下缘,角度偏向环状软骨。环构后肌插入时,进针时可经环甲膜穿透环状软骨板至环构后肌。

3. 肌电图观察项目:电静息,插入电位,单个运动单位电位和多个运动单位电位如单纯相、混合电位、干扰电位等。

4. 喉肌电图的分析

(1) 评估静止状态下的肌肉,确定肌肉正常或异常,是否有纤维化。

(2) 当肌肉收缩的力量增加时,运动单位募集相的数量及速度的变化。

(3) 所发现的运动单位的波形结构。

三、嗓音声学特性分析

(一) 语图分析

语图分析是将声音信号作频率、响度和强度的声学分析,用于分析各种嗓音的特征,研究嗓音的音质,显示对喉部基音共振及构音作用的影响,客观记录语言缺陷、言语矫治及言语重建的特征。表示方式有时间-频率-强度的三维图形和在某一时间断面上频率-强度的二维图形两种。

(二) 声谱分析

用电声学方法分析声音的物理学特性,为声道疾病的诊断及疗效评估提供依据。主要评估:基频 F_0、振幅和微扰。

(三) 嗓音声学特性的主观评价

目前普遍应用的标准是 GRBAS:G(grade)声音嘶哑总平分;R(roughness)粗糙声;B(breathiness)气息声;A(asthenic)弱

音;S(strained)紧张型音质。每个参数又分为四个等级:0,正常;1,轻度;2,中度;3,重度。最后总评记为:$G_nR_nB_nA_nS_n$。声音质量的另一判定方法为患者的满意度。

(四) 气流动力学测量

包括准肺功能实验、声门下压力、最长发音时间和平均气流率(气流量/发音时间)等。

(五) 电声门图

通过测定声带接触时间及接触面积的变化,评价声门闭合程度,可显示声门开放及关闭的速度。

第八节 电子喉镜检查

【操作方法】

1. 病人取坐位,也可仰卧位。

2. 用1%麻黄碱液及1%丁卡因液鼻腔或口腔喷雾表面麻醉。

3. 检查者左手握持镜的操作体,右手指持镜干末端,轻轻送入鼻腔,沿鼻底经鼻咽部进入口咽,再伸至喉部,依次观察舌根、会厌、杓会厌襞、室带、喉室、声带、前连合、后连合和声门下区,下咽后侧壁和梨状窝。也可在有环状牙托的情况下,经口腔将镜干末端轻轻送入下咽和喉腔,依次检查各部。

第九节 直接喉镜检查

通过直接喉镜,使口腔与喉腔处于一条直线,进行喉腔内各部的检查。直接喉镜为硬质内镜,插入咽喉部检查时会引起病人不适甚至并发症,故须严格掌握适应证。成人一般可在表面麻醉下进行,不合作者或儿童常需全身麻醉。目前由于纤维喉镜和电子喉镜的日益普及和广泛应用,单纯直接喉镜检查的适用范围较以往已大大缩小。

【适应证】

1. 咽喉手术:如下咽部及喉部病变的活检、息肉摘除、咽喉气管异物取除手术时等。

2. 协助导入支气管镜:小儿支气管镜检术时用直接喉镜检查、暴露声门,以便顺利插入支气管镜。

3. 气管内插管:喉阻塞病人的抢救和困难病例的麻醉插管。

4. 婴幼儿喉阻塞的诊断和抢救。

【操作方法】

1. 术前禁食水,术前半小时肌内注射阿托品和苯巴比妥(鲁米那)。

2. 全身麻醉或者表面麻醉:一般以1%丁卡因液行咽喉部黏膜表面喷雾麻醉,注意将药液喷于舌根、口咽、喉咽部,拉出舌头后再向咽喉部喷药3次,每次喷药间隔3~5分钟。

3. 受检者取仰卧位,肩下垫枕,助手配合保持头颈体位。置牙垫保护牙齿。

4. 检查者持直接喉镜自舌背插入口、咽腔,挑起会厌后暴露喉腔。依次检查咽、喉各部。嘱病人发"衣"声可以观察声带运动状况。

第十节 支气管镜检查

适用于硬质支气管镜检查。

【适应证】

1. 探取呼吸道异物。
2. 吸引下呼吸道分泌物。
3. 查找长期咳嗽、咯血的可能原因。
4. 查找支气管阻塞的可能原因。

【禁忌证】

1. 呼吸道急性炎症。
2. 近期内有大量咯血者。
3. 体质衰弱、心功能衰竭者。

【术前准备】

1. 术前全身检查,摄胸片。
2. 术前 4~6 小时内禁食。
3. 注意有无松动牙齿及义齿(假牙)。
4. 术前出现的问题,应取得病人配合。
5. 选择合适的支气管镜或异物钳、活检钳。
6. 准备输氧设备,如氧气和高频给氧设备。

【麻醉】

1. 局部麻醉:成人黏膜表面麻醉,常用 1% 丁卡因液或 1% 利多卡因溶液喷雾口咽、喉腔和气管、支气管,视需要重复使用。
2. 全身麻醉:儿童及表面麻醉不能配合的成人,或估计检查时间较长,手术难度大,或病人精神高度紧张,或全身情况较差的患者,均需全身麻醉。静脉麻醉,心电监护,备气管插管。目前全身麻醉应用有日益普遍趋势。
3. 对于婴幼儿,如病情较轻,病变部位较高,估计检查时间短者,也可在无麻醉、心电监护下检查和施术。

【检查方法】

1. 受检者取仰卧垂头位,助手固定头部,使口、咽、喉基本保持在一条直线上。
2. 成人可直接插入支气管镜,儿童需经直接喉镜暴露声门,导入支气管镜。
3. 支气管镜越过声门后,镜柄转向前,检查气管腔及其各壁。达气管末端,可见纵行的气管隆嵴。
4. 检查两侧支气管,通常先右侧后左侧。分别检查右侧上、中、下叶支气管开口及左侧上、下叶支气管开口。
5. 成人如用 7mm 细长支气管镜,可进入下叶支气管检查各段支气管开口。

【术后注意事项】

严密观察呼吸、心跳情况,观察有无喉水肿。

第十一节 食管镜检查

适用于硬质食管镜检查。

【适应证】
1. 明确食管异物的诊断,并取除异物。
2. 明确及查明食管肿瘤的病变范围并取活检。
3. 检查食管狭窄的部位、范围和程度,或并行食管扩张术。
4. 不明原因吞咽困难的诊断。

【禁忌证】
食管异物患者无绝对禁忌证,有以下情况者需经过治疗后方可考虑检查:
1. 有脱水及酸中毒、身体极度衰弱者。
2. 咽喉及食管有穿孔者。
3. 急性食管炎及食管化学性灼伤者。
4. 严重脊椎畸形。
5. 一侧完全气胸,另一侧部分气胸。
6. 极度气急,但并非因食管异物压迫之故。
7. 动脉瘤、严重高血压或心脏病。
8. 皮下或纵隔气肿。
9. 呼吸困难,必要时先行气管切开术。

【检查前准备】
1. 常规全身体检,食管 X 线钡剂检查。
2. 对食管异物者,应详细了解异物的种类、性质和形状,以利选择合适的手术方法和器械。
3. 因食管异物或合并感染而影响进食者,术前需补液及应用抗生素。
4. 术前 4 小时禁食水,并肌内注射阿托品和镇静药。

【麻醉】
1. 局部麻醉:成人黏膜表面麻醉,常用 1% 丁卡因液喷雾口咽部,重复 3~4 次,并嘱其咽下最后一次。
2. 全身麻醉:儿童及局部麻醉不能配合的成人,或估计检查和手术时间较长,手术难度大,或异物不规则、体积大,精神高度紧张的患者,均需气管插管全身麻醉。目前全身麻醉应用有日益普遍趋势。

3. 对于婴幼儿,如病情较轻,病变部位较高,估计检查时间短者,也可考虑在无麻醉、心电监护下检查。

【检查方法】

1. 体位:病人取仰卧位,手术时需调整受检者头位,当进入食管中段后应将头位逐渐放低。检查下段时,病人头位常低于手术台 3~5cm。

2. 左手持食管镜柄,右手扶住镜管之前端,沿右侧舌根进入喉咽部。看见会厌及右侧杓状软骨后,则转向右侧梨状窝,然后将食管镜之远端逐渐移向中线,此时如向上提起食管镜,可见呈放射状收缩的食管入口黏膜。吞咽或恶心时,环咽肌松弛,在食管入口张开并清晰可见时,顺势导入食管。

3. 检查时应将食管镜置于食管中央,将各管壁充分暴露,仔细检查黏膜的各种病变或查找可能存留的异物。一般成人食管入口距上切牙约16cm,主动脉搏动处距上切牙约23cm,而放射状的贲门腔隙距上切牙约40cm。此三处狭窄常为异物嵌顿存留的部位。

4. 根据情况酌行异物探取或新生物活检术。

(黄孝文)

第十二节　多导睡眠监测

多导睡眠图(polysomnogram, PSG)是诊断 OSAHS 的金标准,监测指标包括下述项目:

(一) 口鼻气流

监测呼吸状态,有无呼吸暂停及低通气。

(二) 血氧饱和度

监测与呼吸暂停相关的血氧饱和度(SaO_2)变化,SaO_2 是睡眠监测的重要指标。

（三）胸腹呼吸运动

监测呼吸暂停时有无呼吸运动存在，据此判断中枢性呼吸暂停或阻塞性呼吸暂停。

（四）脑电图、眼动电图和颏下肌群肌电图

判定患者睡眠状态、睡眠结构并计算睡眠有效率，即总睡眠时间与总监测记录时间的比值。

（五）体位

测定患者睡眠时的体位及体位与呼吸暂停的关系。

（六）胫前肌肌电图

用于鉴别不宁腿综合征，该综合征夜间反复规律的腿动可引起多次睡眠觉醒，导致嗜睡。

诊断标准：

1. OSAHS 诊断依据 PSG 检查每夜 7 小时睡眠过程中呼吸暂停及低通气反复发作 30 次以上，或睡眠呼吸暂停和低通气指数≥5。

2. 睡眠呼吸暂停低通气（通气不足）指数（apnea hypopnea index, AHI）是指平均每小时睡眠中呼吸暂停和低通气的次数。依据 AHI 值，可将 OSAHS 病情分为：

轻度：AHI 值为 5~20 次/小时。

中度：AHI 值为 20~40 次/小时。

重度：AHI 值大于 40 次/小时。

3. 根据最低血氧值，可将低氧血症分为：

轻度：最低 SaO_2≥85%。

中度：85>SaO_2≥65%。

轻度：最低 SaO_2<65%。

（徐　凯　甄宏韬）

第四章 耳鼻咽喉科影像学检查

第一节 耳部影像学检查

一、耳部 X 线平片检查

近年来,由于颞骨 CT 在临床的应用,岩乳突部的 X 线拍片已逐渐被取代。

颞骨岩乳突部 X 线拍片的常用投照位置有:

1. 劳氏位:主要可观察到乳突气房、鼓窦、乙状窦和鼓室天盖。

2. 麦氏位:主要显示外耳道、鼓窦、鼓窦入口、乳突、乙状窦板等。

3. 许氏位:可显示上鼓室、鼓窦、鼓窦入口等。

4. 伦氏位:所见大致同许氏位,但鼓室及鼓窦入口显示得更为清楚。

以上位置主要用于中耳胆脂瘤和外耳道闭锁的诊断。一般只选两种投照位置,如麦氏位和劳氏位,麦氏位和伦氏位等。

5. 反斯氏位:可观察半规管、耳蜗及鼓窦和乳突等。常用于诊断耳硬化。

6. 头部正位:主要观察两侧内耳道。

二、颞骨 CT 检查

1. 适应证

(1) 先天性外中耳畸形者。

(2) 急、慢性中耳炎疑有颅内、外并发症时。

(3) 慢性化脓性中耳炎分泌物恶臭、松弛部穿孔、鼓室有肉芽或胆脂瘤样物者。

(4) 头部外伤疑有颞骨及颅底骨折者。

(5) 外耳、中耳、颞骨良、恶性肿瘤。

2. 高分辨率 CT 扫描能清晰地显示耳部的细微结构及其邻近组织的精细解剖结构,如中耳三个听小骨、外耳道、鼓室、鼓窦入口、乳突气房、面神经管、内耳道、乙状窦壁、前庭水管开口、耳蜗、前庭及三个半规管等。对耳部先天性畸形、外伤、各种中耳炎症及其某些耳源性颅内并发症(如面瘫、脑脓肿等)以及肿瘤(如听神经瘤)、耳蜗导水管扩大等具有较高的诊断价值,在临床上得到了广泛的应用。其缺点是对中耳内软组织阴影的性质尚难做出准确的判定。

3. CT 扫描能清楚显示颞骨内的异常软组织块影,亦可用于显示先天畸形、听骨畸形、颞骨骨,对各种中耳炎症、肿瘤等具有较高的诊断价值。

4. 对颈静脉孔显示清楚,尤其伴有骨质破坏时有助于颈静脉球体瘤的诊断。

5. 颅脑 CT 扫描对耳源性颅内并发症(如脑脓肿的大小、深度、位置等)能做出准确判断,对小脑脑桥角肿瘤的诊断有重要参考价值。

6. 颞骨 CT 扫描一般采用轴位和冠状位,扫描层厚 2mm,层间距离 1~2mm 轴位,以外耳道口上缘与眶上缘顶点的连线为基线,由下而上逐层扫描。冠状面则与听眶线相垂直,从外耳道口前缘开始,自前向后逐层扫描。

三、颞骨 MRI 检查

磁共振成像对软组织病变(如炎症和肿瘤)的发现及其范围和性质的确定优于 CT,能显示正常的中耳和耳蜗,对内耳道的听神经瘤、颈静脉球体瘤、中耳癌、胆脂瘤、脑脓肿以及小脑幕上、下病变可更准确地定位和鉴别。其中,特别是对听神经瘤,具有重要的诊断价值。通过膜迷路水成像方法可观察膜迷路发育状态、有无纤维化或骨化情况;头轴位扫描可沿听神经长轴方向观察听神经的完整性;斜矢状位扫描可在不同层面上观察听神经、前庭神经及面神经截面。

第二节 鼻部影像学检查

一、鼻部 X 线平片检查

(一)外鼻 X 线检查

鼻外伤可表现为局部疼痛、肿胀、鼻出血、鼻梁上段塌陷或偏斜、鼻中隔骨折、软骨脱位等,鼻骨 X 线侧位片可作为诊断根据。

(二)鼻窦 X 线检查

1. 适应证:怀疑鼻窦内存在黏膜增厚、占位性病变、窦壁完整性破坏等情况,需提供初步影像学信息。

2. 摄片方法

(1) 鼻颏位:亦称华特位(Water position),病人鼻颏贴片,中心射线向足侧倾斜15°,自后向前通过鼻尖投射,主要显示双侧上颌窦、筛窦、额窦、鼻腔和眼眶。

(2) 鼻额位(或枕额位):亦称柯德威尔位(Calduell position)。病人鼻额贴片,中心射线向中侧倾斜15°,自后向前通过鼻根投射片上。重点检查额窦和筛窦,亦可显示上颌窦、鼻腔和眼眶。应注意观察窦腔的发育、形状及大小,是否有黏膜增厚、占位病变和骨质破坏以及窦壁完整与否,这对诊断鼻窦炎、窦内新生物、外伤以及受累的邻近器官病变有重要帮助。

(3) 如需观察各鼻窦、蝶鞍及鼻咽,可加做侧位 X 线片。

二、鼻部 CT 检查

1. 适应证

(1) 急、慢性鼻窦炎。

(2) 鼻窦良、恶性病变,真菌病,不明原因出血者。

(3) 颌面部外伤疑有鼻窦及周围结构骨折等。

(4) 不明原因的头痛、头晕等。

2. CT 扫描多用横断层面,而鼻窦及耳加冠状层面。通常先采用平扫,扫描基线多用眶耳线(或称眦耳线),即眼外眦与外耳道的连线。多选用 0.3cm 或 0.5cm 的层厚,由基线依次扫描。为提高病变显示率,常采用造影增强扫描。其方法是经静脉注入水溶性碘造影剂后再行扫描的方法。注射完后再按平扫的方法进行扫描。在耳鼻咽喉CT检查中,当发现病变(如发现肿瘤)时,可选择用造影增强扫描。

3. CT轴位(水平)扫描对显示鼻窦和鼻腔炎症、息肉、囊肿、骨折、肿瘤、异物等有很大帮助,亦可显示黏膜和骨壁结构与周围的关系,特别是在显示额窦的前后壁、后组筛窦和蝶窦解剖、Onodi气房、视神经管与后组筛窦和蝶窦与前颅底骨质关系等方面以轴位扫描为佳,尤其是在显示筛窦与眼眶、视神经、眼肌的关系方面。

4. 冠状位(正位)扫描为功能性内镜鼻窦手术的常规检查。术前对鼻腔、鼻窦有关解剖结构做全面了解,对于判断病变的范围和严重程度、正确选择手术方式以及防止术中出现并发症具有十分重要的意义。观察范围包括:①中鼻甲形态;②鼻道窦口复合体(OMC)、Haller气房的存在;③中鼻甲位置、方位,纸样板的缺损;④蝶窦腔大小、分隔情况;⑤鼻中隔偏曲情况;⑥下甲骨骨质增殖情况;⑦嵴位置;⑧下鼻甲后端黏膜;⑨筛板与筛顶间的位置关系等。

三、鼻部MRI检查

MRI对软组织的分辨率比CT高,在耳鼻咽喉疾病中的应用不仅能判断鼻、鼻窦、鼻咽、喉咽等头颈部肿瘤的发生部位、大小、范围,还能重点观察肿瘤侵犯范围与周围软组织的关系(如与血管、淋巴结、神经、脑膜与脑组织的关系等),能准确地判断肿瘤向颅内扩散的情况。另外,MRI还可用于导向活检,是帮助制定治疗计划和选择手术进路的重要依据。MRI结合增强扫描通常可对良性肿瘤做出较为准确的鉴别诊断。

第三节 咽部影像学检查

一、咽部X线平片检查

(一)鼻咽侧位片

可显示鼻咽部软组织阴影。正常鼻咽顶壁及后壁软组织连续形成凹面向下的阴影,其厚度因年龄而异,儿童有腺样体增殖时,顶后壁较厚,有时可能使鼻咽腔近于闭塞。成人鼻咽顶壁软组织厚 4~5mm,后壁厚 3~4mm,顶后壁交界处最厚,达 12~15mm。鼻咽侧位片主要用于显示小儿增殖体的大小及肿瘤对颅底的侵犯情况。

(二)颏-顶位颅底片

主要用于观察颅底的骨结构,鼻咽腔也可显示,其前壁及两侧壁显示较清楚。

(三)颈侧位片

主要用于观察咽后壁软组织的厚度。正常时在第 5 颈椎以上的咽后壁软组织阴影厚度为 2~3mm,在喉咽部因前部有气道影所以略厚。若软组织影过厚则提示有脓肿或新生物。茎突过长症在侧位片或张口位上可测其长度,并可观察其曲度等,为手术提供参考。

(四)喉咽腔造影

采用造影剂加摄片,主要观察咽部肌肉运动和梨状窝是否对称、变浅或消失,环后区有无新生物等。

二、咽部 CT 检查

(一)咽部 CT 检查

主要用于鼻咽癌和其他类型肿瘤的诊断,常用横扫轴位扫描,冠状位亦可用于观察鼻咽顶壁及侧壁情况。CT 易于分辨鼻咽部的骨、气腔和密度不一的软组织表现,如肌肉、脂肪等。因此,CT 适用于鼻咽部的检查,主要用于鼻咽癌和其他类型肿瘤的诊断。主要显示颅底有无骨质破坏,肿瘤与动脉、静脉的关系等。

(二)鼻咽癌早期发现困难

黏膜下小肿瘤难以用肉眼发现,但 CT 可观察鼻咽部的软组织隆起,帮助确定活检的方向和位置,有助于早期诊断。通过静脉注入造影剂增强后可区别血管结构与转移淋巴结,同时可了解血供情况。

(三）咽旁隙 CT 检查

CT 平扫肿瘤密度与肌肉相仿或略高于肌肉，增强后明显强化，如神经源性肿瘤呈椭圆形，边界清楚，呈现不均匀强化。

三、咽部 MRI 检查

1. 适应证

（1）口咽部癌（如扁桃体癌）侵犯部位。

（2）舌根部早期癌或经切除后复发病变。

（3）颈淋巴转移 MRI 常规检查。

（4）下咽癌（如梨状窝癌）侵及周围，软腭受累情况，以便决定最合适的治疗措施。

（5）对肿瘤部位和侵犯范围的诊断优于 CT。

2. MRI 检查鼻咽部常用有矢状位、轴位和冠状位，矢状位主要用于观察脊柱上颈段、斜坡和颅内基底池。轴位显示咽隐窝、咽后淋巴结、咽旁间隙等。MRI 检查最重要的作用是确定咽部肿瘤的范围以便准确地分期，并做出合理的治疗计划，以及发现肿瘤的器官外转移以决定手术方式。浸润性生长的小肿瘤伴有周围硬化或与深组织固定可能更易于被 MRI 检出。MRI 对淋巴结的检查可作为咽喉部恶性肿瘤分期的常规检查。采用多平面检查有利于肿块与脂肪和肌肉组织的鉴别。

第四节 喉部影像学检查

喉部 X 线检查常用于喉部肿瘤、异物等诊断，检查方法有透视、平片、体层摄片、喉造影和 CT、MRI 扫描等。

一、喉部 X 线平片检查

（一）钡餐透视检查

在普通 X 线下进行透视或含棉吞钡检查，了解有无异物或金属异物以及肌肉运动情况，急诊常用。两侧梨状窝及食管入口有无充盈缺损或阻塞，环后区有无病变。

(二)喉部正侧位平片

喉部正位摄片常有颈椎阴影重叠,侧位可显示气管有无被推偏斜及狭窄长度,对临床诊断有一定参考价值。侧位片对诊断会厌、杓状会厌襞和声门下区的恶性肿瘤的范围、喉狭窄的程度有一定帮助,同时可了解舌骨、会厌软骨、甲状软骨及环状软骨、会厌前间隙位置及肿瘤受侵犯破坏的情况。

(三)喉部体层片

喉体层 X 线摄片是在平静呼吸或发音时进行喉部分层拍片,层间距 0.5cm,直达颈椎前的逐层显像,能清楚地显示病变的范围和性质。可观察声门上区、声门区、声门下区病变以及气管狭窄程度、杓状软骨脱位引起的喉前庭狭窄等。

(四)喉造影术

喉腔内造影术是用 X 线不能穿透的药剂,如碘化油或钽粉作为对比剂注入喉内,能显示整个咽喉部的轮廓。

二、喉部 CT 检查

CT 可清楚地显示喉部的结构(包括含气的喉前庭、梨状窝、喉室及下咽部;软骨部状况,如甲状、环状、杓状和会厌软骨;喉皱襞和杓会厌皱襞以及喉周间隙及会厌前间隙等),以弥补喉镜难以检查声门下区和检查不到深部结构的缺点。主要用于检查各种良、恶性肿瘤,确定其范围,有无声门旁结构侵犯;区别颈部淋巴结和颈部原发肿块的前因后果关系;亦可用于喉外伤,了解软骨水肿和血肿的鉴别。用横断扫描,自甲状软骨下 2cm 向上扫描,到甲状软骨切迹上 3cm,层厚 4mm。

三、喉部 MRI 检查

MRI 对喉部检查的主要作用是确定病变的范围。由于 MRI 可清楚地显示软组织边界,并可直接做冠状面和矢状面扫描,除能较 CT 更好地显示肿瘤向头、尾侧的蔓延外,还可观察喉内肌肉系统原发和微小的早期肿瘤侵犯。主要用于在内镜下不能发现的喉癌、在正常黏膜下生长的喉内肿瘤。可确定淋巴结的存在,这对肿瘤的分期及预后估计至关重要。可了解喉部放疗后反应,如水肿、纤维化和软骨坏死等,亦可了解喉内囊肿有无液体等。对腺瘤、血管瘤、软骨瘤、神经纤维瘤、神经鞘膜瘤,MRI 容易确定其病变部位和范围。

适应证:①声门上癌、声门癌、声门下癌、跨声门癌;②梨状窝癌以及颈淋巴转移病变。

第五节 气管、食管影像学检查

一、食管 X 线检查法

对鱼刺、肉骨等在 X 线下不显影的异物应行食管钡剂 X 线检查,根据需要在钡剂中加少许棉絮。根据有无钡棉存留以确定异物是否存留及形状、大小和所在部位。对于能在 X 线下显影的异物,可直接行 X 线正侧位透视或摄片定位,以判断与食管壁的邻近关系。

二、气管 X 线检查法

1. 对于不透光性支气管异物,胸透或摄片后可以确定异物形状、大小及其所在部位。

2. 对于透光性支气管异物,由于其阻塞程度不同而产生肺气肿或肺不张,胸部 X 线检查常能协助诊断。对其因支气管完全阻塞而致的肺不张,可在透视下观察到其与纵隔摆动(心脏及纵隔移向病侧)共存。

三、胸部 CT 结合三维重建

1. 对于食管异物的诊断,胸部 CT 结合三维重建在如下情况下较 X 线检查具有优势:①食管中下段异物,与周围重要结构位置不清;②异物残留时间比较长,或出现发热、血象高等表现,怀疑存在食管穿孔者;③出现呼吸道表现,怀疑可能合并肺部并发症;④出现咯血,怀疑大血管损伤者。

2. 对于支气管异物的诊断,胸部 CT 结合三维重建在如下情况下较 X 线检查具有优势：①支气管异物未引起远端肺气肿、肺不张等继发改变；②异物穿透气管壁，引起气胸或气管食管瘘等继发改变。

3. 胸部 CT 结合三维重建不足：①检查需要时间，紧急状况下不适用；②部分小儿无法配合检查，需要使用镇静剂，对于支气管异物的小儿存在变位性窒息可能。

第六节 数字减影血管造影在耳鼻咽喉的应用

数字减影血管造影(digital substraction angiography，DSA)能清晰显示去除软组织影的血管图像，对血管病变的显示有独到的实用价值。具有诊断和治疗的双重功能，在临床已有广泛的应用。

DSA 按 Seldinger 技术进行。方法：在局部麻醉下行股动脉穿刺，并将特制的导管依次插入患侧颈总动脉、颈外动脉、颌内动脉等，分别行 DSA 检查，观察血管有无异常、肿瘤血供和与周围结构的关系，如发现异常血管或拟达到某一治疗目的时可行栓塞剂(如明胶海绵、弹簧钢卷)栓塞，是减少出血、消除症状的一种安全有效的新方法。

适应证：

1. 顽固、严重的鼻后部出血。

2. 鼻咽血管纤维瘤术前栓塞可减少术中出血。

3. 鼻咽血管瘤、动静脉瘘、鼻咽及咽侧血管瘤经栓塞后可免除手术。

4. 血管搏动性耳鸣经超选择栓塞可望治愈。

5. 超选择动脉给药治疗头颈部晚期肿瘤。

(徐 凯 崔永华)

第五章 耳鼻咽喉科症状学

第一节 耳 痛

耳痛是由外耳或中耳及周围引起的常见症状。疼痛的性质有持续性与间歇性,有跳痛、胀痛、撕裂痛、钝痛、牵拉痛等,有时有剧烈且难以忍受的疼痛,或由邻近病灶或远隔脏器疾病而引发的反射性痛。

外耳疾病引起的耳痛:耳挫伤、耳郭冻疮、耳郭丹毒、耳痛风、耳郭血肿、软骨膜炎、撕裂伤、烧灼伤、外耳道耵聍阻塞、外耳道异物、上皮癌等。

中耳疾病引起的耳痛:急性中耳炎、鼓膜破裂、鼓膜炎、慢性中耳炎、乳突炎、中耳癌肿等。

反射性耳痛:三叉神经痛、舌咽神经痛、膝状神经节痛、喉上神经痛、颈神经丛痛等。

第二节 耳 聋

耳聋可发生于听觉系统的传音部分、感音部分或其两部分的病变。听力损失称为耳聋。正常听力必须具备外耳道、鼓膜、咽鼓管、听骨链、内耳螺旋器、听神经和颞上回各部结构健全的功能。听力损失较轻者为重听、损失较重者为耳聋。依耳聋性质可分为器质性与功能性,依部位的损害可分为传导性、感音神经性和混合性聋。依其发病时间分先天性、后天性、突发性、进行性和波动性聋。依病因可分为药物性、中毒性、外伤性、噪音性和爆震性聋等。

依病变损害部位可分为以下三类:

(一) 传导性聋

耳蜗以上感音功能正常,而由于外、中耳的病变引起的耳聋常称为传导性聋。

1. 先天性外耳道闭锁、外耳道骨瘤、外耳畸形、鼓膜或鼓室发育不全、听骨链畸形等。

2. 后天性耵聍阻塞、外耳道异物、炎症所致瘢痕、鼓膜外伤、中耳积脓及积液、中耳息肉、肉芽、胆脂瘤、耳硬化及肿瘤等。

(二) 感音神经性聋

当耳蜗螺旋器、神经节、听神经、蜗核、脑干、皮质某一部位病变而致的耳聋称为感音神经性聋。

1. 先天性:遗传性聋、内耳发育不全、妊娠期宫内病毒感染或药物中毒、缺氧、分娩时产伤、胎儿红细胞增多症等。

2. 后天性:病毒感染性疾病,如带状疱疹、风疹、腮腺炎、脊髓灰白质炎、感冒以及脑膜炎、伤寒、结核等。

3. 药物中毒:氨基糖苷类药物、水杨酸、奎宁、呋塞米、某些抗菌药物(如妥布霉素、万古霉素)、某些抗癌药(如顺铂)、某些元素(如砷、铅、磷、汞)及一氧化碳、二氧化碳等。

4. 突发性:突发性聋可见于感染、血管痉挛和栓塞、自身免疫性内耳疾病、窗膜破裂等。

5. 外伤性:爆震性、噪音性(急、慢性)、迷路震荡、颞骨骨折、气压损伤等。

6. 波动性:多见于噪音性聋、听神经瘤等。

7. 老年性。

8. 精神性:听觉传导及感音部分无器质性病变、听力不稳定。

(三) 混合性聋

当传音性和感音性部位均有损害而引起(既有传导性又有感音性聋)者称为混合性聋。

第三节 耳鸣

耳鸣是听觉器官对声音的幻觉。在无声源的环境下能自觉听到耳部有声音,尤以安静或夜间明显,属自觉性耳鸣。别人可听到的耳鸣,属他觉性耳鸣或客观性耳鸣。

客观性耳鸣:又称他觉性耳鸣,患者及他人均能感受到耳鸣。耳蜗部并无损坏,耳鸣仅属听力上的幻音而已。可有以下来源,如关节运动声音(尤其是颞颌关节)、咽鼓管张闭声音、镫骨肌收缩而致的低音耳鸣、颈动脉瘤、颞浅动脉瘤、椎动脉瘤、颅内动脉瘤、腭肌痉挛等,均可引起。

主观性耳鸣:即内在性耳鸣。此类耳鸣占耳鸣患者的绝大多数。患者本人感觉得到而检查者则无法听到。耳鸣常伴有耳蜗和前庭及内耳血管性病变。诊断不易,治疗上也常不易奏效。小儿耳鸣少见,老年耳鸣多发。外耳阻塞性疾病、中耳传音结构病变、内耳及听神经疾患、蜗神经核及听觉皮质病变、中耳感染、耳硬化、迷路病变、岩部病变、梅尼埃病、听神经瘤、血管硬化、老年性聋均可引起耳鸣。亦有中耳血管畸形而成血管搏动性耳鸣,压迫颈动脉耳鸣消失。

第四节 眩晕

眩晕是一种运动错觉,患者因感到自身或外界静止的景物的运动错觉而产生旋转、摇摆或漂浮之感。眩晕是迷路症候群中的主要症状,可单独出现,但常伴耳蜗症状,如耳鸣与耳聋,若与后两者合并出现,称之为眩晕综合征。人体空间定向能力取决于视觉、本体感觉(深感觉)与位觉系统相互之间的协调,任何系统的失调均可引起眩晕。当眩晕时病人感觉自身或四周物体旋转,并失去平衡而有倾倒感。此外,还有眼球震颤、恶心、呕吐、面色苍白、出汗、脉搏加速等自主神经系统征象。外周前庭终器、听神经、脑干病变引起者为旋转性眩晕。凡由视觉、本体感觉障碍出现的眩晕为非旋转性眩晕,又称为昏眩。

引起眩晕的原因：

1. 外耳和中耳疾病：耵聍栓塞、耳道异物、咽鼓管炎，航空性中耳炎等。

2. 前庭性疾病：急性迷路炎、慢性迷路炎、运动病、梅尼埃病、前庭药物中毒、岩部骨折、听神经病变、前庭神经元炎、听神经瘤、前庭神经核病变、脑干病变、脑炎、脑膜炎、脑脓肿、多发性脑脊髓硬化、延髓空洞症、前庭中枢病变、颞叶后部肿瘤等。

3. 颅内病变：颅内占位病变，累及颞叶后部的外伤、出血。

4. 自主神经紊乱。

5. 中毒性疾病：耳毒性药物的使用，如链霉素、卡那霉素、庆大霉素、丁卡因、奎宁、水杨酸制剂、砷剂等。

6. 全身性疾病：腮腺炎、带状疱疹、脑膜炎等。血管性疾病，如高低血压、贫血、心脏病、内分泌疾患（糖尿病、甲状腺功能减退）以及妇女月经期、更年期等。

7. 颈性眩晕：颈椎病、椎管狭窄、椎-基动脉供血不足。

8. 良性位置性眩晕：由耳石症所致。

9. 某些眼病：如屈光不正、眼肌不平衡、青光眼等。

10. 本体感觉性疾病：如脊髓疾病等。

第五节 鼻　　塞

鼻腔通道的任何部位一旦有了机械性阻塞或鼻黏膜生理功能上的变化，阻碍了气流进出或丧失了黏膜对空气的摩擦感，病人便有鼻塞感。鼻塞可分为全部或部分阻塞、交替性、体位性、间歇性、阵发性、进行性和持续性鼻塞。可为单侧或双侧，也可因全身疾病而引起。

病因：

1. 先天性鼻塞：先天性鼻畸形、后鼻孔闭锁。

2. 后天性鼻塞：小儿鼻炎、腺样体肥大、鼻腔异物、急性鼻炎、肥厚性鼻炎、萎缩性鼻炎（假性鼻塞）、过敏性鼻炎、药物性鼻炎、鼻窦炎、鼻腔良性与恶性肿瘤、鼻中隔偏曲、鼻中隔血肿或脓肿、外伤骨折等。

3. 邻近器官病变：咽部肿物、鼻咽部新生物、前颅底肿瘤等。

4. 内分泌疾病：妊娠期、月经期、甲状腺功能减退、糖尿病等。

5. 某些药物长期应用：胆碱酯酶制剂、利血平、普萘洛尔等。

6. 鼻腔手术后：鼻内粘连。

第六节 鼻 漏

鼻漏又称鼻溢，俗称流鼻涕，是指鼻腔分泌物增多，分泌物可能是水样、黏液样、黏液脓样、脓样、脓血样或干酪样，为鼻内分泌物经前鼻孔流出或向后鼻孔倒流后经口腔吐出的现象。

依漏液的性质可分为：

1. 水性鼻漏：为透明稀薄如清水样的液体，发生快，消失也快，多见于鼻炎早期和变态反应性鼻炎的发作期。急性鼻炎早期溢液中含有上皮细胞、黏蛋白及少量的红细胞。变态反应溢液中含多量的嗜酸粒细胞、少量的黏蛋白。

2. 黏液性鼻漏：炎症和理化刺激，甚至情感因素均可反射性的使腺体分泌增加，出现半透明的黏液性鼻漏。

3. 黏脓性鼻漏：炎症使黏膜上皮破坏脱落，多形核白细胞浸润、渗出，分泌物黏稠并带有脓性分泌物。多见于急性鼻炎恢复期、慢性鼻炎、鼻窦炎。

4. 脓性鼻漏：为黄脓性或黄绿色的分泌物，黏性差，带臭味，由大量多形核白细胞死亡后释放出的各种酶和细菌构成。常见于重症鼻窦炎、牙源性上颌窦炎、骨髓炎以及鼻腔、鼻窦异物。

5. 血性鼻漏：分泌物带有血液，色红或粉红或呈铁锈色。多表示鼻内有少量出血，常见于鼻及鼻窦的炎症、外伤、异物、结石、肿瘤等。

6. 脑脊液鼻漏:鼻及鼻窦邻近的硬脑膜破损后可致脑脊液漏,可见于颅底骨折、筛骨水平板骨折、蝶窦骨壁的先天缺损以及手术损伤。低头、用力、颈部加压时可使鼻漏脑脊液增加,其溢液透明、无色如清水,无黏液,不含黏蛋白,但含糖量高,约占30mg%,比重低。多见于颅脑损伤或自发性。

鼻漏原因:先天性畸形、鼻腔异物、急性鼻炎、变应性鼻炎、鼻息肉、萎缩性鼻炎、鼻窦炎、急性传染病前期、流感、鼻石、鼻腔和鼻窦肿瘤、鼻部梅毒、鼻部狼疮、麻风、腺样体肥大、鼻咽癌、理化气体和药物刺激、脑脊液鼻漏等。

第七节 鼻 出 血

鼻出血是许多疾病的一个症状,其原因很多,可能是局部的或全身一般性的,也可能是几种原因同时存在,但有些是自发的,无明显的病因。鼻出血在鼻科急症中占发病数的首位。常见的出血部位有鼻中隔前下方鼻出血区、鼻中隔后端、鼻腔侧壁及中鼻道、鼻咽部、鼻窦内等。

鼻出血病因:

(一) 局部病因

1. 损伤:外伤、鼻腔及鼻窦手术时或手术后、颅底骨折、强烈的咳嗽、打喷嚏、用力擤鼻、鼻腔异物、粗暴的鼻腔填塞。

2. 溃疡:外伤性、梅毒性、恶性肿瘤性、结核性、麻风性。

3. 鼻部新生物:恶性肉芽肿、鼻腔或鼻窦肿瘤、鼻咽癌、鼻咽部血管纤维瘤。

4. 鼻黏膜静脉曲张:遗传性毛细血管扩张、鼻中隔前下方血管扩张。

5. 炎性疾病:急慢性鼻炎、萎缩性鼻炎、变应性鼻炎、腺样体炎。

6. 鼻腔鼻窦的霉菌感染。

(二) 全身病因

1. 动脉血压增高,如高血压、慢性肾炎、动脉硬化、痛风等。

2. 静脉血压增高,如肺气肿、右心扩大、纵隔肿瘤。

3. 血液系统疾病,如血友病、恶性贫血、出血性紫癜、维生素 C 缺乏病(坏血病)、白血病、黄疸。

4. 急性传染病,如在急性传染病前驱期或发热时可有鼻出血,如白喉、猩红热、流感、麻疹、伤寒、百日咳、黑热病、回归热、疟疾等。

5. 大气压力的变化,如登山、潜水。

6. 中毒,如磷、砷、汞、铅中毒。

7. 维生素缺乏,如缺维生素 C 或维生素 K。

8. 内分泌改变,如女性发育期卵巢功能不全、月经期或月经前期、停经期或怀孕期间的代偿性鼻出血。

第八节 嗅觉障碍

嗅觉障碍原因多种多样,嗅觉来自特殊感受器,位于鼻腔上部黏膜,相当于中鼻甲以上及鼻中隔相对部分,其上即嗅球。经嗅球处辐射纤维成嗅索,位于额叶之眶面沟面,在此处分成两支,内支穿过中央走向对侧钩回,外侧走向海马回。

嗅觉异常的性质和程度:

(一) 嗅觉缺失

1. 暂时性,如急性鼻炎(病毒、细菌、变应性或药物)。

2. 永久性

(1) 鼻部阻塞:腺样体、鼻息肉、鼻中隔偏曲、慢性肥厚性鼻炎、梅毒、鼻窦炎。

(2) 嗅黏膜损坏:萎缩性鼻炎。

(3) 嗅神经障碍:发育不全、神经炎、化学性、病毒性或感染性、老年变性与脊髓痨。

(4) 钩回损害:栓塞、血栓、出血、额叶肿瘤、脑底脑膜炎、头部损伤。

(5) 官能性障碍:癔症与精神病。

(二) 嗅觉过敏

1. 暂时性,癔症、药物特应性嗅觉过敏。

2. 永久性嗅觉过敏。

(三) 嗅觉倒错

1. 暂时性鼻窦炎积脓、癫痫先兆、癔症、精神病。
2. 永久性海马回损害、大脑肿瘤与脑底脑膜炎、癔症、精神病。

第九节 咽喉疼痛

轻者在说话、吞咽、咳嗽后发生,重者可出现剧烈性、持续性疼痛。常因疼痛而拒绝饮食、饮水,唾液留在口腔内不敢下咽。咽喉痛的性质可分为钝痛、隐痛、牵拉痛、针刺样痛、刀割样痛、搏动性痛。

病因如下:

(一) 扁桃体疾病

1. 急性疾病
(1) 链球菌或肺炎链球菌感染。
(2) 扁桃体周围脓肿。
(3) 白喉。
(4) 溃疡膜性咽炎。
(5) 传染性单核细胞增多症。
(6) 粒细胞缺乏症。
(7) 猩红热。
(8) 异物,如鱼刺等。
(9) 鹅口疮。
(10) 梅毒,第一期极少;白血病。

2. 慢性疾病
(1) 肿瘤。
(2) 梅毒。
(3) 结核。

(二) 咽部疾病
1. 急性咽炎。
2. 吸烟、饮酒。

3. 咽后壁脓肿。

4. 梅毒溃疡。

5. 水痘。

6. 天花。

7. 鹅口疮。

8. 天疱疮。

9. 淋巴网状细胞肉瘤。

(三) 喉部疾病

1. 急性喉炎；

2. 会厌脓肿；

3. 梅毒；

4. 结核；

5. 喉软骨膜炎；

6. 损伤；

7. 狼疮。

(四) 咽喉痛

由吞咽或吸入刺激性气体或各种腐蚀剂,如强酸、强碱、氨气、蒸气等引起。

(五) 急性腮腺炎与颈部淋巴结炎

(六) 医源性喉痛

如胃管刺激、喉插管、直接喉镜、气管镜的意外损伤。

(七) 茎突过长、茎突舌骨韧带钙化

第十节 声 嘶

喉部发音可由于以下因素而发生变化:①喉部疾病;②喉返神经病变;③精神障碍;④喉肌疲劳。

(一) 病因

1. 喉部疾病

(1) 先天性发育不良或畸形:喉软化病、会厌裂、喉蹼、喉膨出等。

(2) 外伤与异物:由于用声过度或不当(如教师、演员)及喉部异物。

(3) 喉部急性炎症:急性喉炎、急性喉气管支气管炎、白喉、天花、麻疹及猩红热等。

(4) 喉部慢性炎症:结核、梅毒、慢性喉炎、饮酒或吸烟过度等。

(5) 喉部水肿:刺激性气体、蒸气、肾炎、喉部血管神经性或机械性压迫均可引起喉部水肿,药物(如碘化物等)也能引起喉水肿。喉部变态反应过敏也可以引起喉部水肿。

(6) 喉部溃疡:结核、梅毒、肿瘤、麻风、狼疮、外伤与伤寒。

(7) 喉部各种肿瘤。

2. 喉返神经病变

(1) 引起喉肌麻痹

1) 延髓损伤:如小脑下动脉栓塞、进行性延髓性瘫痪、延髓空洞症、上行性多神经炎、白喉、多发性硬化、脊髓痨等。可出现一侧性软腭麻痹、同侧麻痹症状。

2) 颅底损害:如颅底骨折、椎动脉血管瘤、脑膜与神经根处新生物、脑膜炎等,可出现软腭、喉与半面舌部瘫、胸锁乳突肌与斜方肌瘫痪症状。

3) 喉返神经行径受损害:如主动脉血管瘤、淋巴结肿大、结核、淋巴网状细胞肉瘤、恶性甲状腺瘤、纵隔肿瘤、支气管癌、气管与支气管肿瘤、神经炎、白喉、肿瘤、结核性胸膜炎、脊髓痨、食管与甲状腺手术以及酒精、砷、铅中毒。

4) 颈部损害:颈部手术时损伤、颈部肿瘤与淋巴结肿大。

(2) 引起喉部痉挛:急性喉气管支气管炎、手足搐搦症、破伤风、士的宁中毒、脊髓痨性危象。

3. 精神性障碍

(1) 癔症。

(2) 精神病。

4. 神经与肌肉的疲劳

(1) 急性卡他性发热性疾病恢复期。

(2) 全身衰弱、贫血。

(3) 甲状腺缺失性恶病质。
(4) 肢端肥大症。
5. 青春期变声期发音障碍。

(二) 影响声嘶的因素

1. 环杓关节的活动、喉部的肌肉运动、支配喉的神经是否正常。

2. 声带本身的张力、长短、厚薄、边缘是否整齐、闭合的程度以及声带振动的频率与强度。

3. 发声的方法及声带的疲劳程度,如售货员、售票员、歌唱演员、教师易出现职业性声嘶。

4. 年龄、性别、变声期、经期、妊娠期对声嘶的关系也很大。

第十一节　喉　　鸣

喉鸣又称喉喘鸣,系喉部狭窄的表现。吸入性喉鸣是指狭窄在声带之上,可从鼻腔到声门上区。吸入和呼出性喉鸣是指狭窄在声带区或在其下部。呼出性喉鸣是指狭窄在声带之下,由气管、支气管所产生。双重性喉鸣是吸气、呼气均出现喉鸣者,可称之为混合性喉鸣或双重喉鸣。

喉鸣者常伴有不同程度的吸气性阻塞、呼气性阻塞或呼吸均有阻塞的症状。喉部可触及振动感,可出现呼吸困难、缺氧、发绀等。喉鸣可为嘶嘶声、呻吟声、雷鸣样声,常在活动中加重,尤以小儿哭闹时最为明显。

病因:

1. 喉畸形,如先天性喉蹼、先天性喉软骨畸形、先天性喉囊肿、先天性喉血管瘤、先天性声门下狭窄、先天性喉气囊肿、先天性小喉、气管外压性狭窄、先天性舌根囊肿等。

2. 外伤和理化性损伤所致的瘢痕狭窄及喉、气管异物等。

3. 喉炎、喉气管支气管炎、会厌炎、白喉等特殊传染病。

4. 变态反应性喉水肿,喉的良、恶性肿瘤,喉痉挛以及声带麻痹等。

第十二节 喉部异物感

喉部异物感是咽部感觉异常的一种症状。当咽部无器质性疾病而伴有咽部闭塞、压迫、不适、干燥、狭窄、灼热、瘙痒、蚁行的异常感觉时称咽部物感,又称为咽部神经官能症或咽喉异感症、癔球症、梅核气、咽球症等。其他尚有喉部压迫感、吞咽阻塞感及黏液下流感等。咽部感觉异常往往有两个特点:①患者一般能指出不适的部位在口与胸骨之间;②进食时症状消失,饭后又出现。有时在咽下唾液时常感咽部不适。

局部病因:慢性扁桃体炎、慢性鼻窦炎、慢性增殖体炎、慢性咽炎、舌扁桃体肥大、甲状腺功能障碍、甲状腺肿大(多见于年轻女性)、茎突过长症(可伴有咽痛)、食管憩室、膈疝、舌甲状腺、颈部肿瘤、脊柱退行性病变、心脏疾患(主动脉弓硬化)。

全身病因:铁的代谢紊乱(以女性多见),维生素缺乏,胃酸过多或老年人胃液分泌紊乱,绝经期,某些慢性疾病,如结核、胃下垂、反流性食管炎、胃十二指肠溃疡、甲状腺功能异常、卵巢功能失调等。

精神因素:癔症、情绪心理异常、恐癌症、外界环境的变化等。

第十三节 呼吸困难

呼吸运动受呼吸中枢调节,也受大脑皮质、胸廓及肺扩张的传入冲动和化学感受器的影响。保持正常的呼吸功能主要依靠有节律的呼吸运动、呼吸道通畅、完好的肺血循环和肺泡气体交换功能。以上任何环节发生障碍都可引起呼吸功能失常。

(一) 生理性呼吸困难

过度运动及用尽全力时。

(二) 病理性呼吸困难

1. 新陈代谢增加,如甲状腺功能亢进。
2. 酸碱平衡障碍,如肾炎、氮质血症、尿毒症、糖尿病及低血糖症等。
3. 缺氧:贫血、缺氧(高空病、高山病、红细胞增多症、先天性心脏病)。
4. 阻塞:咽部、气管、支气管及小支气管(不论壁、壁外压迫或壁内有阻塞)阻塞。
5. 肺实质部病变,如肺实变、气胸、胸腔积液、肺大块陷落、纤维病变、肺尘埃沉着病与肺气肿、肺血管病变,如肺栓塞及肺梗死、肺充血、肺水肿、肺源性心脏病。
6. 癔症、恐惧性神经病及精神病。
7. 先天性左心室衰竭、急性与慢性充血性心力衰竭及肺源性心脏病等。
8. 脑炎、脑水肿、脑血管意外或严重脑外伤时抑制呼吸中枢。

呼吸功能失常及下呼吸道分泌物潴留时,其主要症状是呼吸困难,与喉源性呼吸困难相反,多有呼吸频率及深度的改变。呼吸循环系统疾病引起者,呼吸频率可加快;中枢神经系统病变(如脑水肿、脑血管意外),呼吸频率常减慢;多发性神经根炎时因呼吸肌功能不良,呼吸多表浅。

第十四节 吞咽困难

吞咽困难是指正常的吞咽活动发生障碍,由中枢神经系统及咽部神经丛支配下的咽喉食管参与和协调的吞咽活动中的任何一个环节发生疾病,均可导致吞咽困难。

由口腔、咽部或喉部疾病引起的吞咽困难主要是由吞咽疼痛或机械性的障碍所造成,在口腔咽喉疾病中又以咽部疾病所引起的吞咽困难为主。口腔疾病主要为妨碍吞咽动作的病变,如血管神经性水肿、脓性颌下炎、舌部癌肿浸润、智齿生出等。吞咽困难可分为:

1. 功能性吞咽困难、某些先天咽部畸形、腭裂、后鼻孔闭锁等,出生后即有吮奶及吞咽困难。

2. 瘫痪性吞咽困难可由中枢性或周围性的神经性病变而引起,常见的疾病包括脑神经病变,脊髓前角灰质炎,多发性神经炎,白喉中毒,有机磷、锰、铅中毒,脑血管意外等。

3. 阻塞性吞咽困难见于吞咽过程中的机械性狭窄或闭锁,先天性畸形,食管烧伤,创伤或腐蚀性药品所致的咽、食管狭窄及闭锁,也可出现于咽及食管异物、肿瘤及吞咽途径外压性疾病,如引起食管外压性狭窄的主动脉弓瘤、纵隔肿瘤或纵隔淋巴结肿大。

4. 精神紧张以及癔症患者也可出现吞咽异常,如贲门失弛缓症。常见吞咽困难的病因包括:血管神经性水肿、脓性颌下炎、舌部癌肿浸润、智齿阻生、急性咽炎、慢性咽炎、白喉、滤泡性咽炎、化脓性扁桃体炎、扁桃体周围脓肿、丹毒、咽后壁和(或)侧壁脓肿、弥漫性咽喉周围蜂窝织炎、传染性单核细胞增多症所致的淋巴结肿大、咽结核、第二期梅毒、茎突过长、颈椎关节炎、舌咽神经炎、软腭麻痹、食管口痉挛、喉咽部憩室、急性喉炎、喉鹅口疮、猩红热所致的喉软骨膜炎和喉脓肿、喉内及喉周蜂窝织炎、风湿性环状披裂喉水肿、血管神经性喉水肿、喉结核、喉癌肿、食管癌、食管痉挛、食管炎、良性环形狭窄、咽食管憩室、食管异物、甲状腺肿大、甲状腺癌、主动脉瘤或主动脉畸形压迫胸段食管。食管旁膈疝、肝左翼肿瘤及胃肿瘤、脊柱病变引起的外在性食管压迫、重症肌无力、延髓性瘫痪、脑血管疾病、铁的代谢紊乱等。

第十五节 咯血与呕血

咯血为气管、支气管及肺部的出血,经逆返而从口腔中咯出。呕血则为上消化道的出血刺激胃部而引起的反射性恶心,血液经口腔呕出者。

咯血可为鲜血或陈旧性血,可以为少量的痰中带血或多量的鲜血,大量的咯血可自口内、鼻部咯出。而鼻腔或鼻咽部的出血也可后流而经口咽部咯出。大量咯血或是大块血块可堵塞呼吸道而致窒息。

(一)咯血的原因

1. 上呼吸道:口腔中有出血灶,舌根、扁桃体、鼻咽、鼻腔、鼻窦的出血,鼻部及鼻窦肿瘤、鼻腔鼻窦霉菌感染等。

2. 喉部:喉癌、喉乳头状瘤、喉结核、喉血管瘤、喉溃疡、喉梅毒及喉麻风。

3. 气管支气管:气管炎、支气管炎、支气管扩张、气管肿瘤、气管内异物。

4. 肺部:肺结核、肺癌、肺脓肿等。

5. 喉气管外伤。

(二)呕血的原因

食管癌、食管穿孔、食管炎、食管异物、食管溃疡、食管静脉曲张症、胃十二指肠溃疡、胃部肿瘤、小肠的病变、肝硬化、血液系统疾病、寄生虫病、尿毒症、某些急性传染病等。

呕血可为鲜红或暗红或咖啡色,可混有食物残渣。大量快速的呕血可导致急性大失血而危及生命。呕血前常出现上腹部不适、疼痛及恶心。

第十六节 头 痛

原因很多,耳鼻咽喉科医师应根据检查所得及其症状明确是否与本科疾病有关。

(一)颅内病因引起的头痛

1. 组胺性头痛:起病在中年期以后,发作时间短,呈周期阵发性的一侧头痛,集中于眼、颞、面及颊部,为剧烈持续的跳痛,常在夜间发作。

2. 腰穿后头痛:数小时或数天前有腰椎穿刺史,头痛在起立时明显,呈搏动性,位于枕部及额部。在咳嗽、用力、摇头或压迫颈静脉时,头痛可加剧。

3. 颅内压力变化的头痛

(1) 耳源性化脓性大脑炎。
(2) 耳源性脑积水。
(3) 横窦血栓形成。
(4) 耳源或鼻源性脑水肿或化脓性脑膜炎。

4. 颅内肿瘤所致的头痛:多为深部隐痛,由间歇性而逐渐加剧,常伴有恶心及喷射性呕吐。

5. 炎性疾病所致的头痛:在脑炎流行季节发生,神经体征、意识发生变化。头痛剧烈,伴以脑膜刺激症状。

6. 蛛网膜下隙出血所致头痛:骤然发病,头痛剧烈。呈突发性半昏迷或昏迷状态,并有发热、颈项强直及抬腿试验阳性。

(二) 颅外病变引起的头痛

1. 由动脉或其周围组织引起的头痛,多见于 55 岁以上的病人,可有视力减退、复视或永久性失明,缺乏定向力,偶有昏迷。头痛常为一侧性,同侧近动脉处头皮有压痛及红肿。

2. 肌纤维鞘炎所致的头痛,有压痛,严重时一侧深部头痛。近附着头部处肌肉结节肿大。

3. 附着于枕部及颈上脊椎之韧带及深部组织引起的头痛,头部移动时加剧。

4. 由耳鼻咽喉疾病引起的头痛,常见的有六种。①鼻窦炎:头痛多为隐痛或钝痛,常局限于鼻窦部位。急性、亚急性上颌窦积脓可引起上颌窦及额部头痛。额窦、筛窦与蝶窦炎头痛在眼部周围,亦可在顶部或其他部位。急性期有压痛,鼻腔及鼻道有脓性分泌物。头痛发生时间与病人位置及分泌物的引流有关。②鼻腔及鼻窦肿瘤:肿瘤阻塞鼻腔与鼻窦的通路,使鼻窦内积脓,或妨碍空气在窦内流通形成真空而引起。或肿瘤扩大,或恶性肿瘤向四周或颅底侵蚀造成头痛。③鼻咽癌:早期便可出现。头痛是因肿瘤正向颅底和颅内发展。临床上还可有鼻塞、鼻出血、听力下降、颈淋巴结肿大等。④反射性鼻源性头痛:睫状神经痛,中鼻甲前段肥大,中隔偏曲压迫鼻腔侧壁中、下鼻甲或萎缩性鼻炎都可引起头痛。⑤急性化脓性中耳炎:当耳痛不减轻反而加重易引起颅内并发症。⑥中耳癌:病人持续性逐渐加重的偏头痛,晚上加剧,耳道内有脓血样分泌物,中耳腔有肉芽。

5. 眼力疲劳过度系屈光不正所致。常在用眼过度时加剧,头痛位于眶部、额部、颞部,与脉搏无关。

(三) 其他头痛

1. 偏头痛:有遗传史的周期性头痛。头痛多为一侧性,时有视力改变、听力减退、恶心或呕吐。

2. 高血压:有高血压史。

3. 发热头痛:在高热和头动时加剧,头痛与脉搏有关。

4. 贫血:头痛于额部或头部,有贫血面容及低血色素。

5. 头部外伤:有头外伤史,有时有神志改变,记忆力减退。头痛为两侧,位于额部或整个头部。

第十七节 耳 漏

耳漏又称为耳溢液,耳内流水,耳漏可以来自外、中、内耳及迷路,颅内脑脊液也可漏出,为耳科常见症状。耳漏的液体可为水性、浆液性、黏液性、血黏混合性、脂性及脑脊液。

耳漏的原因及性质:

(一) 脓性

化脓性中耳炎、外耳道疖肿、外耳道炎、湿疹感染。

(二) 水性

见于颅底骨折、乳突及中耳成形术损伤硬脑膜、外淋巴漏等,水样耳漏为脑脊液。溢液可从耳部和自耳部位经鼻咽管从鼻咽部流出。外伤所致的脑脊液漏常有血性液,脑脊液漏可称为脑脊液耳漏或脑脊液耳鼻漏。

(三) 血性

鼓膜外耳道或中耳的外伤、颅底骨折、手术损伤均可见血性液体。大疱性鼓膜炎时中耳和外耳的肉芽、息肉均可出现血性漏。外耳道和中耳的恶性肿瘤、颈静脉球体瘤均可引起血性耳漏。

(四) 浆液性

中耳炎时黏膜的浆液炎性渗出。渗出性中耳炎、大疱性鼓膜炎、外耳湿疹均可出现浆液性渗出。

(五) 黏液性

中耳炎早期,黏液分泌亢进。

(六) 脂性

油性耵聍分泌增多而成。

(褚汉启)

第二篇 各 论

第六章 耳部疾病

第一节 耳的先天性疾病

一、先天性耳前瘘管

先天性耳前瘘管(congenital preauricular fistula)为第一、二鳃弓的耳郭原基在发育过程中融合不全的遗迹,是一种临床上很常见的先天性外耳疾病,单侧与双侧发病比例为4:1,女性略多于男性。平时多无症状,不以为疾,及至感染,才引起注意并接受诊治。

【临床表现】

一般无自觉症状,偶尔局部发痒,检查时仅见外口为皮肤上一个小凹,多位于耳轮脚前,少数可在耳郭之三角窝或耳甲腔部,挤压可有少量白色皮脂样物,有微臭。感染时,局部红肿、疼痛、溢脓液,重者可出现周围组织肿胀,皮肤溃破成多个漏孔。排脓后,炎症消退,可暂时愈合,但常反复发作,形成瘢痕,多见于耳屏前上方发际附近。

【诊断及鉴别诊断】

根据病史与局部检查,容易作出诊断,按其瘘口位置与瘘管走向,要与第一鳃裂瘘相鉴别。急性感染及溃疡不愈时要与一般疖肿或一般淋巴结炎和淋巴结核溃疡相鉴别。

【治疗】

无症状者可不作处理。局部瘙痒、有分泌物溢出者,宜行手术切除。有感染者行局部抗炎症治疗,脓肿形成应切开引流,应在炎症消退后行瘘管切除术。

手术可在1%利多卡因局部浸润麻醉下进行,小儿可在基础麻醉加局部麻醉下进行。术中可用探针引导,或在术前用钝头针向瘘管内注入亚甲蓝或甲紫液作为标志,采用此法时,注药不宜过多,注射后,稍加揉压,将多余染料擦净,以免污染术野。手术时可围绕瘘口作梭形切口,顺耳轮脚方向延长,沿瘘管走行方向分离,直至显露各分支的末端。若有炎症肉芽组织可一并切除,术野应以碘酒涂布。皮肤缺损过大,可在刮除肉芽之后植皮或每天换药处理,创面二期愈合。

二、先天性小耳畸形

先天性耳郭畸形是由第一、二鳃弓发育异常所致。小耳畸形为耳郭发育不全且较正常者为小,多单侧发生。畸形程度可分三级:第一级,耳郭形体较小,但各部尚可分辨,位置正常,耳道正常或窄小,亦有完全闭锁者;第二级,耳郭正常形态消失,仅呈条状隆起,可触及软骨块,但无结构特征,附着于颞颌关节后方或位置略偏下,无耳道,且常伴中耳畸形;第三级,在原耳郭部位,只有零星不规则突起,部分可触及小块软骨,位置多前移及下移,无耳道,常伴有小颌畸形,中耳及面神经畸形,少数可伴 Branchio-to-Renal(BOR)腭弓发育畸形综合征,此为早期发育障碍所致,发病率较低,约为外耳畸形的2%。

【诊断】

应询问患者家庭中有无类似病例及母亲妊娠时有无染病或服药史,耳郭病变根据视、触所见即可确诊。应作全面检查,明确是否伴有外耳道、中耳及内耳畸形,并排除其他系统伴发畸形。按需要安排如下检查:

1. 听功能检查

(1) 音叉试验

Weber 试验:内耳正常偏患侧,内耳不正常可偏健侧。
Rinne 试验:内耳正常为阴性,内耳不正常可为阳性。

(2) 电测听:纯音气骨导测试,内耳功能正常者呈传导性聋曲线,内耳功能不正常者呈感音神经性聋曲线。

2. 影像检查:耳部 X 线片和 CT 检查,可以确定骨性外耳道、乳突气房、鼓室、听骨链及内耳结构是否存在,大小及形态是否正常。

【治疗】

因耳郭形态奇异,影响外观要求治疗者,可根据病情于 9 岁以后(最佳为 15 岁以后)安排行整形手术矫治之,但双耳重度畸形伴耳道闭锁者,为改善听力,可在学龄前行耳道及鼓室成形术治疗。

三、先天性内耳畸形

先天性内耳畸形是胚胎发育早期(胚胎第 3~23 周)受遗传因素、病毒感染或药物及其他不良理化因素影响,致听泡发育障碍所致,是造成先天性聋的重要原因,约占 51.5%,其中又以遗传性聋为多。先天性内耳畸形可以单独发生,亦可伴随外耳、中耳畸形,部分病例伴有颜面器官(眼、口)、齿畸形及(或)伴有肢体与内脏畸形,耳部畸形仅为综合征中的部分表征。

【诊断】

1. 病史及家族史,注意询问:①母体妊娠早期有无病毒感染,服用致畸药物,频繁接触放射线及电磁波等物理因素;②围产期胎位及分娩经过是否顺利;③发现病人失聪的时间、其他疾病史及接受过何种治疗。

2. 进行全身体格检查及听功能检查。

3. 耳部 CT 检查,可以帮助确定内耳畸形的程度及类型。

4. 对有家族史者,可行染色体及基因检查,以确定其遗传特征。

【治疗】

根据耳聋的性质和程度,可分别采用下列方法:

1. 传导性聋者,如 van der Hoeve 综合征(先天性成骨不全症)致聋原因为镫骨底板固定,可以通过镫骨手术或内耳开窗术治疗,获得接近正常的听力。

2. 中、重度感音神经性聋,多为高频听力损失严重,低频听力有不同程度残存,可选配合适的助听器,以补偿听力损失。

3. 重度及极重度感音神经性聋,听阈达 85~90dB 或以上,用助听器无法补偿者,可进行鼓岬电极检查,了解螺旋神经功能状况,部分病例可建议行人工耳蜗植入治疗。

四、先天性耳聋

先天性耳聋(congenital deafness)是出生时或出生后不久就已存在的听力障碍,在新生儿的发生率为 1/(1000~2000)。

按病因分为两类:①遗传性聋,是由双亲共同的隐性致聋基因传给子代引起的耳聋,其发生率在先天性耳聋中高于75%。②非遗传性聋,约占先天性耳聋的20%。母亲在妊娠早期患风疹、腮腺炎、流感等病毒感染性疾患或梅毒、糖尿病、肾炎、败血症、克汀病等全身疾病,或大量应用耳毒性药物(如链霉素、庆大霉素等)可使胎儿耳聋,分娩时难产、产伤可致胎儿缺氧窒息,也可致聋。

【诊断】

1. 患者多在出生时或出生后不久存在耳聋。

2. 患者亲代或家族中有先天性耳聋患者,或患儿母亲在孕期有感染史或使用耳毒性药物史,在生产时有早产或难产史或有窒息缺氧史。

3. 听功能检查示感音神经性聋,听力损失依病变部位可为高频、低频或两者均损失。

4. 耳部 CT 扫描示内耳发育畸形:耳蜗顶周及中周缺如或底周发育不全;或蜗管、球囊发育不全。

5. 伴有其他系统异常:如 Usher 综合征表现为耳聋与眼部异常并存,多为重度耳聋,眼底检查示视网膜色素变性,90% 患儿在 10 岁以前出现夜盲。耳聋伴有甲状腺异常称为 Pendred 综合征,患儿甲状腺弥漫性肿大,于 8 岁左右表现明显。耳聋伴有色素异常称为 Waardenburg 综合征,患者表现为耳聋、额部白发、局部皮肤白斑。耳聋伴有各种结缔组织异常称 Hürter 综合征,患者呈侏儒型。耳聋伴骨骼发育异常、成骨不全称 van der Hoever 综合征,为双耳进行性传导性聋,青春期发病,巩膜呈蓝色,易发生无痛性骨折。

6. 染色体及基因检查异常:如连接蛋白 26 基因突变。

【治疗】

先天性耳聋早期应以耳声发射(DPOAE、TEOAE)、听觉脑干反应测听(ABR)及声阻抗对婴幼儿行听力筛选。如有残余听力,可尽早选配大功率助听器,使患儿及时得到听力及语言训练。对于深度和极重度聋的患儿或患者,若助听器配戴效果不好,可及时行电子耳蜗移植。

第二节 耳部创伤

一、耳郭外伤

耳郭外伤是外耳创伤中的常见病,原因有机械性挫伤、锐器或钝器所致撕裂伤、冻伤等。前两种多见,可伴发邻近组织的创伤。

【临床表现】

早期多为血肿、出血、耳郭断裂。大出血常见于耳郭前面的颞浅动脉和耳郭后面的耳后动脉受损。血肿常见于皮下或软骨膜下,呈紫红色半圆形隆起,面积大小不同,处理不及时可形成机化致耳郭增厚,破损之处或大面积血肿易发生感染、软骨坏死,后期多为耳郭缺损或畸形。

【治疗】

治疗原则:及时清创止血,预防和控制感染,尽可能保留组织以免形成畸形。当耳郭形成血肿时,应早期行抽吸治疗,大面积血肿应尽早手术切开清除积血,清除凝血块后,局部加压包扎一周。缝合时应准确对位,缝合时不应贯穿软骨,缝线采用无损伤性缝线更佳。局部已感染者,伤口处可用生理盐水稀释后的青霉素液、1%双氧水清洗后再对位缝合。伴软骨暴露者,要植皮或以就近带蒂皮瓣缝合软骨膜和皮肤。耳郭已完全离断者,可将断耳以消毒生理盐水洗净后,用抗生素溶液浸泡15分钟,并用肝素将其动脉冲洗后对位缝合行断耳再植,但断耳离体时间一般不要超过24小时。

二、鼓膜外伤

鼓膜外伤(injury of tympanic membrane)常指外伤性鼓膜穿孔,可因直接或间接的外力作用所致,分为器械伤(如用火柴杆、毛线针等挖耳刺伤鼓膜,或矿渣火花等戳伤或烧伤)及气压伤(如用力擤鼻和屏气、掌击耳部、爆破、炮震、燃放鞭炮、高台跳水等)。颞骨骨折累及鼓膜、外耳道异物等也可引起鼓膜外伤。

【临床表现】

1. 鼓膜破裂时,突然出现不同程度的耳痛、耳出血、听力减退、耳鸣和耳闷塞感。患者擤鼻时可感觉耳内有气体溢出。可伴有眩晕、恶心或混合性聋。

2. 耳镜检查可见鼓膜呈裂隙状穿孔,穿孔边缘有少量血迹,外耳道有时可见血迹或血痂。直接外伤一般引起鼓膜后下方穿孔,间接外伤引起者多位于鼓膜前下方。若有清水样液体流出,示有脑脊液耳漏。

3. 听力学检查示耳聋属传导性,如伴有迷路损伤,则为混合性,程度轻重不一。

【诊断及鉴别诊断】

根据病史、上述症状及体征,诊断不难。若疑有颞骨骨折、脑脊液耳漏时,应做颞骨CT检查以明确。

【治疗】

1. 外伤性鼓膜穿孔的早期处理原则为干耳疗法,预防感染。用75%乙醇液消毒外耳道皮肤,取出外耳道内耵聍或异物,附着于鼓膜上的未感染血块可不取出。以乙醇再次消毒外耳道后,外耳道口轻塞消毒棉球。禁做外耳道冲洗或耳内滴药,嘱伤者勿用力擤鼻,必要时将鼻涕吸至咽部吐出。并避免感冒。全身应用抗生素预防感染,酌情使用破伤风抗毒素。小的穿孔多于3~4周内自行愈合。

2. 如外伤后3~4周鼓膜穿孔仍未愈合,可贴补棉片促进愈合。方法为以小镰刀搔刮穿孔边缘形成新鲜创面,以复方尿素棉片贴补于鼓膜表面,每周一次,至愈合为止。

3. 经贴补穿孔仍未愈合或穿孔较大者,可行鼓膜修补术。

三、颞骨骨折

颞骨骨折(fracture of temporal bone)常并发于严重的颅脑外伤,多由于坠落、车祸、战伤或颞枕部击伤等意外所致。以岩部骨折最多见。由于岩部与鳞部连接处骨板较薄弱,以致骨折累及中耳的机会较多。

【临床表现】

通常根据骨折线与岩部长轴的关系,将颞骨骨折分为三种类型。

1. 纵行骨折:最多见,占70%~80%。骨折线起自颞骨鳞部,通过外耳道后上壁、中耳顶部,沿颈动脉至颅中窝的棘孔或破裂孔附近。累及中耳和外耳道,极少伤及内耳。

2. 横行骨折:较为少见,约占20%。多由头颅挤压性损伤引起。骨折线常起自颅后窝枕骨大孔,横向岩锥或颈静脉孔、内耳道至颅中窝的破裂孔和棘孔附近。常累及内耳迷路和面神经。

3. 混合型骨折:多见于头颅多发性骨折,同时有颞骨横行和纵行的骨折线,使外耳、中耳和内耳同时受损,故兼有上述两型骨折的表现。

【诊断】

1. 全身症状：全身症状明显，如头痛、昏迷、休克等，常首诊于神经内科或外科。如因听力下降、耳闷来就诊，应注意患者有无全身症状。

2. 外耳道出血：亦可通过咽鼓管自口腔及鼻腔流出。多见于纵行骨折。横行骨折除非同时存在外耳道裂伤，一般无外耳道出血。检查外耳道可见皮肤裂伤，外耳道骨壁塌陷。

3. 脑脊液漏：脑脊液可经鼓室、鼓膜损伤处流出，形成耳漏、鼻漏。表现为从外耳道或鼻腔流出含糖的清水样液体，初期还可混有血液。三型骨折均可引起脑脊液漏。

4. 听力减退：纵行骨折或混合性骨折的骨折线经过中耳者，常呈传导性聋；横位骨折可损伤迷路，故有感音神经性聋；同时伤及中耳和内耳可出现混合性聋。

5. 眩晕：横行骨折可伤及迷路前庭，常发生严重的眩晕。

6. 面瘫：横行骨折发生面瘫者约占 50%，且不易恢复。纵行骨折面瘫发生率约为 20%，多可逐渐恢复。

7. 颞骨 CT 扫描：可确诊并明确骨折线的走行。

【治疗】

1. 急性期以急诊抢救及神经外科处理为主，如保持呼吸道通畅、注意循环系统功能、控制出血、纠正休克、监测颅内压变化等。

2. 全身应用抗生素，预防颅内及耳部感染。

3. 在严格无菌操作下消除外耳道积血或污物。一般禁止外耳道内填塞，若出血严重，可用碘仿纱条填塞止血。

4. 有脑脊液漏者，严格按颅脑外伤处理。待病情稳定后可行手术探查。

5. 眩晕患者行相应对症治疗。

6. 全身情况稳定或好转后，行全面耳科检查或手术探查。对传音性耳聋者可行鼓室探查及听力重建手术。面瘫经 2~6 周保守治疗无恢复迹象者，可行面神经探查减压或修复术。

第三节 外耳疾病

一、耳郭假性囊肿

耳郭假性囊肿为耳郭软骨间的无菌性炎性渗出所引起,多认为与机械性刺激、挤压造成局部微循环障碍有关。20~50岁男性多见。

【诊断】

1. 耳郭外侧面出现局部性隆起,多位于舟状窝、三角窝,常因刺激加速增大。

2. 局部有胀感,有时有灼热和痒感,无疼痛。

3. 小囊肿仅显隆起,大时隆起明显,有波动感,无压痛,表面肤色正常,透照时透光度良好,有别于血肿。

4. 穿刺可抽出淡黄色液体,生化检查为丰富的蛋白质,细菌培养无细菌生长。

【治疗】

治疗方法视囊肿大小而定,目的是防止液体再生,促进囊壁粘连愈合。

1. 发病早期或小囊肿可用冷敷、超短波、紫外线照射等。

2. 穿刺抽液并加压包扎:在严格无菌条件下抽出囊液,用石膏固定压迫局部,或以两片圆形磁铁置于耳郭局部前后两面以压迫局部,保持3~5日。

3. 穿刺抽液后注入硬化剂:注入15%高渗盐水、50%葡萄糖,或1%~2%碘酊后加压包扎。

4. 手术治疗:可在囊肿隆起部位切除一部分囊壁以开窗,清除积液后无菌加压包扎。

二、耳郭化脓性软骨膜炎

耳郭化脓性软骨膜炎(suppurative perichondritis of auricle)是耳郭软骨膜和软骨的化脓性细菌感染,可因软骨坏死、瘢痕挛缩导致耳郭畸形。造成感染的原因有创伤、烧伤、冻伤、手术切口、针刺、打耳洞、耳郭与外耳道湿疹等。病原菌以铜绿假单胞菌最为常见,其次是金黄色葡萄球菌和变形杆菌。

【诊断】

1. 有耳郭损伤、手术及局部感染病史。

2. 炎症初期耳郭灼热、红肿、疼痛;中期耳郭弥漫性肿大,疼痛剧烈,脓肿形成,触之有波动感,自行穿破后,耳痛稍有缓解;后期软骨广泛坏死、失去支架、瘢痕挛缩,正常标志消失、遗留耳郭畸形。

3. 脓液培养有铜绿假单胞菌或变形杆菌等。

【治疗】

1. 早期应用大剂量抗铜绿假单胞菌抗生素静脉滴注,如庆大霉素、哌拉西林、第三代头孢菌素,积极控制感染。

2. 脓肿形成后,局麻下行脓肿切开引流,清除脓液、坏死软骨及肉芽组织,再用无菌生理盐水及敏感抗生素反复冲洗脓腔后,将皮肤复位,置硅胶引流管或引流片于切开处,伤口不缝合,用无菌纱布包扎。术后应用全身抗生素两周,必要时加用抗厌氧菌药物。

3. 炎症彻底治愈、瘢痕松解后,可行耳郭整形手术。

三、外耳湿疹

外耳湿疹(eczema of the external ear)是耳郭、外耳道及周围皮肤的变应性浅表性炎症。药物、毛织品、化妆品、鱼虾、牛奶可为致敏因素,湿热可为诱因,外耳道长期脓液刺激也可引起。小儿多见,可分为急性、亚急性和慢性三类。

【诊断】

1. 急性湿疹:多见于婴幼儿。患处奇痒,伴烧灼感,挖耳后流出黄色水样分泌物,凝固后形成黄痂。检查可见患处红肿,散在红斑、粟粒状丘疹、小水疱;这些丘疹水疱破裂后,有淡黄色分泌物流出,皮肤为红色糜烂面,或有黄色结痂。

2. 亚急性湿疹:多由急性湿疹久治不愈迁延所致。局部仍瘙痒,较急性湿疹轻。检查见患处红肿和渗液不剧,可有结痂和脱屑。

3. 慢性湿疹:由急性和亚急性湿疹反复发作或久治不愈发展而来。自觉剧痒,检查见皮肤增厚粗糙,表皮皲裂、脱屑、色素沉着等。

【治疗】

1. 病因治疗:寻找病因,消除致敏原。清淡饮食、忌饮酒,避免鱼虾、奶制品等较强变应原性食物。避免搔抓,忌用热水、肥皂清洗局部,禁用刺激性药物,积极治疗慢性中耳炎。

2. 局部治疗:以"湿以湿治,干以干治"为原则。

(1) 急性湿疹:渗液较多者,用3%双氧水或炉甘石洗剂清洗渗液和痂皮后,用3%硼酸溶液或15%氧化锌溶液湿敷。干燥后用氧化锌糊剂或硼酸氧化锌糊剂涂搽。

(2) 亚急性湿疹:渗液不多时,局部涂搽2%甲紫溶液,干燥后用氧化锌糊剂或硼酸氧化锌糊剂涂搽。

(3) 慢性湿疹:局部干燥者,局部涂搽氧化锌糊剂或硼酸氧化锌糊剂、10%的氧化锌软膏、抗生素激素软膏或艾洛松软膏等。皮肤增厚者可用3%的水杨酸软膏。

3. 全身治疗:口服抗过敏药物,如苯海拉明、氯雷他定、地氯雷他定、西替利嗪、特非那丁、非索非那丁等。如继发感染,应全身应用抗生素。

四、外耳道疖肿

外耳道疖肿(furuncle of the external auditory canal)又称局限性外耳道炎,为外耳道软骨段毛囊的局限性化脓性炎症,多为单个,也可多发,夏秋季多见,常见致病菌为金黄色葡萄球菌。挖耳、游泳、外耳道冲洗、中耳长期流脓可为诱因,糖尿病患者易患本病,且易复发。

【诊断与鉴别诊断】

1. 剧烈耳痛,张口、咀嚼时疼痛加重,疖肿溃破流脓后耳痛减轻,可有发热等全身症状,婴、幼儿常哭闹不安。

2. 检查可见外耳道软骨段皮肤局限性红肿,触压痛显著,中央可有白色脓栓,按压耳屏或牵拉耳郭时疼痛加剧。可有耳周淋巴结肿大压痛。

3. 疖如在外耳道后壁,皮肤肿胀可蔓延到耳后,耳后沟消失,耳郭耸立,需与急性乳突炎和慢性化脓性中耳炎耳后骨膜下脓肿相鉴别。疖如在外耳道前下壁,耳屏前下方可出现肿胀,需与腮腺炎鉴别。

【治疗】

1. 局部治疗:根据疖的不同阶段,采取不同的治疗方法。

(1) 疖肿早期:局部用鱼石脂甘油纱条敷于红肿处,每日更换一次;或局部物理治疗、微波治疗,促进炎症局限或消散。

(2) 疖肿成熟而未破溃者需切开排脓,注意切口方向须与外耳道纵轴平行,以防日后外耳道狭窄。最好用吸引头在吸出脓腔内脓液、脓栓及坏死组织后,置抗生素纱条或橡皮条引流。

2. 全身治疗:有效抗生素控制感染,首选青霉素或大环内酯类抗生素。如已作细菌培养和药物敏感试验,则根据试验结果首选敏感的抗生素。积极诊治糖尿病等疾患。

五、外耳道炎

外耳道炎(otitis externa)又称弥漫性外耳道炎,为细菌、真菌感染或变态反应引起的外耳道皮肤、皮下组织的弥漫性炎症。可分为急性和慢性两类,多发于夏秋季节。急性者以浸润性炎症为主,慢性者以脱屑为主。有真菌感染者又称真菌性外耳道炎。外耳道炎的病因与外耳道疖肿基本相同,尤其是在有异物、耵聍栓塞存在时更易发生。

【诊断与鉴别诊断】

1. 急性外耳道炎:症状类似外耳道疖肿,检查见外耳道皮肤弥漫性充血肿胀、糜烂,重者外耳道狭窄甚至闭塞,表面覆以黏稠分泌物,耳周淋巴结肿大、压痛。

2. 慢性外耳道炎:主要症状为耳痒,耳闷胀感,严重者可伴有听力减退,基本上无耳痛症状。检查见外耳道皮肤充血、增厚、外耳道变窄,深处有少量稠厚分泌物。

3. 急、慢性外耳道炎的诊断不难,但有时需与急慢性中耳炎、外耳道湿疹及外耳道疖肿相鉴别。

【治疗】

1. 急性期需全身使用抗生素治疗。怀疑与过敏因素有关者,可用抗过敏药物,如西替利嗪每次10mg,每天1次。加强全身性疾病的诊治,如贫血、维生素缺乏症、内分泌紊乱、糖尿病等。

2. 局部治疗

(1)积极取出局部诱因如耵聍栓塞、异物等,治疗局部感染性病灶如化脓性中耳炎。

(2)用0.9%生理盐水冲洗外耳道,配合使用吸引管,在耳内镜和(或)手术显微镜下仔细清除外耳道脓液、渗液、痂皮、脱屑等,后局部用4%硼酸酒精或2%酚甘油短纱条贴敷外耳道,嘱患者每3~4小时滴上述药物一次,每天更换纱条一次。

(3)慢性者可选用抗生素类(如新霉素、多黏菌素等)与激素类(如泼尼松龙、地塞米松等)合剂、霜剂、软膏等涂敷、换药。

六、坏死性外耳道炎

坏死性外耳道炎(necrotizing externa otitis)又称恶性外耳道炎,是外耳道皮肤和骨质的进行性坏死性炎性疾病,并有向周围组织扩散的趋势。多见于中老年糖尿病患者或有免疫缺陷的患者。恶性外耳道炎虽不是恶性肿瘤,但炎症性骨质破坏可呈进行性发展,常累及腮腺、颌后窝、颅底、颅神经和脑组织,最终因出血、脑膜炎、脑脓肿等危及病人的生命。致病菌多为铜绿假单胞菌。

【诊断与鉴别诊断】

1. 起病急,持续耳痛,逐渐加剧,可放射至颞部;耳流脓,也可呈脓血性;全身一般情况随病情加重而恶化,可出现头痛、脑神经麻痹或颅内感染症状。一般抗感染治疗无效。

2. 检查见外耳道有脓性或脓血性分泌物,皮肤红肿、触痛,外耳道底壁皮肤糜烂,可有肉芽生长,此处可探及坏死腔。耳郭、耳屏可肿胀,有触痛和牵拉痛,乳突区亦可有肿胀、压痛,可伴有下颌关节运动障碍。严重者出现多发性脑神经麻痹或颅内感染征象。

3. CT 检查可见外耳道骨部和颅底有骨质破坏。MRI 检查可很好地看到颞骨下软组织异常,T_1、T_2 均为低密度影,还可以看到脑膜的增强和骨髓腔的改变。

4. 应与严重的外耳道炎相鉴别。

【治疗】

坏死性外耳道炎是一种可致死性疾病,早期诊断和治疗非常重要。

1. 首先应控制糖尿病。

2. 全身抗感染治疗:及早作细菌培养和药物敏感试验,早期、大剂量、敏感抗生素静脉给药。

3. 局部治疗:清除肉芽组织,病情严重者早期行乳突根治乃至颞骨切除术,以除尽坏死组织,防止炎症扩展,降低死亡率。

七、耵 聍 栓 塞

外耳道耵聍分泌过多、外耳道皮肤上皮脱落过快或外耳道狭窄时,耵聍排出受阻,聚集成团,阻塞外耳道,称耵聍栓塞(impacted cerumen)。

【诊断与鉴别诊断】

1. 外耳道未完全阻塞者多无自觉症状,阻塞严重者可有听力下降、耳闷胀感、耳鸣、反射性咳嗽甚至眩晕,遇水膨胀时可致听力骤降,继发感染时,出现耳部剧痛及头痛。

2. 检查可见外耳道内有棕色或黑色耵聍团块阻塞,团块与外耳道皮肤之间常无缝隙,触之质硬,不易活动。

3. 需与外耳道胆脂瘤相鉴别。

【治疗】

1. 可活动、未完全阻塞外耳道的耵聍:较软者可用耳镊分次取出;较硬者以耵聍钩取法取出,具体操作方法:将耵聍钩沿外耳道后上壁与耵聍之间隙轻轻插入到外耳道深部,注意不要过深,以防损伤鼓膜,待钩端深入到耵聍后部时,将耵聍钩转动,使钩端钩住耵聍,缓慢向外拉动,将其取出。但贴近鼓膜的耵聍团块或不合作的患儿不宜采用此法。

2. 耵聍坚硬、上述方法无法取出或患者对钩取法不能合作者:可先用5%碳酸氢钠溶液或硼酸甘油、香水等滴耳,每2~4小时一次,每天6~8次,待3天后耵聍软化呈泥沙状再行外耳道冲洗。若疑有鼓膜穿孔者,最好在全身麻醉下通过手术显微镜吸取软化的耵聍。

八、外耳道异物

外来物质进入并停留在狭窄弯曲的外耳道内,称外耳道异物(foreign bodies in external acoustic meatus)。任何年龄均可发生,但以儿童为多见。异物种类繁多,可分为动物性(如昆虫)、植物性(如豆类、谷物等)、非生物性(如小玩具、纸团、纽扣电池、微型耳机、医用纱条等)。有无症状和症状的轻重均视异物的大小、性质、停留时间和部位以及有无继发感染等因素而定。

【临床表现】

1. 小而无刺激的异物可长期存留无任何症状;较大异物可引起耳痛、耳鸣、听力下降、反射性咳嗽等。活昆虫等动物性异物可引起剧烈耳痛和耳鸣;植物性异物遇水膨胀,会很快引起患耳的胀痛或感染。儿童表现为哭闹不止,用手抓挠患耳。

2. 检查见外耳道内有异物存留,可伴有外耳道红肿等感染征象。

【诊断】

外耳道异物的诊断并不困难,但位于外耳道底部深处的小异物不易窥及,或有时因异物刺激,患者本人或家长自己试图取异物损伤外耳道,致外耳道肿胀,或长期存在被耵聍包裹难以窥及,应予注意。

【治疗】

治疗原则为尽早取出异物。取出异物应根据异物的大小、形状、性质、位置、是否并发感染以及患者配合程度,采取不同方法。

1. 类圆形较光滑异物:可用耵聍钩或小刮匙钩取,切忌夹取。在明视下,将直角耵聍钩沿外耳道壁与异物之间的缝隙插入外耳道并超越异物后旋转90°,钩住异物轻轻地向前外下的方向拉出。如异物较软,可将耵聍钩刺入异物中将其拉出。

2. 有尖锐棱角的异物:可用耵聍钩轻轻移动异物,使其尖部离开外耳道皮肤,然后夹持尖锐部分取出。

3. 活昆虫等活动性异物:可先向外耳道滴入2%丁卡因、70%乙醇、油剂将昆虫麻醉或杀死,再用耳镊夹取,或行外耳道冲洗取出。

4. 被水泡胀的豆类异物,先用95%乙醇滴入外耳道,使其脱水缩小后再取出。

5. 异物过大或嵌入较深,需在局部麻醉或全身麻醉下取出异物,必要时行耳内或耳后切口,甚至凿除部分骨性外耳道后壁,取出异物。

6. 不合作的年幼儿童,可在短暂全身麻醉下取出异物。

7. 外耳道异物伴有急性炎症,根据异物的种类确定取异物的时机。如金属等对外耳道刺激性小的异物,可先抗炎消肿后再取出;有些异物直接刺激外耳道引起炎症,应尽早取出。

8. 异物取出后,如有外耳道炎症,或取出过程中损伤了外耳道皮肤,局部需用抗感染药物。

九、外耳道胆脂瘤

外耳道胆脂瘤(cholesteatoma of the external auditory canal)是指阻塞于外耳道骨部的含有胆固醇结晶的脱落上皮团块。其病因不明,多见于30岁以上的成人。

【诊断与鉴别诊断】

1. 初期可无症状,随其体积的增加,外耳道有堵塞感,可有单侧慢性钝性耳痛,当有水进入栓塞的外耳道或伴有感染时,患者感耳部胀痛或剧烈疼痛;耳内流脓或脓血性分泌物,有臭味;伴听力下降,其程度取决于其堵塞的程度及对中耳影响的程度。

2. 检查见外耳道深部为白色和黄白色胆脂瘤堵塞,表面被多层鳞片状物质包裹,皮肤糜烂,骨质暴露,肉芽形成,鼓膜完整。当伴有感染时外耳道内有脓和(或)肉芽,局部有触痛。

3. 诊断困难者可行颞骨 CT 检查,见外耳道骨壁破坏。

4. 注意与原发于中耳的胆脂瘤、外耳道癌、耵聍栓塞及坏死性外耳道炎相鉴别。

【治疗】

治疗外耳道胆脂瘤的唯一方法是彻底将其清除。

1. 不合并感染的胆脂瘤较易取出,清除方法同耵聍栓塞。可用 5% 碳酸氢钠或 4% 硼酸甘油滴耳,使其软化后再取出。

2. 合并感染时,应注意控制感染,只有全部清除胆脂瘤,才能促使炎症吸收。感染严重,取出十分困难者可在全麻及耳内镜或手术显微镜下进行,同时应用全身抗生素控制感染。

十、大疱性鼓膜炎

大疱性鼓膜炎(bullous myringitis)又称出血性大疱性鼓膜炎,是病毒感染引起的鼓膜及其邻近外耳道皮肤的急性炎症,多伴随流行性感冒或急性上呼吸道感染而出现。好发于儿童及青年人,多为单侧。

【临床表现】

1. 一般在流感发热消退后 2~3 天发病,剧烈耳痛,进展迅速,有稀薄血性分泌物自外耳道内流出后,耳痛可减轻。可伴有听力损害,但发病初期多被疼痛遮盖。

2. 检查可见鼓膜表面和(或)外耳道深部皮肤有多个红色或紫色的血疱,有时几个血疱可融合成一大疱。血疱破裂后,在外耳道内有浆液血性液体,后可迅速愈合,鼓膜无穿孔。

【诊断及鉴别诊断】

根据患者近期有流感病史,剧烈耳痛症状和检查所见即可诊断。需注意与一般急性鼓膜炎及颈静脉球体瘤等鉴别。急性化脓性中耳炎可有疼痛,但多不如大疱性鼓膜炎重;检查见鼓膜弥漫性充血;鼓膜穿孔后流脓性或黏脓性分泌物。颈静脉球体瘤就诊时多无耳痛的主诉,肿物来自中耳腔,与大疱相比更具实体感,鼓膜向外膨隆。

【治疗】

本病治疗原则为缓解耳痛、防止感染。在大疱破裂前局部保持清洁,并用消炎镇痛的滴耳剂,如2%~3%酚甘油。耳痛剧烈难忍时,可在无菌操作下挑破血疱,以缓解耳痛,必要时可服用止痛药镇痛。可口服阿昔洛韦等抗病毒药物。同时局部与全身使用抗生素,以防继发细菌感染。

十一、后天性外耳道狭窄和闭锁

后天性外耳道狭窄或闭锁是指出生后外耳道因多种因素而引起的狭窄或闭锁,常因外耳道烧伤、炎症、肿瘤、外伤、异物及手术创伤等引起。外耳道狭窄或闭锁可发生在外耳道软骨段,也可发生在骨段,有时两段都可累及。又分为膜性闭锁(软组织闭锁)和骨性闭锁(混合性闭锁)两类,以前者较为多见。如不及时治疗,常产生不良后果。

【诊断】

1. 有外耳道炎、烧伤、肿瘤、创伤及手术史。

2. 如外耳道狭窄不严重,可无症状。如狭窄较严重或闭锁者有耳聋,可伴有耳鸣、耳闷感,可发生外耳道胆脂瘤,继发感染时可有耳痛、耳流脓。

3. 纯音测听为传音性聋,或混合性聋。

4. 颞骨CT扫描可清楚显示外耳道损伤的部位和程度等。

【治疗】

1. 外耳道轻度狭窄、耵聍或皮屑能向外脱落者,一般无需治疗。

2. 软骨段狭窄较明显,可用填塞扩张法治疗。用浸有新洁尔灭酊的细纱条填塞外耳道(注意勿损伤鼓膜),以后填塞纱条逐渐增粗,每5~7天更换一次。当外耳道扩大到一定程度时改用硅胶管扩张,连续扩张3~6个月,外耳道常可回复到正常大小。

3. 如为骨段狭窄,宜行外耳道成形术。方法为作外耳道软骨段后壁纵行切口,剥离骨性段皮肤,用电钻磨去骨性狭窄部分,扩大外耳道,然后将骨性段皮肤复位。如果皮肤缺损较多,可使用游离皮片覆盖骨性创面。缝合切口皮肤,外耳道填塞油纱条或碘仿纱条。术后7天拆线,2周后更换填塞物。填塞3个月左右,外耳道可恢复正常。

4. 有骨性闭锁者于原外耳道口做2~3cm长的纵行切口,清除外耳道内纤维瘢痕组织或胆脂瘤皮屑等,用电钻磨除闭锁的骨性组织,然后切除耳甲腔部分软骨以扩大外耳道口。切口周围皮肤及骨膜与覆盖骨性外耳道的游离皮片缝合,缝合切口皮肤,外耳道填塞油纱条或碘仿纱条。术后7天拆线,2周后更换填塞物,以后填塞物5~7天更换一次,待皮肤生长平整后改用硅胶管扩张6个月左右。

(余 洋)

第四节 中耳疾病

一、分泌性中耳炎

分泌性中耳炎(secretory otitis media)是以中耳积液及听力下降为主要特征的中耳炎症性疾病。根据中耳积液性质和发病机制的不同,有卡他性中耳炎、渗出性中耳炎、浆液性中耳炎、黏液性中耳炎、非化脓性中耳炎和胶耳等诸多同义词。分泌性中耳炎可分为急性和慢性两种。本病冬春季多见,小儿及成人均可发病,但以儿童居多,为小儿听力障碍的常见原因之

一、本病病因及发病机制目前尚未完全明确,咽鼓管功能不良是本病的基本病因,但感染和免疫反应对本病的发生有重要意义。

【临床表现】

1. 听力下降:病前多有感冒史,以后听力逐渐减退,头位变动可影响听力,且多伴有自听增强感。小儿常因家长发现其对声音反应迟钝而前来就诊。

2. 耳内闭塞感:多为耳内闭塞、闷胀感,按压耳屏后可有暂时减轻。

3. 耳痛:急性分泌性中耳炎起病时可有轻微耳痛,慢性者在继发感染或合并上感、鼻窦炎时也可有耳痛。

4. 耳鸣:多为低音调、间歇性耳鸣,在头部运动或打呵欠、擤鼻时,耳内可有气过水声。

【检查】

1. 鼓膜:早期可见鼓膜有放射状扩张的血管纹。鼓膜内陷,表现为光锥变形或消失,锤骨短突明显外凸,锤骨柄向后上移位,几近横位。鼓室积液,鼓膜呈淡黄、橙红或琥珀色,慢性者颜色多灰暗,混浊。若鼓室积液为浆液性,可透过鼓膜见到状如发丝的液平面,头位运动时始终与地面保持平行。积液较多时,可见鼓膜向外膨出。鼓气耳镜检查示鼓膜活动受限。

2. 听力学检查:音叉试验和纯音听阈测试一般表现为传导性聋,但由于中耳积液导致传音结构质量增加和两窗阻抗改变,也可出现高频气导及骨导听力损失。声导抗测试示声顺值降低,鼓室压图呈 B 型或 C 型曲线,声反射消失。

3. 颞骨 CT 检查:鼓室内可见密度均匀一致的阴影,乳突气房可见液平。

【诊断及鉴别诊断】

根据病史、临床表现和鼓膜检查所见,结合听力学测试结果,诊断一般不难。必要时可于无菌操作下行诊断性鼓膜穿刺术确诊。诊断时应注意鉴别和排除鼻咽癌、脑脊液耳漏、外淋巴漏、中耳胆固醇肉芽肿等疾病。

【治疗】

治疗原则为清除中耳积液,改善中耳通气引流功能及病因治疗。

1. 全身药物治疗,包括应用抗生素控制感染,应用类固醇激素减轻炎症和免疫反应。

2. 应用减充血剂和类固醇激素制剂交替喷鼻,以保持鼻腔及咽鼓管咽口通畅。

3. 咽鼓管吹张,可采用捏鼻鼓气法、波氏球法或导管法进行。成人尚可经咽鼓管导管向咽鼓管吹入泼尼松龙。

4. 对已明确鼓室积液者,或经上述治疗后鼓室积液仍未消退者,应行鼓膜穿刺抽液,复发病例及积液黏稠者,可于抽液后向鼓室内注入地塞米松、α-糜蛋白酶等药物。

5. 小儿病例药物治疗无效,又不能配合行鼓膜穿刺,或成人顽固病例及胶耳者,应于麻醉下行鼓膜切开吸除积液,然后置入中耳通气管。中耳病变严重者需酌情行鼓室探查和乳突手术,以彻底清除病变和通畅引流。

6. 病因治疗:如小儿扁桃体和(或)腺样体切除、鼻中隔矫正、鼻息肉及鼻窦炎的治疗、变应性鼻炎的治疗等。对鼻咽癌等引起者,应以肿瘤治疗为主。

二、急性化脓性中耳炎

急性化脓性中耳炎(acute suppurative otitis media)是中耳黏膜的急性化脓性炎症。病变主要位于鼓室,但中耳其他各部也常受累。主要致病菌为肺炎链球菌、流感嗜血杆菌、乙型溶血性链球菌、葡萄球菌、铜绿假单胞菌等。本病好发于儿童,多继发于急性上呼吸道感染、邻近部位的炎症病灶及急性传染病,如麻疹、猩红热等。婴幼儿免疫力低下、中耳解剖生理特点以及哺乳姿势不当等,是其易经咽鼓管途径罹患中耳感染的重要原因。鼓膜外伤致细菌经外耳道进入鼓室或血行感染亦可引发本病。

【临床表现】

1. 全身症状:轻重不一,可有畏寒、发热、倦怠、食欲减退等。小儿全身症状较重,常伴呕吐、腹泻等消化道症状。鼓膜一旦穿孔,体温即逐渐下降,全身症状明显减轻。

2. 耳痛:耳深部疼痛,逐渐加重,如为搏动性跳痛或刺痛,可向同侧头部或牙齿放射,吞咽及咳嗽时耳痛加重。鼓膜穿破流脓后,耳痛顿减。

3. 听力减退及耳鸣:始感耳闷,继则听力渐降,伴耳鸣。耳痛剧者,耳聋可不被察觉。如病变侵入内耳,可出现眩晕。

4. 耳漏:鼓膜穿孔后耳内有液体流出,初为浆液血性,以后变为黏液脓性或脓性。

【检查】

1. 耳镜检查:早期鼓膜松弛部充血,锤骨柄及紧张部周边可见放射状扩张的血管。继之鼓膜弥漫性充血、肿胀、向外膨出、正常标志难以辨识。鼓膜穿孔时,局部出现小黄点,开始穿孔一般甚小,不易看清,彻底清洁外耳道后方见穿孔处之鼓膜有闪烁搏动的亮点,或见脓液从该处涌出。坏死型者鼓膜迅速破溃,形成大穿孔。

2. 听力检查:呈传音性聋,听阈提高至 40~50dB。

3. 血液分析:白细胞总数增多,多形核白细胞比例升高,鼓膜穿孔后逐渐恢复正常。

【诊断及鉴别诊断】

根据临床症状及局部检查、听力检查特点,不难做出诊断。依据耳漏脓液的性质可与外耳道疖肿溃破相鉴别。

【治疗】

1. 全身治疗:着重于抗感染治疗,一经诊断,即开始全身应用抗生素药物治疗。鼓膜穿孔后取脓液做细菌培养及药敏试验,参照其结果改用适当的抗生素,直至症状完全消失后数日。其他治疗包括:适当休息、多饮水、补液支持治疗及对症处理(如给予止痛及退热药)等。

2. 局部治疗

(1) 鼓膜穿孔前:给予 2% 酚甘油滴耳,可消炎、止痛。因该药遇脓液后释放石炭酸,可腐蚀黏膜及鼓膜,鼓膜穿孔后应即停用,如全身及局部症状较重,鼓膜明显膨出,经治疗后无明显好转,或穿孔太小,引流不畅,或疑有并发症,但无须立即行乳突手术者,应在无菌操作下行鼓膜切开术,以利通畅引流。

(2)鼓膜穿孔后:先以3%过氧化氢液彻底清洗并拭净外耳道脓液,再选用抗生素水溶液,如0.25%~1%氯霉素滴耳液、0.3%氧氟沙星滴耳液和0.5%金霉素滴耳液滴耳,待脓液减少、炎症基本消退后,可用甘油或乙醇制剂(如4%硼酸甘油液、4%硼酸乙醇液)滴耳。

3. 病因治疗

(1)用减充血剂滴鼻或喷雾于鼻咽部,以减轻鼻咽黏膜肿胀,促进咽鼓管功能恢复。

(2)积极治疗鼻部及咽部慢性疾病,如腺样体肥大、慢性鼻窦炎、慢性扁桃体炎等。

三、急性乳突炎

急性乳突炎(acute mastoiditis)是乳突气房黏骨膜及其骨质的急性化脓性炎症,多由急性化脓性中耳炎发展而来,主要发生于气化型乳突,儿童多见。致病菌可为Ⅲ型肺炎链球菌、乙型溶血性链球菌、流感嗜血杆菌、铜绿假单胞菌以及其他革兰阴性杆菌。中耳感染加重,致鼓窦入口引流受阻,引起乳突气房黏骨膜炎、骨炎、气房内积脓,使压力增加,加之炎症导致骨质脱钙,气房骨壁迅速溶解坏死,骨隔破坏消失,形成融合性乳突炎,并可破坏周围骨壁,引起颅内、外并发症。

【临床表现】

急性化脓性中耳炎恢复期中,耳痛、耳流脓症状无减轻反而加重时,全身症状亦明显加重,如体温正常后又有发热,重者可达40℃以上。儿童常伴消化道症状,如呕吐、腹泻等。

【检查】

1. 乳突部皮肤可轻度肿胀、潮红。鼓窦外侧壁及乳突尖有明显压痛。

2. 骨性外耳道后上壁红肿、塌陷。鼓膜充血,松弛部膨出。

鼓膜穿孔一般较小,穿孔处有脓液搏动,脓量一般较多。

3. 乳突 X 线片早期表现为乳突气房模糊,脓腔形成后房隔不清,并融合为一透亮区。颞骨 CT 扫描示乳突气房含气量明显减少,房隔破坏,可见液平面。

4. 血液分析白细胞增多,多形核白细胞比例升高。

【诊断及鉴别诊断】

急性化脓性中耳炎患者恢复期出现耳痛加重、听力明显减退、乳突部红肿并伴有乳突尖及鼓窦外侧壁压痛时应考虑本病。应注意与外耳道疖鉴别。外耳道疖常伴有耳郭牵拉痛、耳屏压痛,但无中耳炎病史,乳突亦无压痛,乳突 X 线检查正常。

【治疗】

及早全身应用大剂量抗生素类药物,并注意改善局部引流,炎症可得到控制而逐渐痊愈。若虽经积极治疗,感染仍未能控制或疑有并发症者,应立即行乳突凿开术。

四、隐匿性乳突炎

隐匿性乳突炎(masked mastoiditis)又称潜伏性乳突炎、非典型性乳突炎,多见于急性化脓性中耳炎抗菌药物治疗不彻底的患者。其特点为完整鼓膜后面隐藏着中耳乳突的进行性炎症改变,缺乏典型的临床表现,常易被误诊、漏诊。本病的发生原因是由于急性化脓性中耳乳突炎抗生素治疗不恰当,症状及体征被掩盖,但乳突内炎症病变仍继续进行,存在化脓性炎症、肉芽组织、骨炎、骨质坏死,并向周围扩张侵蚀骨壁,病变常为不可逆性,可致严重并发症。

【临床表现】

1. 可有急性中耳炎的病史。

2. 急性中耳炎"治愈"后耳痛、流脓消失,但以后出现间歇低热、头痛、全身倦怠不适、食欲不振甚至体重减轻等症状。

3. 患耳可有轻微疼痛或压迫感,听力不升反降,也可表现为中耳急性炎症反复发作。

4. 可以各型耳源性颅内外并发症表现为初发症状,如面瘫、岩部炎、脑炎、败血症等,而忽略中耳炎病史。

【检查】

1. 鼓膜穿孔已愈合,但模糊增厚,松弛部仍有充血。
2. 乳突部可有轻压痛。
3. 听力呈轻度传导性聋。
4. X线乳突片及颞骨CT扫描,同急性乳突炎。

【诊断及鉴别诊断】

对急性化脓性中耳炎、鼓膜已愈的病人,如出现全身不适、听力无改善等症状,即应考虑本病,并进行仔细的检查,以求确诊。由于CT扫描可清晰显示乳突的精细结构和细微病变,故有重要的诊断价值。

【治疗】

由于本病病变为不可逆性,且可能引起严重的颅内外并发症,故一经诊断,即应施行乳突凿开手术探查,彻底清除鼓室、鼓窦和乳突病变,同时全身应用足量抗生素控制感染。

五、慢性化脓性中耳炎

慢性化脓性中耳炎(chronic suppurative otitis media)是中耳黏膜、骨膜或深达骨质的慢性化脓性炎症,常与慢性乳突炎合并存在。本病很常见,可引起严重的颅内、外并发症而危及生命。临床上以耳内长期或间歇流脓、鼓膜穿孔及听力下降为特点。急性化脓性中耳炎经6~8周炎症仍未消退,则示病变已进展为慢性。多因急性化脓性中耳炎治疗不当,迁延为慢性,或为急性坏死型中耳炎的直接延续;鼻部和咽部存在慢性病灶、咽鼓管长期阻塞或功能不良、乳突气化不良等亦为重要病因。

常见致病菌以金黄色葡萄球菌为最多,铜绿假单胞菌次之,其他如变形杆菌、表皮葡萄球菌、克雷伯杆菌等也较常见,而以革兰阴性菌较多。可有两种以上细菌的混合感染,且菌种常有变化。无芽孢厌氧菌的感染或与需氧菌的混合感染亦逐渐受到重视。

根据病变性质及有无并发症发生的可能性,临床上将慢性化脓性中耳炎分为非危险型及危险型两大类型。非危险型又称为单纯型,病变仅限于中鼓室黏膜层,而危险型则包括骨疡型和胆脂瘤型(详见下文)。骨疡型者病变累及黏膜、骨膜及骨质,引起骨炎、骨髓炎、骨质破坏、肉芽组织形成,并可破坏周围骨质。胆脂瘤型则为中耳腔内有胆脂瘤形成。其发生可由于上鼓室通气不良,松弛部鼓膜袋状凹陷,呈囊状,继而上皮脱落积存所致,称为原发性获得性胆脂瘤,或外耳道上皮经鼓膜穿孔移行至鼓室,或由于鼓室慢性炎症后鳞状上皮化生,称为继发性获得性胆脂瘤。胆脂瘤形成后逐渐增大,压迫周围骨质,使骨质逐渐被破坏吸收,感染可由此向周围扩展而引起并发症。

非危险型(单纯型)

【临床表现】

1. 耳流脓为间歇性,其发作与上呼吸道感染或耳内进水有关。

2. 分泌物为黏液性或黏液脓性,无臭味,在急性发作期脓量增多。

【检查】

1. 鼓膜穿孔位于紧张部,穿孔大小及形状常不相同,可表现为中央性小穿孔、肾形穿孔或大穿孔,但鼓膜均有残留边缘,鼓环无破坏,经穿孔可见鼓室黏膜光滑或轻度水肿,听骨链多完好或仅有部分锤骨柄坏死。

2. 听力检查一般呈轻度传导性聋。

3. 乳突 X 线片或颞骨 CT 扫描示乳突呈气化型或板障型,无骨质破坏。

危险型

危险型包括骨疡型及胆脂瘤型,或两型病变同时存在。

【临床表现】

1. 耳流脓多为持续性,如脓量过少或穿孔为痂皮所堵,则为间歇性。

2. 患耳听力减退明显,且时间较长。

3. 分泌物常为稠厚脓性,有臭味或恶臭,其间混有血丝,可有胆脂瘤上皮排出。

【检查】

1. 鼓膜穿孔:骨疡型者多出现鼓膜大穿孔或边缘性穿孔,穿孔边缘或鼓室内有肉芽或息肉,严重时可堵塞外耳道,听小骨多坏死;胆脂瘤型者穿孔多位于鼓膜松弛部或为紧张部后上边缘性穿孔,穿孔及鼓室内有豆渣样或灰白色鳞屑状胆脂瘤上皮积存,上鼓室外侧壁骨板处可有破坏,或有炎性肉芽突出,骨部外耳道后上壁可有塌陷。

2. 听力检查呈较重的传导性聋;由于病变重,听骨链多遭受破坏而中断,故气导听阈损失一般在60dB或以上,或有骨导下降而呈混合性聋;有时由于胆脂瘤填充听骨链中断的缺陷处,或自然形成中下鼓室的封闭含气腔,或鼓膜与锤骨和镫骨连接,而使听力损失较少。

3. 乳突X线片或颞骨CT扫描示乳突呈板障型或硬化型,上鼓室、鼓窦入口扩大,鼓室、鼓窦及乳突内有软组织影或骨质破坏区,听小骨部分或完全破坏消失,典型胆脂瘤型者表现为中耳腔内边缘浓密锐利之密度增高影,周围骨壁(如颅底骨质、乙状窦骨板、骨迷路、面神经骨管及外耳道后壁等)可见不同程度破坏。

【诊断及鉴别诊断】

依据耳流脓及听力减退病史,结合检查所见鼓膜穿孔的类型及局部有无肉芽或胆脂瘤上皮,参考X线乳突摄片及颞骨CT表现,可对本病做出诊断并分型。手术探查及术后病理检查可确诊。

【治疗】

1. 病因治疗:如积极治疗慢性扁桃体炎、慢性鼻窦炎等病灶性疾病。

2. 局部治疗:根据不同的临床病理类型采用不同的治疗方法。

手术目的有3个:

(1) 彻底清除病变组织。

(2) 保存或重建听力。

(3) 尽可能求得一干耳。

1) 单纯型:治疗原则为预防复发,炎症控制后行鼓膜成形术恢复听力。炎症期应根据细菌培养及敏感试验结果,合理选用抗生素治疗。急性发作感染较重者可配合全身应用抗生素,局部脓性分泌物较多时,应先以3%过氧化氢液清洗,再拭净或以吸引器吸尽脓液,然后滴入抗生素滴耳液,如0.3%氧氟沙星液、0.5%金霉素液等。炎症控制后可考虑鼓膜修补成形术以重建听力。

2) 骨疡型和胆脂瘤型:骨疡型引流通畅者,以局部治疗为主,方法同单纯型,但应定期复查。小的肉芽或息肉,可于显微镜下予以摘除。引流不畅、保守治疗无效者,或疑有并发症者,应行乳突手术治疗。胆脂瘤型一经诊断或拟诊,均应尽早行乳突探查手术,彻底清除病变而酌行听力重建。

六、中耳胆脂瘤

中耳胆脂瘤是一种位于中耳内的囊性结构,并非真性肿瘤。胆脂瘤可继发于慢性化脓性中耳炎,慢性化脓性中耳炎也可继发于胆脂瘤的细菌感染,故本病又称为伴有胆脂瘤的慢性中耳炎。

通常根据发病机制的不同将中耳胆脂瘤分为先天性胆脂瘤和后天获得性胆脂瘤两大类,后者又分为原发性胆脂瘤和继发性胆脂瘤。

Tos按胆脂瘤的发生部位将后天性胆脂瘤分为三类:①上鼓室胆脂瘤,鼓膜松弛部凹陷并累及上鼓室、鼓窦入口、乳突及鼓室。②鼓室窦胆脂瘤,紧张部后上方内陷袋形成或紧张部穿孔累及鼓室窦和后鼓室。③紧张部胆脂瘤,内陷袋累及整个鼓膜紧张部并侵及咽鼓管鼓口。这种分类方式对手术操作过程及评估预后有重要意义。以上述分类为依据,结合耳镜检查,可评估胆脂瘤范围、听骨链状态和发生并发症的可能性,有助制定手术方案和评价手术疗效。

【临床表现及检查】

1. 先天性胆脂瘤少见,并发感染前可无耳漏和鼓膜穿孔。

后天获得性胆脂瘤以长期耳流脓、鼓膜穿孔及听力下降为特点。

2. 长期持续性或间断性耳流脓，并有恶臭。

3. 松弛部或紧张部后上方有边缘性穿孔。从穿孔处可见鼓室内有灰白色鳞屑状或豆渣样物质，具奇臭。

4. 听力测试：一般为较重的传导性聋，如病变波及耳蜗，则呈混合性听力损失。

5. CT 检查：对临床疑诊胆脂瘤的患者应行高清晰度颞骨CT 检查，以精确了解胆脂瘤的范围、听小骨的改变，面神经管、半规管、天盖等的骨质破坏情况。典型表现为中耳软组织阴影，密度均匀，边界浓密锐利，常伴有骨质破坏。

6. 并发症：中耳胆脂瘤由于其极强的骨质破坏特性，易致感染向毗邻结构扩展而发生颅内外并发症，如耳后骨膜下脓肿、周围性面瘫、迷路炎、硬脑膜外脓肿、乙状窦血栓性静脉炎、脑膜炎、脑脓肿甚至脑疝等，严重者可致死亡。

【诊断及鉴别诊断】

根据病史、体征、听力测试以及颞骨 CT 检查，不难做出诊断。须与以下疾病鉴别：

1. 骨疡型中耳炎：骨质破坏不明显，范围小，少有面神经管和半规管破坏。CT 显示病灶呈条索状、网状、片状，弥散分布，边界不清，增强可有强化。但早期无骨质破坏的胆脂瘤也可有类似表现。

2. 单纯型中耳炎：单纯型中耳炎常见，多见于气化型乳突，为鼓室、鼓窦及乳突气房内黏膜增厚，病变分布较弥散，有时可见液平，一般无软组织团块影，骨质无破坏，听骨链完整。

3. 中耳癌：少见，老年男性多发，有长期慢性化脓性中耳炎病史，早期出现耳部疼痛、面瘫，骨质破坏明显，周围软组织肿胀，增强扫描和病理检查可鉴别。

【治疗】

中耳胆脂瘤一经诊断，应尽早行手术治疗。手术方式多种多样，主要有开放式和关闭式（完壁式）两种类型。完壁式手术时辅以内镜，可以看到手术显微镜不易看清的部位，如上鼓室、鼓室窦、咽鼓管等,有望大大降低病变残留的发生率。彻底清除胆脂瘤后,可酌行听骨链重建及鼓室成形术,以保存或提高听力。

七、耳源性并发症

化脓性中耳乳突炎直接或经血液扩散导致邻近结构或远隔部位的感染称为耳源性并发症(otogenic complication)。

耳源性并发症的发生与下列因素有关:

(一)中耳炎类型

急性或慢性化脓性中耳炎、乳突炎均可引起颅内、外并发症,其中以胆脂瘤型中耳炎最为常见,骨疡型中耳炎次之,急性中耳炎少见,慢性单纯型化脓性中耳炎一般不出现并发症。

(二)致病菌毒力

致病菌毒力强、对常用抗生素不敏感或已产生抗药性是化脓性中耳炎发生各种并发症的原因之一。致病菌主要为革兰阴性杆菌,如变形杆菌、铜绿假单胞菌、大肠杆菌或副大肠杆菌、产气杆菌等,球菌中以金黄色葡萄球菌、溶血性链球菌、肺炎链球菌等较多见。亦可出现两种以上致病菌混合感染。

(三)病人抵抗力

年幼或年老体弱、营养不良、患慢性疾病的病人机体抵抗力差,感染易扩散,为本病诱因。

(四)局部因素

脓液引流不畅,如鼓膜穿孔被胆脂瘤、肉芽、息肉或异物等堵塞,或急性化脓性中耳炎时鼓膜穿孔太小,脓液不能畅通无阻地从穿孔处向外引流。感染传播途径包括中耳乳突炎导致的骨质破坏缺损处、正常的解剖结构薄弱处、未闭的骨缝或先天性骨质缺损,也可通过中耳黏骨膜及骨质内与颅内小静脉相通的小静脉向颅内蔓延。

耳源性并发症一般分为颅外并发症及颅内并发症两大类。

八、耳源性颅外并发症

耳后骨膜下脓肿和瘘管

慢性化脓性中耳乳突炎急性发作或急性融合性乳突炎时，乳突腔蓄积的脓液经乳突外侧骨皮质溃破区流入耳后乳突骨膜的下方，形成耳后骨膜下脓肿(postauricular subperiosteal abscess)。脓肿穿破骨膜和耳后皮肤则形成耳后瘘管，可长期不愈。

【临床表现及诊断】

1. 急性化脓性中耳乳突炎或长期慢性耳流脓史。
2. 耳后皮肤红、肿、疼痛，可伴同侧头痛及发热等全身症状。
3. 耳后肿胀，压痛明显。鼓膜未穿破者，触诊时波动感不明显，耳郭后沟存在，耳郭被推向前、外方。鼓膜已穿破者，触诊时有波动感。鼓膜穿孔，可见息肉、肉芽或胆脂瘤，或呈急性化脓性中耳炎的表现。
4. 脓肿诊断性穿刺，可抽出脓液。
5. 颞骨 CT 及瘘管造影可帮助诊断。

【治疗】

耳后骨膜下脓肿和瘘管并发于急性乳突炎者，可行单纯乳突切开术；并发于慢性化脓性中耳乳突炎者，应视具体情况，行乳突根治术或改良乳突根治术。同时适当应用抗生素治疗。

颈部贝佐尔德脓肿

乳突尖部气房发育良好时，乳突尖内侧的骨壁一般均甚薄，若乳突蓄脓，可穿破该处骨壁，脓液循此破溃口流入胸锁乳突肌内面和颈深筋膜中层之间，形成脓肿，称贝佐尔德脓肿(Bezold abscess)。

【临床表现及诊断】

1. 中耳炎急性发作，伴全身中毒症状，如寒战、高热。
2. 患耳同侧颈上部疼痛、颈部转动受限。
3. 颈上部相当于胸锁乳突肌上 1/3 处，即乳突尖至下颌角水平处肿胀,压痛明显,由于脓肿位于胸锁乳突肌深面,故波动感不明显。若穿刺抽出脓液,即可确诊。

4. 如形成咽旁或咽后脓肿,可有患侧咽痛及吞咽障碍。

5. X线检查可显示乳突尖炎症病变或胆脂瘤扩展至乳突尖部。

【治疗】

1. 及早经胸锁乳突肌前缘切口行脓肿切开引流术。

2. 乳突手术,术中注意彻底清除乳突尖部的残余气房及病变组织。

迷路炎

迷路炎(labyrinthitis)即内耳炎,是化脓性中耳乳突炎较常见的并发症。多由于胆脂瘤型中耳炎腐蚀骨迷路包囊引起。侵入途径以外半规管最多见,亦可经卵圆窗、圆窗、鼓岬或上、后半规管引起。按病变范围及病理变化可分为局限性迷路炎、浆液性迷路炎及化脓性迷路炎三种主要类型。

(一)局限性迷路炎

局限性迷路炎(circumscribed labyrinthitis)亦称迷路瘘管。多因胆脂瘤或慢性骨炎破坏迷路骨壁,以致局部产生瘘管,使中耳与迷路骨内膜或外淋巴隙相通。

【临床表现及诊断】

1. 在快速转身、屈身、耳内操作、压迫耳屏等刺激后产生迷路激惹症状,出现数分钟至数小时的眩晕,偶伴恶心、呕吐。症状反复发作。

2. 眩晕发作时可见自发性眼震,方向向患侧,此乃患侧迷路处于刺激状态之故。

3. 传导性听力减退,程度与中耳病变程度一致。瘘管位于鼓岬者可呈混合性聋。

4. 瘘管试验阳性,瘘管被病变组织堵塞时可为阴性。

5. 前庭功能一般正常或亢进。宜选用旋转试验进行测试。

6. X线检查多示中耳胆脂瘤。

(二)浆液性迷路炎

浆液性迷路炎(serous labyrinthitis)是以浆液或浆液纤维素

渗出为主的内耳弥漫性非化脓性炎症。化脓性中耳乳突炎急性发作时,细菌毒素或脓性分泌物经迷路瘘管、蜗窗、前庭窗或血行途径侵入或刺激内耳,产生弥漫性浆液性炎症。可为化脓性迷路炎的前期。

【临床表现及诊断】

1. 持续性眩晕,平衡失调,伴有恶心、呕吐。
2. 耳聋显著,听力检查多呈感音性聋或混合性聋。
3. 自发性眼震,初期快相向患侧,晚期患侧迷路功能明显减退,眼震快相指向健侧。
4. 前庭功能有不同程度的减退。
5. 瘘管试验可为阳性。

(三) 化脓性迷路炎

细菌感染直接侵入内耳,引起迷路弥漫性化脓性病变,称化脓性迷路炎(suppurative labyrinthitis)。本病内耳终器被破坏,功能全部丧失,愈后发生纤维化或骨化,或骨迷路慢性化脓、坏死,形成迷路腐骨。

【临床表现及诊断】

1. 急性化脓期有重度眩晕,伴恶心、呕吐,不敢睁眼或转动,喜向健侧卧;耳鸣,患耳全聋;自发性眼震快相向健侧,示半规管麻痹,倾倒向眼震慢相方向;体温一般不高,若有发热、头痛、同时伴脑脊液变化者,示感染已向颅内扩散。
2. 代偿期眩晕、眼震消失。患耳全聋。前庭功能冷热试验无反应。
3. 因迷路破坏,故瘘管试验阴性。

【治疗】

1. 可疑或确诊迷路瘘管时,应尽早行乳突手术,探查发现瘘管时,应在手术显微镜下仔细清除瘘管处的肉芽及胆脂瘤上皮,避免粗暴操作,以免损伤膜迷路或引起感染,然后覆盖皮片或筋膜,酌行鼓室成形以重建听力。术后给予抗生素治疗。
2. 对并发于慢性化脓性中耳乳突炎的浆液性迷路炎,需在足量抗生素控制下行乳突手术;急性中耳炎引起者以抗感染治疗为主。可适当使用糖皮质激素。

3. 化脓性迷路炎急性期首先应给予大量抗生素控制感染,待炎症控制后行乳突手术;疑有颅内并发症时,需切开迷路引流。进入代偿期则无须治疗。

4. 必要时给予对症支持治疗,如镇静、止吐、补液、补充电解质等。

岩锥炎

由中耳乳突感染的扩展引起的岩部气房和骨质的化脓性炎症及融合性脓肿,称为岩锥炎(petrositis),又称岩尖炎或岩部炎。但由于广谱抗生素的应用,现更多表现为隐匿性感染或慢性感染。

【临床表现及诊断】

1. 耳流脓:急性中耳炎药物治疗后或急性中耳炎乳突手术后,耳流脓减少或停止,但不久流脓复发,且量多、持续不断,应怀疑岩部炎的可能性。

2. 发热、头痛并发于急性融合性乳突炎时可形成岩尖脓肿,出现体温升高、脉搏加快、耳深在部位疼痛及呕吐,可有颈强直。

3. 格拉代尼戈(Gradenigo)综合征:由于三叉神经半月神经节及展神经与岩尖仅由硬脑膜分隔,当岩尖感染侵及硬脑膜时,即可出现此两神经受累的症状,表现为同侧眼眶及眼深部疼痛、复视及斜视,再加上耳流脓(或脑膜刺激症状),即为Gradenigo综合征,又称岩尖综合征。外直肌麻痹一般是岩锥炎最常见的定位体征。

4. 可出现迷路炎症状,如眩晕、眼震、恶心、呕吐和周围性面瘫。伴有软脑膜炎者有脑膜刺激征。

5. 于鼓室或鼓窦内壁可发现有脓液外溢之瘘口。

6. X线检查早期显示岩部气房模糊、密度增高,晚期可显示骨质破坏区。

【治疗】

1. 乳突根治术及全身足量抗生素治疗。

2. 经上述治疗仍无效者,需施行岩尖部手术,如岩尖扩大引流术或岩尖切除术。

面神经麻痹

中耳炎所致面神经麻痹(facial paralysis)的病变位于颞骨内面神经管段,为周围性神经麻痹,可并发于急性或慢性化脓性中耳乳突炎,以慢性者多见,急性者多由神经水肿或炎症所致,慢性者多并发于胆脂瘤型中耳炎,为面神经骨管乃至神经主干被侵蚀破坏所致。

【临床表现及诊断】

1. 面神经麻痹并发于急性乳突炎时,患侧出现面肌力量减弱,逐渐加重,但很少出现完全性麻痹。

2. 面神经麻痹并发于慢性化脓性中耳炎时,多见于胆脂瘤型或骨疡型急性发作时,但也可由于病变侵蚀面神经,麻痹逐渐发生,无明显中耳炎急性发作症状,以致忽略中耳炎病史,或误诊为 Bell 麻痹。

3. 面神经麻痹可表现为不完全性或完全性。

4. 乳突及颞骨 X 线检查除有中耳胆脂瘤的表现外,尚可见面神经骨管骨质被破坏。

5. 面神经电生理诊断,目前常用方法包括神经兴奋性试验、神经电图和肌电图等,这些检查对了解面神经功能、面神经有无变性或变性程度以及早期恢复征象和肌肉是否萎缩等极有价值,可为制订治疗方案提供依据。

【治疗】

1. 手术治疗:中耳炎导致的面神经麻痹,无论并发于急性或慢性炎症,属完全性或不完全性麻痹,均应及早手术治疗。

(1) 急性中耳乳突炎早期出现面瘫,可行鼓膜切开术引流,术后观察面瘫变化的情况,如仍无进展或加重时,应行单纯乳突凿开术,注意小心磨除面神经周围气房。

(2) 慢性中耳乳突炎合并面神经麻痹时,应及时行乳突根治,注意探查面神经管有无骨质破坏,或面神经有无暴露侵蚀,在手术显微镜下小心清除面神经管不健康骨质,清理压迫包绕于面神经表面的肉芽、胆脂瘤或腐骨等。

(3) 面神经手术,一期乳突手术发现面神经本身被破坏侵蚀,或术后面瘫无进步,或进展为完全性麻痹,或电生理检查显示有变性者,应于一期手术后 2~4 周内行面神经探查术,术中根据病变情况酌行面神经减压、吻合或移植术。

2. 全身药物治疗:包括全身应用抗生素控制感染、应用类固醇类药物抗炎及减轻水肿及防止瘢痕形成,并同时给予维生素 B_1、维生素 B_{12} 及 ATP 等药物辅助治疗。

九、耳源性颅内并发症

硬脑膜外及硬脑膜下脓肿

发生于颅骨骨板与其相邻的硬脑膜之间的脓肿为硬脑膜外脓肿(extradural abscess),感染穿透硬脑膜,侵入硬脑膜与蛛网膜或软脑膜之间,发生局限性蛛网膜和软脑膜化脓坏死,为硬脑膜下脓肿(subdural abscess)。

【临床表现及诊断】

1. 多见于慢性骨疡型或胆脂瘤型中耳炎急性发作时。

2. 硬脑膜外脓肿缺乏典型症状,可因部位及大小不同表现为不同程度的头痛、不规则低热,可伴恶心、呕吐。

3. 硬脑膜下脓肿症状重、起病急,出现高热、嗜睡、重病面容,并有头痛、颈强直、恶心、呕吐等脑膜刺激症状,可发生偏瘫、失语、癫痫或昏迷。

4. 硬脑膜下脓肿腰穿脑脊液压力常升高,白细胞数一般不超过 $0.5×10^9/L$。

5. X 线乳突片及颞骨 CT 或 MRI 可助诊断,除乳突骨质破坏外,常可显示硬脑膜外或硬脑膜下有占位性病变。

【治疗】

1. 对怀疑或确诊硬脑膜外脓肿者,应及早行乳突探查手术,切除病变骨质,若发现硬脑膜有充血、增厚或表面有肉芽时,应扩大切除周围骨质至暴露正常硬脑膜为止;发现硬脑膜外有脓肿时,即予排脓引流,辅以全身抗生素疗法。

2. 硬脑膜下脓肿病情危重,应选用大剂量高效广谱抗生素控制感染,同时手术清除乳突感染灶及切开脑膜引流脓肿;较大脓肿经 CT 定位后,宜请神经外科协助处理。

乙状窦血栓性静脉炎

乙状窦血栓性静脉炎(sigmoideus sinus thrombophlebitis)是伴有血栓形成的乙状窦静脉炎。多由于胆脂瘤或慢性化脓性中耳炎侵蚀和破坏乙状窦骨板,使感染扩散形成乙状窦周围炎或乙状窦周围脓肿,并出现乙状窦血栓性静脉炎,可引起菌血症,或远隔器官的迁移性脓肿。

【临床表现及诊断】

1. 发热为本病的突出特点,多呈寒战、高热交替出现的弛张热型,体温可在 4~5℃ 范围内波动。

2. 患侧耳痛,伴头痛,如累及岩上窦,由于涉及三叉神经,可出现面部及下颌痛。

3. 感染波及乳突导血管、颈内静脉及其周围淋巴结时,出现患侧耳后、枕后及颈部疼痛,乳突后方轻度水肿,同侧颈部可触及条索状肿块,压痛明显。

4. 腰穿压力高于正常,Tobey Ayer 试验阳性,即指压患侧颈内静脉,脑脊液压力无升高,示乙状窦栓塞。

5. 眼底检查,患侧视盘可出现水肿,视网膜静脉扩张。检查眼底时尚可在压迫颈内静脉的同时观察眼底静脉的变化,若压迫颈内静脉时眼底静脉无变化,表明颈内静脉有闭塞性血栓。此法称 Growe 试验。

6. 颞骨 CT 示乙状窦骨板破坏,但乙状窦骨板完整者不能排除本病。

【治疗】

以手术治疗为主,辅以足量抗生素及支持疗法。

1. 怀疑本病时应急诊施行乳突切开术,探查乙状窦,清除病灶,通畅引流。窦板无破坏时,宜磨开窦板,将窦壁暴露至正常范围。窦内血栓一般不必取出,遇有乙状窦脓肿时,则需将窦内病变组织全部清除。

2. 若乳突术中已将全部病灶彻底清除,而术后症状不见减轻,血中红细胞及血红蛋白继续下降,或患侧颈部压痛明显,或出现转移性脓肿时,应行患侧颈内静脉结扎术,以防感染继续播散。

脑膜炎

耳源性脑膜炎(otogenic meningitis)是急性或慢性化脓性中耳乳突炎所并发的软脑膜和蛛网膜的急性化脓性炎症。局限性者为硬脑膜下脓肿,一般所指的耳源性脑膜炎即为急性弥漫性化脓性脑膜炎。

【临床表现及诊断】

1. 全身症状,初期有寒战、发热或持续高热,全身疼痛乏力,食欲减退,小儿可伴腹泻、脱水,晚期可出现神志不清、谵妄、昏迷。

2. 脑膜刺激症状,头痛早期局限于患侧,随着病情发展头痛加重,伴颅内压增高症状,如喷射性呕吐、烦躁不安、小儿哭叫不止、颈强直、Kernig 征及 Brudzinski 征阳性,腱反射亢进,腹壁反射减弱。

3. 眼底可见视盘模糊,晚期有水肿。

4. 腰穿测得脑脊液压力增高,混浊,细胞数增多,以多形核白细胞为主,蛋白含量增高,糖含量降低,氯化物减少。细菌培养可为阳性,致病菌种类与中耳分泌物培养结果相同。

【治疗】

1. 在足量抗生素或合成抗菌药物的控制下急诊施行扩大的乳突切开术,清除病灶,通畅引流,磨开天盖及乙状窦骨板或扩大其破损处直至正常脑膜,待颅内并发症痊愈后再行乳突根治术。

2. 注意支持疗法及水和电解质平衡。酌情应用糖皮质激素,如地塞米松 10mg/d,静脉滴注 3~5 天。

脑脓肿

脑脓肿(brain abscess)是脑组织内的局限性积脓。据统计约 80% 的脑脓肿为耳源性,脓肿多发生于大脑颞叶,其次为小脑,多并发于胆脂瘤型中耳炎。

【临床表现及诊断】

1. 初期为脑膜脑炎表现，有发热、头痛、颈强直、恶心、呕吐、血白细胞升高等。经治疗后脑膜刺激症状可暂时缓解，进入静止期。

2. 若脓肿逐渐增大，则出现颅内压增高表现。

(1) 持续性剧烈头痛，一般镇痛药不能缓解。

(2) 频繁呕吐，呈喷射性。

(3) 神志改变，表情淡漠，反应迟钝。

(4) 视盘水肿，约半数患者出现，小脑脓肿较明显。

(5) 腰穿脑脊液压力升高，蛋白及白细胞数均增加。对怀疑脑脓肿者腰穿应慎重，并严格控制放液速度，以免发生脑疝。

3. 颞叶脓肿仅约45%、小脑脓肿约72%的患者出现局灶性体征。

(1) 颞叶脓肿

1) 对侧肢体偏瘫。

2) 对侧中枢性面瘫。

3) 失语症：病变影响额下回和中央前回下部时，出现运动性失语（口语运用不能）；惯用右手者，左侧颞叶后部或底回出现病变时，可引起命名性失语（不能正确说出日常用品的名称）；病变累及颞上回后部，则出现感觉性失语（不能听懂别人和自己的言语，并有言语错乱）。

4) 对侧肢体强直性痉挛，同侧瞳孔散大或出现对侧锥体束征。

(2) 小脑脓肿

1) 中枢性眼震。

2) 同侧肢体肌张力减弱或消失。

3) 辨距不良。

4) 共济失调：如指鼻不准、错指物位、轮替运动障碍、步态蹒跚、Romber征阳性等。

4. 终末期，脑脓肿患者晚期逐渐或突发意识障碍，呼吸循环衰竭，死亡原因多为脑疝形成或脑脓肿突然破裂。

5. 颅脑CT扫描或MRI可显示脓肿的大小、位置、数目、脑室受压情况等。

【治疗】

临床怀疑脑脓肿时,应积极给予抗生素控制感染,一经CT或MRI确诊为脑脓肿,应先由脑外科行脑脓肿治疗,待病情稳定后再尽早行乳突手术以清除感染灶。

十、粘连性中耳炎

粘连性中耳炎又称慢性卡他性或纤维性中耳炎。粘连多位于中鼓室后份,鼓膜增厚并与鼓岬粘连,听小骨可单个或全部被粘连在卵圆窗周围,纤维组织将镫骨和砧骨长脚一起包埋在卵圆窗上,后者部分或完全被封闭。组织学检查见黏膜上皮下为坚实的纤维组织,其内可有钙化或新骨形成,但比鼓室硬化少得多,两者病理很难区别。听骨亦可部分吸收,听骨链中断。Ojala将粘连性中耳炎分为三期:第1期,急性咽鼓管炎,咽鼓管阻塞,鼓室内负压致液体渗出。第2期,渗出物机化、粘连,中耳乳突气房黏膜水肿,或充满结缔组织,渗出物内含有胆固醇结晶。第3期,乳突气房含气吸收,骨质吸收,早期水肿阻塞的咽鼓管可能重新通畅。有学者认为急性中耳炎只采用抗生素治疗而忽视了鼓膜引流,是引起鼓室粘连的主要原因,而咽鼓管功能不良是发病的主要原因。

【临床表现】

有中耳炎病史,双耳听力减退,耳鸣,但眩晕很少见。耳镜检查见鼓膜肥厚、混浊、表面凹凸不平、光锥消失,活动度受限,或鼓膜萎缩菲薄,间有瘢痕、钙化斑、内陷粘连,或鼓膜和鼓岬完全粘着类似大穿孔。听力检测提示传导性耳聋或混合性耳聋。因鼓膜严重粘连,声阻抗检查价值不大。乳突X线表现为乳突小房很少且混浊。

【诊断与鉴别诊断】

根据病史、耳镜所见、听力测试及影像检查结果多可作出诊断。

本病有时与鼓室硬化不易区别,需通过鼓室探查确诊。耳硬化常有家族史,传导性聋无中耳炎史,鼓膜正常,鼓室压图为As型,乳突X线检查多无异常,咽鼓管道通畅,可资鉴别。

此外,尚需与分泌性中耳炎和急慢性化脓性中耳炎鉴别。

【治疗】

应积极预防和治疗病因,防止纤维性粘连。腺样体肥大或鼻部炎症妨碍咽鼓管功能时,应及早治疗。分泌性中耳炎应及时作咽鼓管吹张、鼓膜穿刺或鼓膜切开,排出中耳积液,或留置通气管。急性化脓性中耳炎时,抗生素剂量要充足,用药时间于症状消退后不少于5日。

粘连形成后,治疗较困难,手术效果并不理想。对咽鼓管通畅者可考虑中耳手术治疗,在显微镜下松解鼓膜和听骨链的粘连固定,清除两窗的纤维闭锁,重建含气的中耳腔。为防止再度粘连,可在鼓室内留置硅胶薄膜,二期手术取出。听骨链广泛固定不宜或不愿行中耳手术者,可佩戴助听器或BAHA改善听力。

十一、鼓室硬化

鼓室硬化(tympanosclerosis)为中耳非特异性慢性炎症修复过程所致的黏膜硬化性退行性病变。由于长期反复炎症,肉芽组织增生、伴有成纤维细胞增生,固有层形成结缔组织纤维化、玻璃样变性、钙化,并可导致骨坏死,新骨形成。病变位于中耳黏膜上皮与骨膜之间或鼓膜纤维层内,形成白色片状或融合性块状。根据病变是否累及骨质,可分为浅表的硬化性黏膜炎和破坏性黏骨膜炎。硬化病灶可发生于中耳任何部位,包括中耳黏膜、鼓膜、听骨、韧带、镫骨肌腱及鼓膜张肌腱,并常侵及鼓环、镫骨、前庭窗等,导致听骨固定,也可由于硬化病灶妨碍听骨血运导致听骨中断。本病的真正发病原因不明,根据病变组织切片中嗜酸粒细胞增加,且纤维组织内有颗粒破坏及凝集现象,认为可能与变态反应有关,且可能是一种针对鼓膜纤维层或黏膜基膜特异性结缔组织的自身免疫反应。

【临床表现】

1. 多有耳流脓史,但更多见于耳已长期不流脓者。
2. 干耳患者合并有渐进性听力减退,提示本病存在的可能性。
3. 鼓膜有或无穿孔,鼓膜上常有钙化斑,此点是本病诊断的依据。鼓膜穿孔部位不定,可为中央性或边缘性,经穿孔可看到鼓岬上有白色结节。
4. 听力检查为传导性损失,鼓膜穿孔大小与听力损失程度不相符。
5. 颞骨 CT 扫描示鼓室及听小骨周围有斑块状影,并可延及鼓窦及其入口处,无骨质破坏。

【诊断及鉴别诊断】

本病主要依据手术探查及病理检查确诊,需与胆脂瘤、粘连性中耳炎及耳硬化症等相鉴别。

【治疗】

可采用手术疗法,原则是清除影响听力的病变组织,恢复或重建听力。根据病灶范围与部位,细心地剔除影响传音功能的斑块。镫骨固定的处理常是手术治疗成败的关键,可遵循鼓室成形术及镫骨手术的原则选择适当的手术方法,以恢复或重建传音结构,以提高听力。对不宜手术者,可配戴助听器或行 BAHA。

十二、耳硬化症

耳硬化症(otosclerosis)是一种骨迷路致密板层骨被海绵状新骨局灶性代替的骨质疾患。这种海绵状新骨富含血管和细胞。如病灶累及镫骨及前庭窗区,妨碍镫骨活动,可导致传导性聋;如病灶累及耳蜗,则产生感音神经性聋;如二者均被累及,则出现混合性聋。本病以白种人多见,黄种人较少见,女性较男性多见。病因可能与遗传因素、局部因素及内分泌代谢有关。耳硬化的发病率在不同家族、不同人种差别较大,而卵圆窗前的窗前裂为首要好发部位。怀孕始发或耳硬化加重提示内分泌代谢为重要因素。

【临床表现】

1. 耳聋:耳聋为本病的主要症状。双耳缓慢进行性听力下降,早期不易发现。病人常感在噪音环境中听力较好,此现象称为韦氏误听(Will's paracusis)。其机制不明,可能是由于噪音环境下谈话者自动提高了嗓音,而患者因耳聋却不受干扰。

2. 耳鸣:多为低音调,持续性,可能是耳硬化骨质的血管分布异常所致。耳鸣可与耳聋同时或先于耳聋出现。如出现高频耳鸣,则可能是耳蜗受到侵犯。

3. 眩晕:一般程度较轻,时程短暂,可能为耳硬化灶侵及前庭部骨迷路所致。

【诊断及鉴别诊断】

1. 双耳非对称性进行性听力下降,而患者自身说话语声轻柔、平稳。早期有时在鼓膜后上象限透见淡红色区域,为鼓岬上富血管之活动性病灶表现,称 Schwartze 征。

2. 听力学检查

(1) 音叉检查:Gelle 试验阴性,提示镫骨固定。

(2) 纯音测听:语频区气导平均损失 30~50dB,骨导正常,在 2~4kHz 区曲线常呈"V"形下降,称卡哈切迹(Carhart notch)。气骨导间距平均最大不超过 50dB。

(3) 声导抗测听:早期鼓室图正常,当镫骨固定程度加重时呈 As 型。静态声顺值低于正常范围。镫骨肌声反射,早期阈值升高,晚期消失。

3. 耳部 CT 扫描:可见两窗区、迷路或内耳道骨壁上有界限分明的局限性硬化改变。

4. 鉴别诊断:需与先天性镫骨固定、听骨链中断或脱位鉴别。先天性镫骨固定幼年即有耳聋史,听力曲线为平坦型。听骨链中断或脱位,有手术或外伤史,听力检查气骨导差可大于 50dB。

【治疗】

1. 手术治疗:多采用镫骨足板切除或切开术(小孔技术),即切除部分或全部镫骨足板,用自体残余听骨或人工镫骨置于锤骨或砧骨长突与前庭窗间,用明胶海绵或结缔组织固定并覆盖前庭窗。如患者一耳已全聋,另一耳不应手术;由于病变活动大,25岁以下年轻患者不宜手术,避免术后发生前庭窗再封闭。此外,孕妇、舞蹈演员、体操运动员以及气压剧变条件下的工作人员属禁忌。如镫骨被硬化灶完全包埋无法切除,可行外半规管开窗术。不宜或不愿行耳内手术者可考虑佩戴助听器或 BAHA 改善听力。

2. 药物治疗:耳蜗性耳硬化可试用氟化钠、碳酸钠口服治疗。亦可加用维生素 D 口服,两年后停药。氟化钠治疗的理论根据是氟化钠能促进骨骼钙化成熟,对不断发展的海绵状病灶有促进再钙化的作用。氟化钠有毒性,过量或治疗时间过长可能出现骨骼氟中毒,尤其是对胎儿骨骼,故孕妇禁用。

十三、咽鼓管异常开放症

咽鼓管异常开放症(abnormal patency of eustachian tube)是指咽鼓管过度通畅或经常处于开放状态所引起的一种临床病症,并非一种独立疾病。咽鼓管失去正常安静状态下保持闭合的功能,导致鼓室内气压随呼吸气流变换,使鼓膜产生扇动,且失去阻隔自体声的作用,产生与呼吸节律一致的吹风样杂音。其发生原因尚未确定,可能与咽鼓管软骨部周围的淋巴组织或脂肪垫萎缩有关。

临床常见于以下情况:

1. 体重迅速下降的消耗性疾患。
2. 萎缩性鼻炎和咽炎。
3. 鼻咽部大剂量放疗后或术后瘢痕。
4. 神经肌肉病,如重症肌无力、多发硬化症、脑血管意外等。
5. 内分泌改变,如妊娠、服用避孕药或应用雌激素治疗时。
6. 功能性因素,如精神过度紧张。
7. 先天性咽鼓管异常。

【临床表现】

1. 好发于成人,多见于单耳,但也可双耳患病。
2. 耳内有随呼吸产生的吹风样杂音。
3. 自声增强,自感说话、咀嚼声增强,致使患者讲话声较低,耳内有胀满感或堵塞感。
4. 吸鼻后症状减轻或听力好转,以致患者经常有吸鼻动作。
5. 平卧或头低垂于两膝之间时,症状缓解,因咽鼓管口周围黏膜血管及淋巴管循环淤滞暂时阻塞管口所致,此可作为一种检查用于帮助诊断。
6. 鼓膜检查可见鼓膜随呼吸扇动,鼓膜常呈萎缩菲薄状态,或由于长期吸鼻致使松弛部内陷。
7. 以听诊器放于患者外耳道,可闻患者呼吸声。
8. 声阻抗检查,鼓室压力曲线不光滑,呈波动型。听力检查多正常,或有轻度传导性聋。
9. 电子鼻咽镜检查,可见咽鼓管圆枕黏膜薄,咽鼓管开口扩大。

【诊断及鉴别诊断】

根据本病主要症状,即自声增强、低频耳鸣及耳胀满感,结合鼓膜随呼吸扇动及声阻抗检查结果,不难做出判断。

【治疗】

本病无特殊治疗。应向病人解释病情,以消除其顾虑。可予口服镇静药物治疗,或采用软腭封闭、咽鼓管药粉吹入、局部涂药及电凝等方法治疗。对器质性病变引起者,可经硬腭后部凿除翼钩,使腭帆张肌松解。

十四、中耳胆固醇肉芽肿

胆固醇肉芽肿是一种含有胆固醇结晶和多核巨细胞的肉芽肿,发生于中耳者称中耳胆固醇肉芽肿。各种原因引起中耳出血、血浆渗出、组织水肿坏死等,以致红细胞破裂、分解,脂肪退行性变,均可释放出胆固醇。胆固醇的不断增加、饱和可形成结晶,沉积于组织内。在胆固醇结晶的长期刺激下,周围组织对其产生异物反应,即肉芽组织生长,并逐渐增大,形成胆固醇肉芽肿。

【临床表现及诊断】

本病多见于中青年人,男女发病率无明显差异。一般仅单耳发病。

1. 耳内闷胀或闭塞感,听力逐渐减退,伴耳鸣。听力曲线表现为传导性或混合性聋。鼓膜呈蓝黑或蓝紫色,明显内陷或外膨。

2. 无诱因耳内出血,每次量不多。随着出血的增多,部分鼓膜逐渐变蓝,松弛部可见穿孔,并有肉芽。

3. 持续或间发耳流脓,分泌物为"酱油色",鼓膜大穿孔,可见暗红色肉芽。

4. 颞骨 CT 见乳突和(或)鼓室内有软组织阴影,一般无骨质破坏,乳突呈板障型或气化型。

本病的确诊依据组织病理学检查。以慢性化脓性中耳炎为主要表现者,术后病理检查可明确诊断。须与慢性分泌性中耳炎和骨疡型中耳炎鉴别。

【治疗】

手术治疗,酌行鼓膜切开置管或乳突切除及鼓室成形术。发生于慢性化脓性中耳炎,如肉芽范围广泛或合并胆脂瘤及听骨链缺损者,可考虑改良乳突根治术。

十五、蓝 鼓 膜

特发性蓝鼓膜(idiopathic blue ear drum)又称特发性血鼓室,或自发性血鼓室,系指不明原因的鼓室反复出血,并有棕褐色黏稠液体蓄积,使鼓膜变成蓝色的临床现象。其临床特征为蓝鼓膜和进行性听力减退。对其病因各家观点尚不一致。一般认为,特发性血鼓室与分泌性中耳炎和中耳胆固醇肉芽肿有关,但它们的关系尚不十分清楚。

【临床表现】

1. 病史长短不一,多为单耳发病。

2. 起病隐匿,听力逐渐减退,可伴有低音调耳鸣及耳内闷胀、闭塞或轻微胀痛感。

3. 鼓膜完整,可有轻度内陷,呈均匀的灰蓝色或蓝黑色,鼓膜穿刺抽液后可暂时恢复正常色泽。

4. 听力检查多为中等程度的传音性耳聋,鼓室压图呈"B"形,声反射不能引出。

5. 乳突 X 线摄片示气房模糊,颞骨 CT 扫描见鼓室、鼓窦及乳突内有软组织影,部分可见液平,少数有骨质破坏。

【诊断及鉴别诊断】

根据病史、鼓膜像及颞骨 CT 扫描结果,必要时行血管造影或 MRI 检查,在排除有明确病因的血鼓室后,可诊断特发性血鼓室。

【治疗】

主要为手术治疗。根据不同病情施行鼓膜切开及置管术、鼓室探查及鼓膜置管术或开放、闭合式乳突手术等治疗。

十六、朗格汉斯细胞组织细胞增生症

韩-薛-柯病(Hand-Schuller-Christian 病)为临床少见疾病,又称慢性播散性朗格汉斯细胞组织细胞增生症,亦称黄色瘤,是一种人体细胞类脂质代谢障碍所致的异常瘤样增生性疾病,并非真性肿瘤。病变发展缓慢,以颅骨(特别是颞骨、顶骨)及眼眶、蝶鞍骨质缺损明显,亦可累及全身很多器官,发病年龄多为 5 岁以前幼儿,男性多见。

【临床表现及诊断】

1. 耳痛、堵塞感、耳鸣、耳聋、眩晕、面瘫,外耳道可见肉芽样肿物。

2. 颅骨可扪及单个或多个皮下软组织肿块。

3. 典型病例有由颅骨缺损、眼球突出及尿崩症组成的 Christian 三联征。

4. 有发育障碍、肝脾肿大、皮疹及色斑等。

5. 血胆固醇及类脂质可增高。

6. X线片见明显骨质缺损,边缘清晰而不规则,呈鼠咬状,缺损区内无游离死骨,颅骨有多处缺损者可呈"地图样颅"表现。

7. 组织病理学检查可确诊本病。

【治疗】

病变局限者可采用手术彻底切除病变组织,辅以放射治疗,效果良好。婴幼儿患者或伴有全身其他器官侵蚀者预后欠佳。

(黄孝文)

第五节 感音神经性聋

一、老年性聋

老年性聋(presbycusis)也称年龄相关性聋,是老年人群听力损失最常见的类型,其特征为随着年龄增长逐渐发生的双耳对称性以高频听力下降为主的感音神经性聋,包括言语识别率下降。但是无论患者还是医生往往在其早期阶段没有认识到或者认识不足。美国国民医疗调查了2005~2006年70岁以上人群,老年性聋发病率为63%,而中重度耳聋为27%。

老年性聋出现年龄与发展速度因人而异。可能与遗传及外在环境因素的综合影响有关。与长期低强度噪音的潜在累积损害如环境噪音(交通、建筑、电器、音响等)、血管病变、精神紧张、接触有害因素有关。听觉器官的老化性退行性改变以内耳最为明显。根据组织学基础和临床特点,可将老年性聋分为四型:感音性、神经性、血管纹性、耳蜗传导性(机械性)。感音性主要为耳蜗基底转Corti器萎缩;神经性主要为神经元的数量分散性减少;血管纹性系由于血管纹萎缩使流经蜗管内淋巴的量受影响;耳蜗传导性聋推论为基膜钙盐沉积,弹性减退,运动机转发生变化所致。

【临床表现】

1. 耳聋：由高频向语频的缓慢进行性双耳听力下降，往往直到出现言语听力下降时方引起患者的注意。言语识别能力减退的严重程度超过纯音听阈改变的程度。不少纯音听阈基本正常的60岁以上老人也感到虽能听见谈话声，但听不清话语的内容，在噪音环境下尤其明显。

2. 耳鸣：多为高音调，持续性。

3. 严重的听力损失未及时康复，逐渐导致交流障碍，社会隔离，能力下降，抑郁，认知缺陷。

【诊断及鉴别诊断】

1.65岁以上无其他原因的双侧进行性由高频向语频发展的感音神经性聋，但发生年龄较轻的老年性聋易误诊为原因不明的感音神经聋，需加以鉴别和重视。

2. 听力学检查

（1）纯音测听：双耳气骨导听力同等程度减退。感音性为高频听力陡降；血管纹性听力曲线为平坦型，听阈大于50dB；耳蜗传导性听力曲线为渐降型。

（2）语言识别率降低，与纯音听力曲线不相称。神经性老年聋更为明显。

（3）重振试验多为阳性。

（4）耳声发射消失。

3. 需与中耳炎、耳硬化症、鼓室粘连、听骨链固定、药物中毒性聋、血管性病变、梅尼埃病相鉴别。详细询问病史、耳镜检查、声阻抗测听有助于鉴别诊断。

【治疗】

1. 避免用耳毒性药物，避免接触环境噪音。减少加重耳聋的因素。

2. 节制脂类食物，禁烟酒；补充维生素A及大剂量维生素E，改善内耳代谢。延缓听力下降的发展。

3. 听力康复。当开始出现日常言语交流困难时，应及时采用听力康复手段，避免患者因交流障碍出现抑郁症、孤独症。

对有听力障碍的老年人应在听力学专家的帮助下验配合适的高技术含量的助听器,进行准确听力评估和康复等至关重要。听力康复手段包括助听器、人工耳蜗、骨锚式助听器和振动声桥。

助听器实质上是放大器,是大多数老年性聋患者的首要选择。但对于听力损失严重的老年性聋患者即使选配最高档的助听器,也收效甚微。

人工耳蜗是目前治疗重度/极重度感音神经性聋最有效的手段。然而,由于经济水平和健康观念的差异,我国老年性聋人工耳蜗植入治疗尚未普遍开展。

骨锚式助听器属于植入式骨导助听器,它是一种带有声音处理器的助听装置,适用于某些慢性中耳疾病、各种原因的外耳道闭锁和某些原因导致的单侧耳聋患者,应用骨锚式助听器必须要有正常的内耳功能,内耳功能越好,使用骨锚式助听器的效果越好。

振动声桥是一种新型的中耳植入装置,其特性为直接驱动、中耳植入。振动声桥直接驱动中耳的植入部分,通过机械振动,直接把能量传递到传音结构,适用于无法配戴助听器或者对助听器效果不满意的中重度耳聋患者。与传统助听器相比,振动声桥具有更好的音调清晰度,更佳的声音质量和更高的功能性增益,没有堵耳效应。

二、药物中毒性聋

药物中毒性聋(ototoxic deafness)系指使用某些药物或长期接触某种化学制品,引起内耳中毒性损害导致的耳聋。

在治疗疾病过程中,药物的使用有时是必不可少的武器。但是药物除了有积极的治疗作用外,还同时带有一定的副作用。这些药物经血液循环、脑脊液或窗膜直接或间接进入内耳,干扰内耳细胞膜的类脂质,破坏其结构和功能,使耳蜗血管纹水肿、螺旋神经节及基膜毛细血管变宽,内耳毛细胞变形、死亡、消失,最终导致听力损伤,甚至终生耳聋。

迄今已知可引起耳毒性的药物有上百种,常见的引起耳聋的药物可分为五大类。在临床各科常用的有：

1. 抗生素类

（1）最常见的是氨基糖苷类抗生素，如链霉素、新霉素、卡那霉素、妥布霉素、庆大霉素、西索米星、阿米卡星（丁胺卡那霉素）、巴龙霉素、阿司米星（福提霉素）。这类抗生素可以进入到内耳，在内耳的外淋巴液中药物浓度下降缓慢，损伤毛细胞，是引起耳毒性的主要原因，尤其是每日使用后的内耳累积作用不可忽略。该类药主要影响内耳的听觉和前庭系统。

（2）大环内酯类：主要为乳糖酸红霉素，可引起双耳听力下降和耳鸣，常发生于治疗后平均4～8天，停药后可恢复。

（3）其他：氯霉素、万古霉素等抗生素也可引起不同程度的听力损伤。

2. 抗肿瘤药：随着肿瘤发病率逐年升高，使用抗肿瘤药的人群增加，抗肿瘤药物的耳毒性也逐渐引起重视，如铂制剂（顺铂、卡铂、奥沙利铂）、长春新碱、氮芥、多柔比星等。注射顺铂后可出现耳鸣，听力下降，大多为不可逆；需要引起重视的是其还可穿越血-胎屏障，造成胎儿耳蜗毛细胞的损害导致永久性听觉障碍。顺铂主要损伤耳蜗的外毛细胞。卡铂可影响到耳蜗和前庭。

3. 水杨酸类药：包括了水杨酸、水杨酸钠、阿司匹林。阿司匹林最常见的耳毒性表现是耳鸣，多在用药后10～16天或以上出现症状，停药后1周内可以消失。一些研究表明水杨酸盐可能对听觉通路的一个环节作用。

4. 袢利尿剂：利尿剂在临床应用广泛，如依他尼酸、呋塞米、呋喃苯胺酸、布美他尼等。这类药所造成的听力损伤为双侧对称性，伴有耳鸣。短期内停药，耳毒性是可逆的。而在肾功能不全或与其他氨基糖苷类抗生素合用时则很易发生耳毒作用，常造成永久性耳聋。主要是因为氨基糖苷类抗生素增加了内耳毛细胞的通透性，而袢利尿剂以较高的浓度进入到细胞内，引起了毛细胞的损伤。

5. 抗疟药：如奎宁、复方奎宁、氯喹、硝喹、青蒿素及乙胺嘧啶等,其耳毒性以耳鸣和耳聋为主。短期用药后停药常可恢复,若长期大剂量使用可造成耳蜗的不可逆损害,导致永久性听力障碍。

【临床表现】

1. 双耳对称性感音神经性聋,多由高频向中低频发展,起病前有明显的耳毒性药物使用史。
2. 耳鸣多发生在耳聋之前,为持续性。
3. 耳毒性如累及前庭,则出现眩晕、恶心、呕吐。
4. 停药后并不能制止耳聋的进展或甚至停药后出现耳聋。
5. 听力检查表现为感音神经性聋。

【诊断及鉴别诊断】

1. 进行性双耳对称性感音神经性聋。
2. 起病前有明显耳毒性药物使用史。
3. 听力学检查特点:中早期纯音听力表现为高频下降型曲线。晚期可逐渐发展成中重度平坦型或缓降型曲线。鼓室图正常,重振(+),病理性衰减(-),DPOAE 不能引出。

【治疗】

1. 药物性中毒性耳聋重在预防。应严格慎用并尽量避免使用耳毒性药物。控制用药剂量及疗程,包括用药的总量和 24 小时剂量。日剂量愈大,用药时间愈长,中毒的机会愈多。同时尽量避免与其他耳毒性药联合用药。
2. 特殊体质尤其加以注意。对有肾脏疾患的患者应该谨慎或不用。对儿童及老年人应更加谨慎使用或不用。原有基础听力较差者避免使用。
3. 使用耳毒性药物前测基础听力,如纯音测听,耳声发射。耳声发射变化较纯音测听变化更早。用药过程中定期动态监测。
4. 用药前对患者说明耳毒性出现的症状,以使患者及时报告医生。一旦耳鸣,听力下降,立刻停药。
5. 改善神经营养及代谢,给予 ATP 20mg,每日 3 次,维生素 B_1 10mg,每日 3 次;弥可保 0.5mg,每日 3 次,以及扩血管药等治疗。可持续 3~6 个月。初期可加用激素 1~2 周。近两年有学者提出地塞米松、褪黑素及免疫抑制剂他克莫司三者联用对于庆大霉素引起的药物中毒性耳聋有肯定的治疗作用。

6. 康复治疗:对于已成为聋哑儿或听力明显下降的患者,可根据听力情况选择佩戴合适的助听器,植入人工电子耳蜗等。但这都必须要进行听力和语言训练,才能达到最佳的听力言语的康复。

三、声损伤性聋

声损伤性聋(noise induced hearing loss)为长期反复的噪音暴露或一次较长时间的强大噪音暴露引起的感音神经性聋。高强度噪音作用于内耳柯替器,外毛细胞首先受损,内毛细胞因缺血而退变,造成某一段柯替器细胞和纤维发生变性,引起听力下降。噪音引起的声音感知变化最初在 4~5kHz,严重者可发展至低频。

【诊断】

1. 强噪音暴露后单耳或双耳听力下降。有明确噪音暴露史。患者多为一次性较强爆炸声,火器发射声的巨响声而导致的突然听力下降。

2. 或有长期在一定强度噪音环境下的工作史,听力下降呈缓慢进行性,听力变化在早期是微妙的,最初症状常常表现在喧闹环境中听声困难,以后逐渐变得讨厌社交性聚会。在科技发展的现代社会中,除工厂工地噪音外,尚有未完全引起人们注意的噪音损害,如经常频繁出入迪斯科娱乐厅,或经常长期在噪音环境中戴耳机聆听 MP3,或音响噪音,或长时间接听手机等。

3. 耳鸣为高音调,早期发生,由间断性转为持续性。

4. 听音失真。能听见说话,但不能完全理解。

5. 耳部检查:外耳道、鼓膜正常。

6. 纯音测听呈感音神经性听力下降,典型听力图为 4kHz 切迹。有重振现象。后期听力损失频率由高频向语频发展。

【治疗及预防】

目前尚无有效治疗方法,主要在于防护。记住"两米原则":如果在工作场所两米距离时由于噪音致对话困难,则这种强度的噪音很可能损伤听力。应定期测听,发现敏感者应尽早调离环境或选用防护耳塞、隔声帽,同时尽量控制噪音环境。对发现有听阈提高者,给予血管扩张药,以改善内耳血循环,口服大剂量维生素 A、维生素 E 有利于改善内耳细胞的代谢。

四、突发性聋与特发性突聋

突发性聋(sudden deafness)是指突然发生的感音神经性听力下降,也称突发性感音神经性聋(sudden sensorineural hearing loss, SSNHL)。特发性突聋是指原因不明的突然发生的感音神经性聋,又称特发性突发性感音神经性聋(idiopathic sudden sensorineural hearing loss, ISSNHL),是突发性感音神经性聋的亚群。患者多能准确叙述发病时间及情形,耳聋于数小时或数日内迅速达到高峰,多为单耳。目前认为本病与内耳供血障碍或病毒感染有关。病毒进入内耳使血流滞缓,血管内膜水肿;内耳血管硬化者均可发生血管痉挛和栓塞,使内耳血运障碍,细胞坏死。临床观察和研究表明本病与乙型流感病毒、腮腺炎病毒、麻疹病毒、带状疱疹病毒感染有关。此外,部分患者起病前有明显的情绪强烈变化的诱因,如气愤、抑郁、兴奋等。

【诊断及鉴别诊断】

1. **典型症状**:突起听力下降,伴有耳鸣或眩晕。多在数分钟、数小时、数日内发生。起病前有上呼吸道感染、劳累、忧虑、愤怒或兴奋史。1~3 天达高峰。

2. **电测听检查**:听力减退可从轻度到重度,至少在 3 个邻近频率大于 30dB,可涉及不同的频率范围。听力曲线分四型:高频聋、低频聋、平坦型及全聋。耳声发射可消失。

3. 鼓膜检查正常。

4. 需与听神经瘤、梅尼埃病、外淋巴瘘、自身免疫性疾病、血管性疾病鉴别。可行内听道 CT 扫描、内耳 CT 扫描、甘油试验检查。

【治疗】

1. 高压氧舱(hyperbaric oxygen,HBO)治疗:使氧扩散到耳蜗终末毛细血管网到达外淋巴,提高内耳血氧供应。每天一次,治疗 10 天。如治疗期间患者出现耳痛、耳闷,检查鼓膜瘀血明显,应暂停至鼓膜淤血消退。

2. 类固醇治疗:有两种途径给药。全身给药或鼓室内给药。静脉多采用地塞米松或甲泼尼龙,1mg/kg,用药 7 天,后可减量 0.5mg/kg,用药 3 天。可减少内耳细胞损伤。

3. 扩管:可选用盐酸丁咯地尔、金纳多、川芎嗪、前列地尔静脉滴注,尼莫地平、倍他司汀口服,利多卡因星状神经节封闭,或英泼莱特耳后封闭。

4. 溶栓:巴曲酶(东陵克栓酶)能降低血浆纤维蛋白原的浓度,减少血小板黏聚力。

5. 降低血液黏度:低分子右旋糖酐静脉滴注,双嘧达莫口服。

6. 改善内耳细胞代谢:ATP、维生素 A、维生素 E、维生素 B_1、弥可保等。

五、内耳的自身免疫性疾病

自身免疫性内耳疾病(autoimmune inner ear disease, AIED)系因自身免疫反应引起的内耳损伤产生的耳聋。该病病因不清,治疗效果不理想。研究证实,患者血清中存在抗内耳组织的特异性抗体,听神经可以同时受累。自身免疫性聋可以发生于蜗蜗或蜗后。免疫复合物可引起内淋巴水肿、螺旋神经节细胞变性、螺旋器及血管纹萎缩等免疫损害,好发于青壮年。

【临床表现】

1. 双耳进行性听力减退。两耳可同时发生或先后发生。呈缓慢进行性,不对称性。

2. 有头晕、不稳感,不伴眼震,提示累及前庭功能。

3. 听力检查为两耳严重的不对称的感音神经性聋。

【诊断及鉴别诊断】

1. 双耳听力下降。非对称性进行性加重,20~50岁的女性多见。可同时存在全身性免疫性疾病。

2. 检查:外耳道鼓膜检查正常。

3. 听力学检查

(1) 纯音测听为双耳非对称性感音神经性聋。

(2) 耳声发射可消失。

(3) 如听神经受累,ABR 无反应。

4. 实验室检查

(1) 血清非特异性抗体检查:如抗线粒体抗体、抗血管内皮抗体、抗内质网抗体、抗核抗体(ANA)。ANA 阳性患者病情一般较 ANA 阴性者严重。

(2) 血清内抗内耳组织特异性抗体约 54% 阳性。

(3) 白细胞移动抑制试验:将人内耳膜组织制成抗原,对待检患者血液白细胞进行刺激,若致敏白细胞游走受到抑制,可判断白细胞是否被内耳组织抗原致敏。

(4) 根据淋巴细胞转化率判断患者机体细胞免疫状态,诊断自身免疫性内耳病。

(5) 淋巴细胞亚群分析:自身免疫性内耳病患者淋巴细胞 T4/T8 值升高。可能由于在自身免疫状态下抑制性 T 细胞数量减少,难以对 B 淋巴细胞产生抗体和其他 T 细胞亚群起到有效的抑制作用。

以上检查如有两项以上异常,对自身免疫性聋有重要的参考价值。由于本病无满意的客观诊断方法而可用治疗性诊断。

【治疗】

选用环磷酰胺、类固醇激素等免疫抑制药效果较好,但停药后可复发,再次用药仍有效。

1. 类固醇激素如泼尼松龙,治疗 1 个月,成人可维持 2~3 个月。

2. 细胞毒性药物环磷酰胺可与类固醇激素联合应用。

3. 血浆抽提疗法:不能耐受药物疗法时可采用此法。将自体血过滤,加入5%白蛋白注射液再输入体内,每周一次,共两周,可提高听力。本疗法旨在抽提淋巴细胞,转移体液与细胞循环的免疫病理状态。

六、大前庭水管综合征

大前庭水管综合征(large vestibular aqueduct syndrome, LVAS)是一种隐性遗传性非综合征型听力障碍性疾病。为先天性内耳发育畸形,表现为前庭水管扩大。LVAS较Mondini发育异常更为多见,是儿童常见的耳聋原因之一。临床特点主要以波动性进行性听力下降为主,可同时伴有反复发作的眩晕或耳鸣。患儿出生时听力可正常,多在2~4岁发病。发生听力下降的原因可能为扩大的内淋巴导水管使淋巴循环从高渗的内淋巴囊逆流。脑脊液压力的突然波动,如头部外伤,压迫了淋巴囊周围的硬脑膜,从而推动内淋巴囊的高渗液体,经过扩大了的导水管到淋巴循环,损伤耳蜗,导致耳聋。

【临床表现】

1. 听力下降:患儿出生时听力一般接近正常。多在2~4岁发病。听力下降以波动性进行性为主。追问病史,感冒发热、跌倒、头部轻微的碰撞或拍打、屏气以及环境压力的改变往往是发病的诱因。约80%的患儿家长反映患儿的听力时好时差。

2. 眩晕:少数患者伴有眩晕。

3. 听力检查:多为重度或极重度感音神经性聋。

【诊断及鉴别诊断】

1. 进行性波动性听力下降:为LVAS临床症状中的重要特征之一。感冒发热、运动、坐飞机和轻微头部碰撞常常是发病的诱因。

2. 听力及前庭功能检查:多为重度或极重度感音神经性聋。在中耳功能正常情况下纯音测听可显示低频骨气导差,称为"蜗性传导性聋"。ABR 测试引出声诱发短潜伏期负反应(acoustically evoked short latency negative response, ASNR)、前庭诱发肌源性电位(vestibular evoked myogenic potential, VEMP)引出的高振幅低阈值的特征性提示,有助于建立 LVAS 的初步印象。

3. 影像学检查:影像学检查是 LVAS 确诊的重要手段。轴位颞骨薄层 CT 扫描时,水平半规管层面或其相邻的上下层面显示岩骨后缘有边缘清晰的深大三角形或裂隙状明显骨缺损影;前庭水管内端与半规管总脚直接相通;前庭水管外口至半规管总脚中点直径≥1.5mm。颞骨 MRI 可显示扩大的内淋巴管和淋巴囊。

4. 需与单纯的感音神经性聋、突发性聋、梅尼埃病、分泌性中耳炎和耳硬化症等鉴别。

【治疗及预防】

1. 家长要监督孩子避免对抗性的体育活动,如足球、篮球等,避免头颅外伤和预防感冒是减缓进行性听力损失的有效方法。

2. 发生突聋时,治疗方法同突聋。

3. 根据听力损失情况配戴合适的助听器,有助于言语康复。

4. LVAS 患者的耳蜗神经尚正常,极重度耳聋患儿如配戴助听器效果不好,可行电子耳蜗植入以改善听力。

七、听神经病

听神经病(auditory neuropathy, AN)是一种迄今原因不明的,以低频听力下降为主的双耳(少见单耳)感音神经性聋,主要听力学表现为听性脑干反应(auditory brainstem response, ABR)的各波自波Ⅰ开始严重异常,畸变产物耳声发射(distortion product otoacoustic emission, DPOAE)和诱发性耳声发射(evoked otoacoustic emission, EOAE)正常。是由耳蜗与脑干之间的第Ⅷ颅神经听支的病变所致。本病以青少年多发。

目前听神经病主要的诊断依据还是耳声发射正常、听性脑干反应波形异常。根据临床表现分为非综合征型听神经病和综合征型听神经病。仅具有听神经病的听力学特征，无其他神经系统异常，称为非综合征型听神经病。少数听神经病可伴发于神经系统疾病，临床表现多样，为一组症候群，称为综合征型听神经病。本节所介绍的为非综合征型听神经病。

【临床表现】

1. 听力下降：双耳或单耳。听力下降的特点是言语识别力下降，能听其声，不辨其意。在嘈杂环境中加重。突出特点表现为言语分辨率的下降比纯音听力下降更明显。

2. 听力学检查

(1) 纯音测听：多为轻度到中度感音神经性听力下降。骨气导听阈均提高。听力曲线以低频下降为主。

(2) 听性脑干电位：ABR 各波从波 I 开始就严重异常或不能引出。

(3) 耳声发射：EOAE 和 DPOAE 均引出。对侧声抑制效应减弱或消失。

【诊断及鉴别诊断】

1. 双耳听力下降，言语识别能力差。与纯音听阈下降不成比例。

2. 纯音测听显示轻度至中度的感音神经性听力下降。单侧听神经病的听力曲线下降型较低频上升型多见，听力下降程度以极重度多见。双侧听神经病听力图表现为双侧对称或基本对称的低频上升型为主的特征，听力下降多为中度或中重度。鼓室压图正常，声反射引不出或引出部分声反射。

3. ABR 各波严重异常或不能引出。耳声发射。EOAE 和 DPOAE 均引出。对侧声抑制效应减弱或消失。

4. 本病应注意与感音神经性聋、听神经瘤、多发性硬化等疾病相鉴别。颞骨 CT 扫描、颅脑 MRI 和内耳 MRI 可排除内听道或桥小脑角的占位性病变。

【治疗】

目前尚无特效治疗方法。助听器效果存在争议。人工耳蜗植入效果存在多样化,部分患儿取得较好的疗效。应结合患儿整体情况制定个体化的干预方案。

(黄红彦)

第六节 面神经疾病

一、周围性面瘫

周围性面瘫(peripheral facial paralysis)是指面神经核及其以下的面神经各段损害所致的面肌麻痹。周围性面瘫并非一独立疾病,而是许多疾病的共有症状。面神经离脑后多次弯曲穿行于颞骨骨管内,较易遭受损害。由于它是混合神经,受损后除影响颜面表情动作外,还会造成味觉、泪液分泌等功能障碍。

【病因】

1. 自面神经核到内耳门之间的各种颅内疾患,如听神经瘤、脑膜瘤、胆脂瘤、脑干脑炎、颅底脑膜炎或骨折等。

2. 颞骨内病变所致的面神经麻痹,与耳鼻喉科关系最为密切,如 Bell 面瘫、急性或慢性化脓性中耳炎、乳突手术损伤、颞骨骨折、颞骨内外的良性或恶性肿瘤及有关手术损伤、耳带状疱疹、面神经先天畸形等。

3. 颈上深部和腮腺的肿瘤、产伤、面部手术或外伤及耳源性颈深部脓肿等可累及出茎乳孔后的面神经。

【病理生理】

面神经损伤后可导致神经元胞体和轴突的联系中断,其神经元胞体、面神经和面部肌肉也将发生一系列变化。依其严重程度将神经损伤后病理变化分为:

1. 神经失用:神经失用(neuropraxia)为轻度损伤引起的神经传导功能丧失。有髓鞘变性但无轴突变性,没有神经纤维的中断。去除病因后短期内能完全恢复。

2. 轴突断裂：轴突断裂（axonotmesis）时受损面神经远端的轴突主髓鞘变性而神经内膜小管完整。再生轴突可从近端沿神经内膜管再生，神经传导得以部分或全部恢复。

3. 内膜性神经中断：轴突、神经内膜均遭到破坏，但神经束膜完整，再生轴突部分被瘢痕组织阻挡，甚至可错向进入远侧部分其他神经内膜管，支配别的终器，造成联动。

4. 束膜性神经中断：只有神经外膜使神经保持连续性，膜内结构已损坏，如不做神经移植修复，只有很少轴突能成功再生，功能恢复不完全。

5. 神经全断：神经全断（neurotmesis）时神经完全失去连续性，功能不能恢复。

沃勒变性（Wallerian degeneration）是损伤点以下神经的病理过程，近侧端仅限于短距离 1～2 或 3～4 个郎飞结的变性。沃勒变性包括：轴突分解；髓鞘瓦解成脂肪小滴；巨噬细胞运走变性物，留下中空的由神经纤维鞘和神经内膜组成的小管。施万细胞（Schwann cell）在中断神经的两端增生，以弥合中断造成的空缺。近侧端的再生轴突以每天约 0.25mm 的速度再生，如能越过缺损进入神经远侧端的中空神经内膜管内，再生轴突的生长能力可增至每天 3～4mm。若再生轴突未能穿越神经缺损区，再生轴突在近侧端缠结生长成为断端神经瘤。面神经再生的全过程常需要 4～9 个月，面神经损伤点越低，神经再生完成越快。

【临床表现】

1. 症状

（1）口角歪斜和闭眼障碍：炎性面神经疾病病人通常面瘫，在短期内由轻而重，不能闭眼、口角歪斜。面神经肿瘤的面瘫是一个缓慢的逐渐加重的过程。而外伤性面瘫多数在头部外伤后立即出现。

（2）溢泪、鳄鱼泪和无泪

1）溢泪：面神经损害在膝状神经节以下，泌泪功能正常，而由于面瘫使鼻泪管的被动运动受阻,眼泪不能通过鼻泪管流向鼻腔,故患者有不自主流泪现象。

2)鳄鱼泪:进食的同时伴有流泪现象,原因是原来分布于唾液腺的神经纤维再生后错位交叉生长,长入泪腺,多见于膝状神经节和膝状神经节上端的病变。

3)无泪:当膝状神经节或以上部位病变时,岩浅大神经受累,患侧无泪,角膜干燥。

(3)味觉异常:当鼓索神经受累,患侧舌部味觉异常或消失,患者常述口中有甜味或锌味。

(4)听觉过敏:当镫骨肌受累,患者对突然出现的强声难以耐受,称为听觉过敏。

2. 体征

(1)静态表现:患侧额纹消失,患侧鼻唇沟浅或者消失,患侧眼裂大,长期面瘫者由于面肌萎缩松弛,患侧眉毛低于健侧。

(2)抬眉:检查者用手指引导患者两眼向上看时,患侧的眉毛不能上抬。

(3)闭眼:当闭眼时,受累侧的眼睑不能闭合,在做闭眼运动的同时,患侧眼球不自主向外上方运动,使角膜下巩膜外露,俗称"眼球露白",此现象称为"贝尔(Bell)现象"。

(4)笑或露齿:当患者作笑或者露齿的动作时,口角明显向健侧移动。

(5)鼓腮:让患者作鼓腮运动时,双唇难以闭紧,患侧漏气。

(6)张口:当患者作张口运动时,下颌偏向健侧(面神经下颌缘支受累)。

(7)联动:当患侧面部某部分表情肌主动运动时,另一部分表情肌会同时出现运动,称为联动。如嘱患侧作闭眼运动时,同侧口角会同时发生运动。联动的原因是在面神经纤维再生时,由于神经内膜小管的破坏,神经纤维错向生长,不能准确到达应该支配的靶肌,而支配其他面部表情肌。

【诊断】

1. 定位诊断

(1) 核性损害:常伴展神经麻痹、脑桥外侧综合征及对侧偏瘫,患侧味觉、泪液和唾液分泌功能正常。

(2) 小脑脑桥角段损害:伴神经性聋和眩晕,角膜反射消失,镫骨肌反射消失,泪液、唾液分泌及味觉试验正常或减退。

(3) 迷路段(含膝神经节)损害:伴神经性聋,镫骨肌反射消失,泪液、唾液分泌及味觉功能减退或消失。

(4) 鼓室段(含镫骨肌支)损害:伴传导性聋、耳鸣或听觉过敏,镫骨肌声反射消失,味觉和唾液分泌功能减退而泪腺分泌正常。

(5) 乳突段损害:若在镫骨肌支与鼓索神经之间,则只伴有味觉与唾液分泌减退;若在鼓索神经以下,则定位检查结果均正常。

(6) 颞骨外段损害:累及主干,则所支配的全部肌肉麻痹;累及某分支,则所支配的相应肌肉麻痹。各项定位检查结果均正常。

2. 确定面神经功能损害程度——面神经电生理检查

(1) 神经兴奋性试验(nerve excitability test,NET):取决于正常或失用纤维和变性纤维所占的比例。受损的神经纤维变性需 1~3 天,故本试验应在病变开始的 3 天后进行。试验时将电极放在神经分支上,逐渐加大刺激强度,分别测定可引起面肌轻微收缩的最小电流强度(兴奋阈)。正常值为 3~10mA。3 周后 10mA 刺激无反应为失神经支配;两侧差大于 3.5mA 提示面神经不可逆变性。双侧差别大于 2mA 为神经变性,小于 3.5mA,提示面神经功能可以恢复。

(2) 神经电图(electroneuronography,ENoG):在茎乳孔外的面神经主干于体表进行电刺激,口轮匝肌处记录到的面肌复合动作电位的幅度与具有功能面神经轴索纤维数目和不同轴索纤维产生动作电位同步性直接有关。由于面神经纤维的变性程度同面肌纤维的失神经支配数目成正比,故面神经电图记录到的面肌复合动作电位的振幅相当于面神经兴奋程度。面神经变性的程度是以健侧面神经电图的振幅与患侧面神经电图的振幅的比例表示,计算公式是:变性百分比=(健侧振幅-患侧振幅)/健侧振幅。一般情况下,面神经变性百分比小于90%,提示神经的病变是可逆性的,而变性百分比大于90%~95%,提示神经变性的不可逆性。面神经变性百分比在90%~95%或以上,自然恢复或保守治疗恢复的可能性不到15%,因此必须进行面神经减压或者面神经移植。在做神经电图检测时,两侧的刺激量应该相同,最大刺激不能超过18mA。超过18mA的面神经刺激常常直接兴奋面肌,形成假阳性。面神经电图应该在面瘫后1周至1个月内进行,面瘫1周内由于病变未达到最大程度,面神经电图的振幅降低较少。在面瘫1个月后,即使面神经功能已经逐渐恢复,患侧面神经电图常常不能同步恢复,这是由于再生的面神经纤维神经兴奋性的同步性差,在同一瞬间记录到的不同步的神经纤维的正负相相互抵消,复合电位无反应。

(3) 肌电图(electromyography,EMG):用同轴针电极经皮插入肌肉中,检出单个运动单位的电活动(肌肉动作电位)。检查多个部位,可全面了解面肌电位变化。正常骨骼肌自主运动为双相或三相电位;肌肉萎缩纤维化后则完全无电位活动;神经变性或肌肉失去神经支配时出现纤颤电位等失神经电位;神经再支配时纤颤电位逐渐减少,并出现多相电位。用于面瘫发生2~3周后判断预后,观测早期神经活动恢复;在面神经探查术中,可帮助病变定位。

【面瘫程度评价的主观指标】

1. 临床上常用 House Brackmann 分级(表 2-6-1)和 Fisch 评分标准对面瘫的程度以及手术后恢复的程度进行评价。

表 2-6-1 House-Brackmann 面神经评级系统

损伤程度	级别	定义
正常	I	各区面部功能正常
轻度功能异常	II	总体:仔细检查才可看到的轻度面肌无力,可能有非常轻度的联动 静态:双侧基本对称 运动: 　抬眉:中等度至正常功能 　闭眼:轻微用力即可完全闭合 　口角:轻度不对称
中度功能异常	III	总体:明显面瘫但不影响两侧对称,可见到不严重的联动、挛缩和(或)半面痉挛 静态:双侧基本对称 运动: 　抬眉:有轻至中度的运动 　闭眼:需要用力才能完全闭合 　口角:用力后患侧轻度无力
中等重度功能异常	IV	总体:明显的面肌无力和(或)不对称的面部变形 静态:两侧基本对称 运动: 　抬眉:不能抬眉 　闭眼:眼睑闭合不全 　口角:用力仍患侧无力,两侧明显不对称
重度功能异常	V	总体:仅存轻度的眼和口角运动 静态:明显不对称 运动: 抬眉:不能抬眉 闭眼:眼睑闭合不全 口角:仅存轻度的口角运动
完全麻痹	VI	患侧面肌无运动

2. Fisch 评分指标:共有 5 项,满分为 100 分。其中静态占 20 分,抬眉占 10 分,闭眼占 30 分,笑或者露齿占 30 分,鼓腮占 10 分。每项分数又分为 4 档,分别是 0、30%、70% 和 100%,5 项的实得分相加即为实际得分。

【鉴别诊断】

面神经核位于脑干内,发出面神经支配同侧面肌的运动。面神经核受上位中枢的支配,面神经核团的上半部分发出神经支配眼裂以上的面肌运动的部分,受双侧中枢的支配。而面神经核团的下半部分,即支配眼裂以下运动的部分,受对侧上位中枢的支配。

面神经核上半部分及上位中枢损伤导致的面瘫称为中枢性面瘫(核上性面瘫),其主要表现是双侧上部面肌运动存在,即蹙额、闭眼、抬眉功能良好,而对侧下部面肌随意运动消失,呈痉挛性麻痹和口角歪斜。但是在感情激动时全部面肌仍有情感的自然表露。

面神经核及面神经的损害称为外周性面瘫(核性面瘫),患侧面部上下的表情肌(不包括由动眼神经支配的提上睑肌)均瘫痪,属于弛缓性麻痹。典型的周围运动性面神经麻痹常为一侧性,并与病变所在部位同侧。外周性面瘫与中枢性面瘫的最明显的区别是不能抬眉、不能闭眼。

【治疗】

1. 针对面瘫的原因做相应处理,如清除中耳的病变、解除骨片或填塞物的压迫、松解周围的瘢痕粘连等。

2. 神经失用时,虽有 70%~90% 的自然恢复率,但因难以预断而不宜等待。应尽早应用血管扩张药、维生素 B 族制剂、类固醇激素类药物,并辅以理疗、针刺、按摩及表情肌训练等。少数治疗无效者可行颞骨内面神经部分或全程减压术以防止神经变性。

3. 各项检查结果证明神经已有变性、肌肉尚未萎缩者,应尽早行面神经减压术。

4. 神经断裂者,应尽快寻找断端予以直接或改道吻合。神经缺损较多者可行耳大神经移植术。不能吻合或移植者,只要损害部位以下的面神经干末梢完整,肌肉完好,可将舌下神经与面神经吻合,利用咀嚼、吞咽、说话时舌下神经所传导的冲动刺激面神经以恢复其功能。

5. 各种治疗无效、面肌已萎缩者可做各种筋膜悬吊术、带蒂肌瓣转移术或带有血管与神经的游离骨肌瓣移植术等以矫治颜面畸形,弥补部分功能。

二、贝尔面瘫

贝尔(Bell)面瘫指原因不明的单侧、周围性面神经麻痹。患者通常在很短的时间内出现逐渐加重的面瘫,不伴有其他疾病。

【病因】

推测可能和以下原因有关:

1. 血管痉挛:当疲劳或冷风刺激后面神经的营养血管痉挛,使面神经出现缺血性改变。颞骨内面神经的供血血管为茎乳动脉,迷路动脉的分支,因此经常伴有茎乳孔区压痛。

2. 病毒感染:有研究表明贝尔面瘫可能与单纯疱疹病毒感染有关。

【诊断及治疗】

贝尔面瘫常为不完全性,有自然恢复倾向,预后好,多在1~4周恢复(85%)。有15%~20%的患者面神经功能完全丧失,面肌处于不可逆的失神经支配状态。因此对贝尔面瘫在1周到1个月内应及时作面神经兴奋和面神经电图检查。对于完全性面瘫、面神经兴奋实验和面神经电图提示不可逆损害者,可行面神经减压。

1. 非手术疗法:用于面神经电图和面神经兴奋实验提示可逆性病变者和不完全面瘫。

(1) 药物治疗:常用的药物有糖皮质激素类药物(泼尼松:80mg/d×10天)、抗病毒药物(阿昔洛韦:500mg,口服,每天3次×10天)、血管扩张剂、脱水剂、维生素B族等。Gantz的贝尔面瘫处理流程见图2-6-1、图2-6-2。

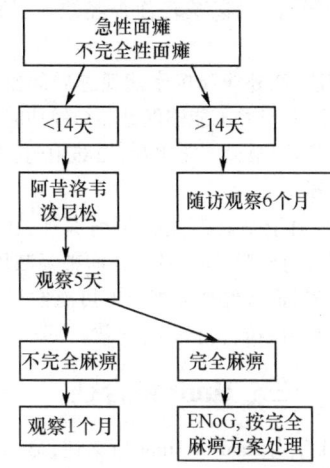

图 2-6-1 急性面瘫、不完全性面瘫的处理流程

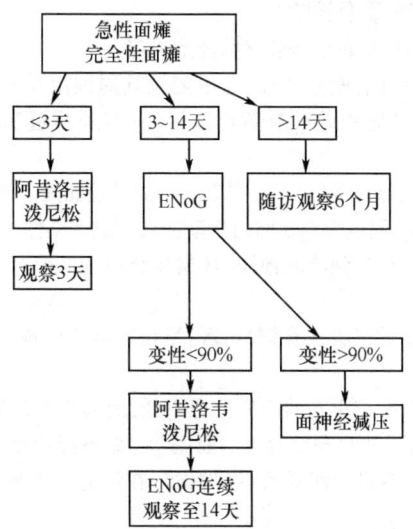

图 2-6-2 急性面瘫、完全性面瘫的处理流程

(2) 高压氧治疗:可以减轻面神经缺血、缺氧所造成的损害。

(3) 物理疗法:红外线和按摩能促进局部血运,保持肌肉张力、防止肌肉萎缩,但并不能够促进面神经功能本身的恢复。

(4) 保护角膜:因眼睑不能闭合,局部用药、用眼垫可防止角膜干燥和灰尘损伤。

2. 手术治疗:对于完全性面瘫,同时面神经电图和面神经兴奋实验提示不可逆病变者,应及早作面神经减压,在1~3个月行面神经减压者,面神经功能恢复的可能性达到85%以上。6~12个月行面神经减压,仍有一定疗效。

三、Hunt 综合征

本病系 1910 年由 Ramsay Hunt 所描述,命名为 Hunt 综合征(Ramsay-Hunt's syndrome)。由于为带状疱疹病毒感染所致,故又名 Herpes Zoster Oticus,占周围性面瘫的12%。

【临床表现及诊断】

带状疱疹病毒侵入膝状神经节引起:

1. 常常先有剧烈耳痛,耳甲腔及其周围出现充血伴簇状疱疹,严重时疱疹破溃有黄色渗液,有时外耳道和鼓膜亦被侵及。

2. 在疱疹出现后不久,出现同侧周围性面瘫。初期常为非完全性面瘫,但数天至3周内逐渐加重而成完全性。

3. 有时侵犯到前庭神经、耳蜗神经和三叉神经,出现眩晕和耳聋。

4. 极少数患者还有第Ⅵ、Ⅸ、Ⅺ和Ⅻ脑神经瘫痪的症状和体征。

5. 带状疱疹引起的面瘫自愈率低,面瘫程度严重,常常为不可逆面瘫。本病预后较贝尔面瘫差,如不经治疗,在完全性面瘫患者中能完全恢复的不到10%;在不完全面瘫中仅66%患者能完全恢复。

【治疗】

基本原则是对症治疗,保护和促进面神经功能恢复,预防复发感染。

1. 面神经麻痹治疗:保守治疗同贝尔面瘫,大约有10%的病例可以完全恢复,联合类固醇和抗病毒药物治疗有效率高达75%。

2. 伴有听力损失的治疗:轻,中度感音神经性聋有可能自行恢复。但严重耳聋通常治疗效果差,常遗留永久性聋。

3. 预防疱疹后神经痛:应用甾体药物治疗对防止病后疼痛仍有分歧。

4. 一般不推荐外科治疗,如果保守治疗2个月面神经功能仍不能恢复,可考虑行面神经减压术。

四、半面痉挛

半面痉挛(hemifacial spasm)的特点是一侧面部肌肉出现阵发性的不自主抽搐,又称为特发性半面痉挛。

【病因及病理机制】

半面痉挛的病理机制是阵发性的面神经异常冲动,其病因无明确定论。

1. 外周因素:最常见的为微血管压迫学说,该学说认为在内耳门或者内听道由于内听动脉或小脑前下动脉横跨面神经,而此处的面神经的髓鞘正处于中央性胶质节段和周围性髓鞘节段的过渡区,长期的血管压迫使得面神经髓鞘受损、神经纤维暴露、神经冲动短路,产生面肌痉挛。另一个原因是血管的搏动直接刺激面神经产生有节律的面肌痉挛。

2. 中枢性因素:是脑桥的面神经运动核由于炎症等因素的影响使神经节细胞出现异常的突触联系,产生局灶性癫痫样放电。有时可见于桥小脑角肿瘤,后颅窝蛛网膜炎、基底动脉硬化或神经根附近动脉环压迫是可能的病因。内听道的面神经与前庭神经之间旁路联系也可能是引起面肌痉挛的原因。

【症状与体征】

1. 睑痉挛:双眼轮匝肌对称性或单侧的抽搐或痉挛,多见于中老年人,女性多见,单侧睑痉挛可能是面肌痉挛的最早症状。

2. 面肌痉挛

(1) 初起局限于眼睑,继则影响双侧面肌。

(2) 病情轻者分散注意力可抑制发作,病重者则不受意识控制,疲劳、精神紧张可加重发作。

(3) 有时伴发三叉神经痛。

(4) 症状逐渐加重。

【治疗】

1. **药物治疗**:卡马西平、苯妥英钠具有较好的解痉作用。卡马西平的常用剂量:10~20mg,每日3次,一般不超过两周,使用时要注意皮肤过敏和肝功能损害。

2. **面神经阻滞**:用80%的酒精0.5ml注入茎乳孔面神经主干处,可暂时阻滞面神经的传导功能,解除痉挛发作,疗效可持续数月或2~3年,但有面瘫时,恢复可能不完全。肉毒素的作用具有特异性和可逆性,常用于治疗半面痉挛。肉毒素作用于神经末梢的突触前,其作用是防止钙依赖性的乙酰胆碱释放,引起暂时性的神经麻痹,其作用通常维持3~6个月。注射的方法有两种,一种是分别注射在面神经的各个分支或口轮角和眼轮匝肌外缘,另一种方法是注射在面神经总干。常用的剂量为20单位,注射后会出现不同程度的面瘫,痉挛缓解或者消失,面瘫一般在3个月内恢复。肉毒素注射治疗面肌痉挛有复发倾向。

3. **手术治疗**:对药物和肉毒素治疗无效者,可考虑手术治疗。手术治疗主要有神经显微血管减压术、颅内段面神经按摩牵拉或"梳理"术及选择性面神经切断术等。

第七节 眩 晕 症

一、眩晕概论

眩晕(vertigo)是因机体对空间定位障碍而产生的一种运动性或位置性错觉。眩晕为临床常见的症状之一,5‰~10‰的人群曾患眩晕症。

人体的平衡是由前庭系统、本体感觉系统(包括皮肤浅感受器和颈、躯体的深部感受器)和视觉系统这三个系统互相作用,以及周围与中枢神经系统之间的复杂联系和整合而维持的。前庭系统在维持机体平衡中起主导作用。在静止状态下,两侧前庭感受器不断地向同侧的前庭神经核对称地发送等值的神经冲动,通过一连串复杂的姿势反射,维持人体的平衡。前庭系统及其与中枢联系过程中的任何部位受生理性刺激或病理性因素的影响,都可能使这种信息发送的两侧对称性或均衡性遭到破坏,其结果在客观上表现为平衡障碍,主观感觉则为眩晕。因此,除耳鼻咽喉科疾病可致眩晕外,其与内科、神经内科、神经外科、骨科、眼科、妇产科及精神病科的关系都极为密切。

【分类】

眩晕的分类至今尚不统一。传统的分类包括耳源性与非耳源性眩晕;真性(旋转性)与假性(非旋转性)眩晕;外周性眩晕与中枢性眩晕等。下面介绍按病变部位及发病原因的眩晕分类法。

1. 前庭性眩晕

(1) 前庭周围性眩晕

1) 耳蜗前庭疾患包括:①迷路内,如梅尼埃病等;②迷路外,如氨基糖苷类耳中毒。

2) 前庭疾患包括:①迷路内,如良性阵发性位置性眩晕,晕动病;②迷路外,如前庭神经元炎。

(2) 前庭中枢性眩晕包括:①血管性;②肿瘤、外伤、变性疾患。

2. 非前庭性眩晕

(1) 眼性眩晕。

(2) 颈性眩晕。

(3) 循环系统疾病。

(4) 血液病。

(5) 内分泌及代谢性疾病。

(6) 精神性眩晕。

此外,某些外耳和中耳疾病尚可引起眩晕症状。

【检查】

应进行下列各项检查,以便明确眩晕的病因及病变部位:

1. 全身一般检查。

2. 耳鼻咽喉科专科检查。

3. 神经系统检查包括:①脑神经功能检查;②感觉系检查;③运动系检查;④过度换气试验。

4. 精神心理状态评估:应包括精神状态及心理应激状态的评估。

5. 听力学检查:可协助对眩晕进行定位诊断。

6. 前庭功能检查:平衡试验、协调试验、眼动检查、瘘管试验等。

7. 眼科检查:有助于判断是否为眼性眩晕。

8. 颈部检查:对疑为颈性眩晕者,应进行颈部检查。

9. 影像学检查:有助于了解中耳、内耳道及颅内情况,作CT、MRI、TCD、SPECT 等检查。

10. 脑电图检查。

11. 实验室检查。

【诊断】

眩晕的诊断应做到定位、定性、定因,方可有利于指导治疗。

1. 病史的采集与分析:应特别注意7个方面内容。

(1) 眩晕发作的形式

1) 运动错觉性眩晕:①旋转性眩晕;②直线眩晕或称移位

性眩晕。

2) 平衡失调、失平衡或平衡障碍:表现为姿势及步态平衡障碍,患者站立或行走时向一侧倾斜或偏倒感,不稳感,行走时蹒跚或酩酊感。

3) 头晕、头昏:患者常无法明确表示其不适感觉,如头昏、头重脚轻、头内麻木感、空虚感、头紧箍感、头沉重压迫感、眼前发黑等。多为中枢性前庭疾患如脑血管缺血性脑病所致,或为过度换气综合征、全身性疾患累及前庭系等所致。但也不能排除前庭系病变,有可能为前庭病变处于前庭代偿阶段的表现。

(2) 眩晕发作的时间特征:如发作性、迁延性,起病的速度、持续的时间。

(3) 眩晕发作的次数与发作频率。

1) 眩晕持续数分钟至数小时

A. 特发性膜迷路积水:梅尼埃病。

B. 继发性膜迷路积水:如耳梅毒、迟发性膜迷路积水、Cogan 综合征(Cogan 病)、复发性前庭病。

2) 眩晕持续数秒钟:见于良性阵发性位置性眩晕(benign paroxysmal positional vertigo, BPPV)。BPPV 是一种综合征,数种不同的内耳疾病皆可发生阵发性位置性眩晕。

3) 眩晕持续数天至数周:如前庭神经炎。

4) 眩晕病程不定。

A. 迷路瘘管。

B. 内耳损伤:非穿透性内耳损伤,如迷路震荡;穿透性内耳损伤,如颞骨横行骨折波及内耳;内耳气压伤。

C. 家族性前庭病。

D. 双侧前庭缺损。

不同前庭外周性眩晕疾病具有不同的眩晕病程,故按眩晕发作病程分类,有利于外周性眩晕的鉴别诊断。

(4) 眩晕发作时情况:眩晕在何种情况下或体位下发生极为重要。

(5) 眩晕的伴发症状:如耳蜗症状、神经系统症状、自主神经症状。

(6) 发病前的诱因:应了解眩晕发作前一天或数天内有无上感史,情绪激动史及重体力活动史。

(7) 过去史:包括各系统病史。

2. 眩晕患者的精神心理学评价:利于分析症状及制订治疗方案。

3. 眩晕的临床检查评价:需对上述各种临床检查结果进行全面综合分析,作出诊断。周围性眩晕与中枢性眩晕的一般特征如下:

(1) 周围性眩晕的一般特征

1) 眩晕为突发性旋转性,持续时间短暂,可自然缓解或恢复,但常反复发作。

2) 眩晕程度较剧烈,伴波动性的耳鸣、耳聋,以及恶心、呕吐、面色苍白、出冷汗、血压下降等自主神经症状,而无意识障碍和其他神经系统症状。

3) 自发性眼震为旋转性或旋转水平性,Ⅰ~Ⅱ度,发病初期眼震向患侧,稍后转向健侧。各项前庭反应协调,眼震与眩晕的方向一致,倾倒与自示偏斜方向一致,前、后两者方向相反。自发反应与诱发反应以及自主神经反应的程度大体相仿。

4) 变温试验可出现前庭重振现象(一侧前庭功能减弱,增强刺激则反应正常),很少有优势偏向。

(2) 中枢性眩晕的一般特征

1) 眩晕可为旋转性或非旋转性,持续时间较长(数天、数周或数月),程度不定,一般较轻,有时可进行性加重,与头和身体的位置变动无关。

2) 可无耳部症状,前庭其他症状也不一定齐全。自主神经反应的程度与眩晕不相协调。

3) 多伴有其他脑神经、大脑或小脑症状。眩晕发作时可有意识丧失。

4) 自发性眼震粗大,为垂直性或斜行性,也可为无快慢相的摆动性,持续久,程度不一,方向多变,甚至呈双相性。

5) 各种前庭反应有分离现象,自发与诱发反应不一致,可出现前庭减振现象(弱刺激引起强反应,强刺激引起的反应反而弱)。

6)变温试验结果冷热反应分离,有向患侧的优势偏向。

附:眩晕的鉴别诊断

1. 根据周围性眩晕与中枢性眩晕的一般特征鉴别:见表2-6-2。

表2-6-2 周围性眩晕与中枢性眩晕的一般特征

鉴别点	周围性眩晕	中枢性眩晕
眩晕类型	突发性旋转性	旋转或非旋转性
眩晕程度	较剧烈	程度不定
伴发耳部症状	伴耳胀满感、耳鸣、耳聋	多无耳部症状
伴发前庭神经症状	前庭反应常协调	前庭反应常分离
体位及头位影响	头位或体位变动时眩晕加重	与变动体位或头位无关
发作持续时间	持续数小时到数天,可自然缓解或恢复	持续时间长,数天到数月
意识状态	无意识障碍	可有意识丧失
中枢神经系统症状	无	常有
自发性眼震	水平旋转或旋转性与眩晕方向一致	粗大,垂直或斜行,方向多变
冷热试验	可出现前庭重振现象	可出现前庭减振或反应分离

2. 根据眩晕发作特征与病程鉴别:见表2-6-3。

表 2-6-3　眩晕疾病发作特征与病程鉴别诊断

眩晕发作	前庭外周疾病	中枢疾病	非前庭疾病
单次发作	迷路炎	多发性硬化	
持续存在	前庭功能丧失	神经系统疾病	精神性疾病
多次发作			
数秒钟	良性阵发性位置性眩晕	椎-基底动脉功能不全 癫痫	心律失常
数小时	梅尼埃病	偏头痛	
数天	失代偿迷路炎		

3. 根据伴发症状鉴别见表 2-6-4。

表 2-6-4　眩晕发作伴发症状鉴别诊断

伴发症状	眩晕疾病
耳聋和(或)耳鸣	耳蜗和(或)第Ⅷ脑神经疾病
脑干、小脑、基底神经节症状	中枢神经系统疾病
焦虑、胃肠症状、心悸、呼吸急促、心绞痛	贫血、心血管疾病、甲状腺疾病、糖尿病

【治疗】

除针对不同的病因治疗外,可参见梅尼埃病的治疗。近年来,前庭康复治疗已成为治疗眩晕的重要方法。

二、梅尼埃病

梅尼埃病(Ménière disease)是一种原因不明的、以膜迷路积水为主要病理特征的内耳病。其病程多变,发作性眩晕、波动性听力下降和耳鸣为其主要症状。

【病因和病理生理】

迄今不明。因其主要病理表现是膜迷路积水,而且内淋巴由耳蜗血管纹及前庭暗细胞产生后,通过局部环流及纵流方式

达内淋巴囊而被吸收,借以维持其容量的恒定。故梅尼埃病发生机制主要是内淋巴产生和吸收失衡。主要学说如下:

1. 内淋巴吸收障碍:在内淋巴纵流中任何部位的狭窄或梗阻,如先天性狭窄、内淋巴囊发育不良、炎性纤维变性增厚等,都可能引起内淋巴管机械性阻塞或内淋巴吸收障碍,是膜迷路积水的主要原因,该学说已为动物实验所证实(Kimura,1967)。

2. 内淋巴液产生过多:免疫反应或者血管痉挛使得血管纹等结构分泌亢进,内淋巴液产生增多,可引起膜迷路积水。

3 内淋巴吸收障碍和内淋巴液产生过多同时存在:过敏或者病毒感染使得免疫系统功能发生异常,使得内淋巴吸收障碍和内淋巴液产生过多同时发生,引起膜迷路积水。

【临床表现】

1. 典型症状表现:典型的梅尼埃病症状包括发作性眩晕,波动性、渐进性听力下降,耳鸣以及耳胀满感。

(1) 眩晕:多呈突发旋转性,患者感到自身或周围物体沿一定的方向与平面旋转,或感摇晃、升降或漂浮。眩晕均伴有恶心、呕吐、面色苍白、出冷汗、脉搏迟缓、血压下降等自主神经反射症状。上述症状在睁眼转头时加剧,闭目静卧时减轻。患者神志清醒,眩晕持续短暂,多数十分钟或数小时,通常 2~3 小时转入缓解期,眩晕持续超过 24 小时者较少见。在缓解期可有不平衡或不稳感,可持续数天。眩晕常反复发作,复发次数越多,持续越长、间歇越短。有报道在发病的最初 10~20 年以后,一般平均发作次数下降。

(2) 耳聋:患病初期可无自觉耳聋,多次发作后始感明显。一般为单侧,发作期加重,间歇期减轻,呈明显波动性听力下降。听力丧失轻微或极度严重时无波动。听力丧失的程度随发作次数的增加而每况愈下,但极少全聋。

患者听高频强声时常感刺耳难忍。有时健患两耳能将同一纯音听成音调与音色截然不同的两个声音,临床称为复听。

(3) 耳鸣:多出现在眩晕发作之前。初为持续性低音调吹风声或流水声,后转为高音调蝉鸣声、哨声或汽笛声。耳鸣在眩晕发作时加剧,间歇期自然缓解,但常不消失。

(4) 耳胀满感:发作期患侧耳内或头部有胀满、沉重或压迫感,有时感耳周灼痛。

(5) 部分患者可以另一耳发病。

2. 梅尼埃病的特殊临床表现形式

(1) Tumarkin 耳石危象:Tumarkin 耳石危象(Tumarkin otolithic crises)指患者突然倾倒而神志清楚,偶伴眩晕,又称发作性倾倒。发生率为2%~6%。

(2) Lermoyez 发作:Lermoyez 发作(Lermoyez attack)表现为患者先出现耳鸣及听力下降,而在一次眩晕发作之后,耳鸣和眩晕自行缓解消失。又称 Lermoyez 综合征,发生率极低。

【检查】

1. 耳镜检查鼓膜正常:声导抗测试鼓室导抗图正常。咽鼓管功能良好。

2. 前庭功能检查:发作期可观察到或用眼震电图描记到节律整齐、强度不同、初向患侧继而转向健侧的水平或旋转水平性自发性眼震和位置性眼震,在恢复期眼震转向患侧。动静平衡功能检查结果异常。间歇期自发性眼震和各种诱发试验结果可能正常,多次复发者患耳前庭功能可能减退或丧失。冷热试验有优势偏向。镫骨足板与膨胀的球囊粘连时,增减外耳道气压时诱发眩晕与眼震,称 Hennebert 征(Hennebert sign)阳性。

3. 听力学检查:呈感音性聋。纯音听力图早期为上升型或峰型(低、高频两端下降型,峰值常位于2kHz处)、晚期可呈平坦型或下降型。阈上功能检查有重振现象,音衰试验正常。耳蜗电图-SP/AP 比值增加(-SP/AP>0.4)。长期发作患者的平均言语识别率约为53%,平均听阈提高50%。

4. 脱水剂试验:目的是通过减少异常增加的内淋巴而检测听觉功能的变化,协助诊断。临床常用甘油试验:按1.2~1.5g/kg的甘油加等量生理盐水或果汁空腹饮下,服用前与服用后3小时内,每隔1小时做1次纯音测听。若患耳在服甘油后平均听阈提高15dB或以上,或言语识别率提高16%以上者为阳性。本病患者常为阳性,但在间歇期、脱水等药物治疗期为阴性。而听力损害轻微或重度无波动者,结果也可能为阴性,服用甘油后耳蜗电图中-SP 幅值减小、耳声发射由无到有,均可作为阳性结果的客观依据。

5. 颞骨 CT:偶显前庭导水管周围气化差,导水管短而直。

6. 膜迷路 MRI 成像:部分患者可显示前庭导水管变直变细。

【诊断及鉴别诊断】

梅尼埃病的诊断主要依靠翔实的病史、全面的检查和仔细的鉴别诊断,在排除其他可引起眩晕的疾病后,可作出临床诊断,而甘油试验阳性有助于对本病的诊断。美国耳鼻咽喉-头颈外科学会听力平衡委员会于 1995 年制定了梅尼埃病的诊断标准。中华医学会耳鼻咽喉科学分会及中华耳鼻咽喉科杂志编委会 1996 年上海会议制定出梅尼埃病的诊断依据如下:

1. 反复发作的旋转性眩晕,持续 20 分钟至数小时,至少发作 2 次以上,常伴恶心、呕吐、平衡障碍。无意识丧失。可伴水平或水平旋转型眼震。

2. 至少一次纯音测听为感音神经性听力损失。早期低频听力下降,听力波动,随病情进展听力损失逐渐加重。可出现重振现象。

具备下述 3 项即可判定为听力损失:

(1) 0.25kHz、0.5kHz、1kHz 听阈均值较 1kHz、2kHz、3kHz 听阈均值提高 15dB 或 15dB 以上。

(2) 0.25kHz、0.5kHz、1kHz、2kHz、3kHz 患耳听阈均值较健耳高 20dB 或 20dB 以上。

(3) 0.25kHz、0.5kHz、1kHz、2kHz、3kHz 平均阈值大于 25dBHL。

3. 耳鸣,间歇性或持续性,眩晕发作前后多有变化。

4. 可有耳胀满感。

5. 排除其他疾病引起的眩晕,如位置性眩晕,前庭神经炎、药物中毒性眩晕、突发性聋伴眩晕、椎-基底动脉供血不足和颅内占位性病变等引起的眩晕。

【鉴别诊断】

常见周围性眩晕疾病鉴别如下：

1. 良性阵发性位置性眩晕：良性阵发性位置性眩晕（benign paroxysmal positional vertigo，BPPV）系特定头位诱发的短暂（数秒）阵发性眩晕，伴有眼震，由于不具耳蜗症状而易与梅尼埃病相鉴别。

2. 前庭神经炎：前庭神经炎（vestibular neuritis）可能因病毒感染所致。临床上以突发眩晕，向健侧的自发性眼震，恶心、呕吐为特征。前庭功能减弱，而无耳鸣和耳聋。数天后症状逐渐缓解，但可转变为持续数月的位置性眩晕。痊愈后极少复发。该病无耳蜗症状是与梅尼埃病的主要鉴别点。

3. 前庭药物中毒：有应用耳毒性药物的病史，眩晕起病慢，程度轻，持续时间长，非发作性，可因逐渐被代偿而缓解，伴耳聋和耳鸣。

4. 迷路炎：迷路炎（labyrinthitis）有化脓性中耳炎及中耳手术病史（参见有关章节）。

5. 突发性聋：约半数突发性聋（sudden deafness）患者伴眩晕，但极少反复发作。听力损失快而重，以高频为主，无波动。

6. Hunt 综合征：Hunt 综合征（Rumsay-Hunt syndrome）可伴轻度眩晕、耳鸣和听力障碍，耳郭或其周围皮肤的带状疱疹及周围性面瘫有助于鉴别。

7. Cogan 综合征：Cogan 综合征（Cogan syndrome）除眩晕及双侧耳鸣、耳聋外，非梅毒性角膜实质炎与脉管炎为其特点，糖皮质激素治疗效果显著，可资区别。

8. 复发性前庭病：复发性前庭病（recurrent vestibulopathy）的发作性眩晕症状与梅尼埃病类似，但无耳蜗症状。早期曾被称为"前庭型梅尼埃病"，现认为该病是不同于梅尼埃病的另一种疾病。病因可能为病毒感染。

9. 迟发性膜迷路积水：迟发性膜迷路积水（delayed endolymphatic hydrops）先出现单耳或双耳听力下降，数年后出现发作性眩晕。头部外伤、迷路炎、乳突炎、中耳炎，甚至白喉等可为其病因。

10. 外淋巴瘘:蜗窗或前庭窗自发性或(继手术、外伤等之后的)继发性外淋巴瘘(perilymph fistula),除波动性听力减退外,可合并眩晕及平衡障碍。可疑者宜行窗膜手术探查并证实修补之。

【治疗】

由于病因及发病机制不明,目前多采用以调节自主神经功能、改善内耳微循环,以及解除迷路积水为主的药物综合治疗,有效率达到70%~87%,50%患者通过改善生活方式可以控制症状,50%患者通过药物治疗可以控制症状。保守治疗无效者采用手术治疗。

1. 药物治疗

(1)一般治疗:发作期应卧床休息,选用高蛋白、高维生素、低脂肪、低盐饮食,建议不要喝咖啡、吃巧克力、抽烟、饮茶、喝酒和碳酸饮料。症状缓解后宜尽早逐渐下床活动,不排斥日常活动,不推荐爬梯子、下河游泳等活动。对久病、频繁发作、伴神经衰弱者要多作耐心解释,消除其思想负担。心理精神治疗的作用不容忽视。

(2)对症治疗药物

1)前庭神经抑制剂:常用者有地西泮、苯海拉明(theohydramine)、眩晕停(diphenidol)等,仅在急性发作期使用,一般不超过2~3天。

2)抗胆碱能药:如山莨菪碱(anisodamine)和东莨菪碱(scopolamine)。

3)血管扩张药及钙离子拮抗剂:常用者有脑益嗪(cinnarizine)、氟桂利嗪(flunarizine,西比灵)、培他司汀(betahistine,抗眩啶)、尼莫地平(nimodipine)、金钠多等。

4)利尿脱水药:常用者有氯噻酮(chlorthalidone)、70%二硝酸异山梨醇(isosorbide)等。依他尼酸和呋塞米等因有耳毒性而不宜采用。

5)激素治疗:急性期和慢性期都可以用,全身和局部鼓室注射激素治疗。32%~82%完全控制眩晕;48%改善耳鸣;48%改善耳胀满感。

2. Meniett 装置：鼓膜压力治疗，长期疗效差。

3. 手术治疗：凡眩晕发作频繁、剧烈，长期保守治疗无效，耳鸣且耳聋严重者可考虑手术治疗。手术方法较多，宜先选用破坏性较小又能保存听力的术式。

（1）听力保存手术：可按是否保存前庭功能而分为两个亚类：

1）前庭功能保存类：①内淋巴囊减压术；②内淋巴分流术。

2）前庭功能破坏类：①化学药物前庭破坏术（鼓室注射庆大霉素治疗虽然部分可以保存听力，但目前倾向用于没有使用听力或者内淋巴囊手术失败患者）；②各种进路（迷路后、乙状窦后、颅中窝进路）的前庭神经切除术等。

（2）非听力保存手术：即迷路切除术。

4. 前庭康复治疗：本病间歇期时程变化较大，且有自愈倾向，故评价治疗效果的客观标准争论颇多。美国耳鼻咽喉-头颈外科学会听力与平衡委员会于 1995 年提出梅尼埃病的疗效评价标准，我国亦于 1996 年制定了梅尼埃病疗效分级标准（中华医学会耳鼻咽喉科学分会及中华耳鼻咽喉科杂志编委会）如下：

眩晕的评定：用治疗后 2 年的最后半年每月平均眩晕发作次数进行比较，即

分值 =（治疗后每月发作次数/治疗前每月发作次数）×100

按所得分值可分 5 级：

A 级　0（完全控制，不可理解为"治愈"）；

B 级　1～40（基本控制）；

C 级　41～80（部分控制）；

D 级　81～120（未控制）；

E 级　>120（加重）。

听力评定：以治疗前 6 个月内最差一次的 0.25kHz、0.5kHz、1kHz、2kHz、和 3kHz 听阈平均值减去治疗后 18～24 个月最差的一次相应频率听阈平均值进行评定。

A 级　改善 >30 或各频率听阈 <20dBHL；

B级　改善15~30dB；

C级　改善0~14dB(无效)；

D级　改善<0dB(恶化)

如诊断为双侧梅尼埃病,应分别评定。不对眩晕和听力作综合评定,也不用于工作能力的评估。

梅尼埃病阶梯治疗线路图见图2-6-3。

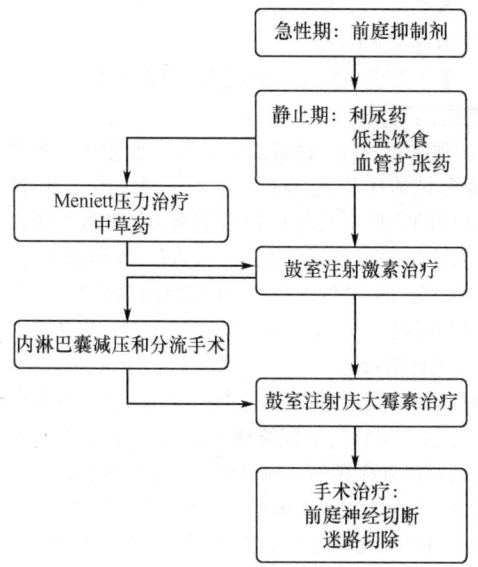

图2-6-3　梅尼埃病阶梯治疗线路

三、良性阵发性位置性眩晕

良性阵发性位置性眩晕是由体位变化而诱发症状的前庭半规管疾病。临床上表现为头部运动在某一特定头位时诱发短暂的眩晕伴眼球震颤。本病为周围性眩晕的最常见疾患之一。

【病因】

1. 特发性 BPPV(50%~70%):无明显病因。
2. 继发性 BPPV(30%~50%)
(1) 头外伤(7%~17%)。
(2) 病毒性迷路炎(15%)。
(3) 梅尼埃病(15%)。
(4) 偏头痛(<5%)。
(5) 内耳手术(<1%)。
(6) 老年患者前庭系统的退化是最常见原因。

【发病机制】

1. 嵴顶结石病(cupulolithiasis)学说:黏附于后半规管壶腹嵴颗粒是移位的耳石,这些颗粒增加了嵴顶的比重,使嵴顶与内淋巴液间的比重差发生了变化,对重力及直线加速度的敏感性升高,直立位时后半规管嵴顶呈垂直位,如侧卧于患耳,则后半规管嵴顶成为水平位,因重力作用而偏离壶腹,产生刺激而发生眩晕和眼震。

2. 半规管结石病(canalithiasis)学说:由于各种原因致耳石脱落;或变性的耳石聚集于后半规管近壶腹处,当头位移动至激发位置(悬头位)时,半规管成为垂直方向,管石开始受到重力的作用,向离开壶腹的方向移动而牵引内淋巴。为了克服嵴顶的弹性以及半规管内内淋巴的惯性,需经数秒后,内淋巴及嵴顶才产生移位,此即为产生眩晕及眼震的潜伏期。当做变位性眼震试验时,眼震的快相朝向位置在下的患耳。当管石移动至半规管近水平的位置时,对内淋巴的牵引力减少或消失,弹性使嵴顶回至中间位,故眩晕及眼震停止。头位回复至直立位置时,管石的重力作用与悬头位方向相反,故眼震的方向与悬头位相反。当反复进行激发头位时,管石散开,在管内往返移动的次数减少,从而使眩晕感或眼震减弱或不发生。良性阵发性位置性眩晕功能异常的半规管多见于后半规管,但外半规管和前半规管亦可受累。

【BPPV 的临床类型】

1. 后半规管 BPPV:28%。

2. 前(上)半规管 BPPV:21%。

3. 外(水平)半规管 BPPV:13%。

4. 混合型 BPPV:较少见。

以上四种类型可单侧发病,也可双侧发病。

【临床表现】

1. 症状:发病突然,病人在头位变化时出现强烈旋转性眩晕,常持续于60秒之内,伴眼震、恶心及呕吐。症状常发生于坐位躺下或从仰卧位至坐位时,或出现于在床上翻身时,患者常可察觉在向某一头位侧身时出现眩晕,常于睡眠中因眩晕发作而惊醒。眩晕的程度变化较大,严重者于头部轻微活动时即出现,眩晕发作后可有较长时间的头重脚轻,漂浮感及不稳定感。整个发作的病程可为数小时至数日,个别可达数月或数年。本病症状的出现,可呈现周期性加剧或自发缓解。间歇期长短不一,有时可1年或数年不发病,甚至可长达10~20年不发病。

2. 检查

(1) Dix-Hallpike 变位性眼震试验(亦称 Barany 试验或 Nylen-Barany 试验):后半规管和前半规管 BPPV 重要的常规检查方法:①患者坐于检查床上,头向右侧转 45°;②检查者位于患者侧方,双手持头,迅速移动受检者至仰卧侧悬头位,头应保持与矢状面成 45°。观察 30 秒或至眼震停止后,头部和上身恢复至端坐位,然后,进行向对侧的侧悬头位检查。检查眼震电图应采用水平及垂直双导联记录,可记录在何种头位时出现眼震,并能准确了解潜伏期及持续时间,眼震渐强渐弱情况,以及反复激发后的衰减情况。旋转性眼震可采用 Frenzel 眼镜或红外视眼震仪直接观察。

后半规管 BPPV 的眼震有下列特征:①眼震为旋转性,眼球上极之眼震快相方向为向地向上跳旋转性眼震;②有潜伏期,一般为2~10秒,多为2秒;③持续时间短,一般为5~10秒,不长于1分钟;④有疲劳性;⑤眼震迅速增强而后逐渐减弱;⑥从悬头位恢复至坐位时,可出现相反方向低速的极短暂眼震,称为典型性位置性眼震。

前半规管 BPVV 眼震快相为向地向下跳旋转眼震。

（2）转动试验(Roll test)：为检查外半规管之 BPVV 患者。患者坐位，头前倾 30°，旋转速度为 0.04～0.5Hz，用 ENG 闭眼记录，阳性者眼速在低频是相移减少。向地性眼震以诱发眼震较强的一侧定为患侧，背地性眼震以相对弱的一侧定为患侧。

（3）听力学检查：一般无听力学异常改变，但半规管结石症如发生于某种耳病，则可出现患耳听力异常。

（4）其他：姿势图检查可呈现异常，但无特征性。前庭功能检查，神经系统检查以及 CT 或 MRI 检查主要用于鉴别诊断或病因诊断。

【诊断及鉴别诊断】

病史的特征性极为重要，间歇期无异常发现，结合病史，Dix-Hallpike 变位性眼震试验，听力学等检查可确诊，但变位性眼震检查最好在发作期进行。应与中枢性位置性眼震、前庭神经炎、梅尼埃病、脑血流疾患致眩晕等相鉴别。部分患者在发病前已存在椎-基底动脉缺血性疾病，迷路也存在缺血性改变，从而使诊断更为复杂。鉴别诊断在于本病发作持续时间不长于 1 分钟，而椎-基底动脉缺血性发作则长于 1 分钟。且应根据激发头位不同而尽可能明确是后半规管病变，还是外半规管。

【治疗】

BPPV 是"自限性"疾病，非致命性，症状一般在 2 个月内自行消失。BPPV 首选复位治疗，辅以药物治疗，久治无效者可考虑手术治疗。

1. 随诊/观察：症状在 2 个月以内，睡在健侧，晨起时动作要慢，在床边坐一会儿，避免低头捡东西，避免头部过分后仰。

2. 头位变位管石复位法：当症状超过 2 个月时，原发性采用耳石（管石）颗粒复位；继发性采用原发病的治疗+ 耳石（管石）颗粒复位。

Epley 管结石复位法：用于治疗后半规管结石，有效率达到 80%；Semont 摆动法(80%)：主要用于治疗后半规管嵴顶结石症，有效率同样达到 80%。Brandt-Daroff 习服练习：复位治疗后残余症状者。成功治疗依赖识别哪个半规管受累以及碎片是自由浮动还是黏附于壶腹嵴。

Barbecue复位法:用于治疗水平半规管耳石症。

3. 抗眩晕药:桂利嗪(脑益嗪)或氟桂利嗪、异丙嗪(非那根)等有一定的效果。

4. 前庭康复治疗训练:打太极拳。

5. 手术疗法:如上述疗法无效,且影响生活工作质量者,可行后壶腹神经切断术或半规管阻塞术。

附:Epley管结石复位法:头位1,头转向患侧45°;头位2和3,患者从坐位快速变成仰卧位,患耳向下,头后仰45°,患者出现典型的眼震。待眼震消失后保持该位置2~3分钟;头位4和5,颈部保持伸展位,头转向对侧90°;继续将患者转向对侧肩部,头呈俯卧位(从原来位置转了180°,此时身体呈侧卧位);头位6,1~2分钟后恢复坐位,游动的微粒从后半规管沿总脚进入椭圆囊。

Semont摆动法:头位1,将患者头部偏转向对侧,并偏离矢状位45°。头位2,帮助患者快速侧卧于患侧。头位3,将患者由患侧卧位快速通过起始坐位侧卧于对侧,相当于旋转180°。头位4,将患者慢慢扶起取坐位。

四、前庭神经元炎

前庭神经元炎(vestibular neuronitis)又称前庭神经炎,是仅发生于前庭神经节及前庭神经(中枢突)、椭圆囊支及球囊支(周围突)的炎性病变,耳蜗系统和前庭中枢系统正常。目前认为,本病可能与病毒感染有关,感染引起前庭神经节、前庭神经及其椭圆囊支、球囊支变性,亦有认为系由自身免疫反应或糖尿病引起。自限性病程,发病前1~2周常有上呼吸道感染病史。

【临床表现】

1. 眩晕多为突发性、旋转性,可伴恶心、呕吐、无耳鸣、耳聋是其特点。直立、行走和头部动时眩晕加重,数小时内达顶峰,数日后逐渐消失。一般3~4周后所有症状消失,多为单耳患病。

2. 平衡障碍慢性患者可表现为长久不稳感,以直立行走时明显。

3. 检查早期可见自发性眼震,呈水平性或水平旋转性,向健侧。位置性试验头向患侧时眼震加重。

【诊断及鉴别诊断】

1. 急性发作眩晕而不伴耳聋、耳鸣是其特点。发病前 1~2 周常有上呼吸道感染病史。

2. 半数患者发作期有自发性眼震或位置性眼震。患侧前庭功能低下或消失。

3. 耳镜检查及听力检查正常。

4. 急性发作期血白细胞升高。

【治疗】

1. 抗感染治疗:抗病毒药(阿昔洛韦)。

2. 血管扩张药改善内耳血循环。常用的有倍他司汀每次 6mg,每日 3 次。桂利嗪每次 15~30mg,每日 3 次。

3. 镇静剂地西泮每次 25mg,每日 3 次。

4. 类固醇制剂。

5. 前庭康复训练。

五、颈 性 眩 晕

【解剖和生理】

由颈椎及其相关软组织(肌肉、韧带、神经、血管)发生器质性或功能性变化所引起的眩晕称为颈性眩晕。椎动脉自锁骨下动脉分出后从下向上走行,通过 C_5~C_1 横突孔,经寰椎与枕骨之间从枕骨大孔入颅。在脑桥下缘,两侧椎动脉合成基底动脉。供应内耳血运的迷路动脉大多直接由基底动脉或小脑下前动脉分出。少数由小脑下后动脉或椎动脉分出。供应前庭神经核区的动脉大多由椎动脉或小脑下前动脉穿支分出。迷路动脉的分支及椎动脉为终末动脉。颈椎骨质病变使椎动脉狭窄、迷路动脉供血障碍,当头位改变,椎动脉进一步扭曲狭窄,使内耳供血不足而发生眩晕。此外,颈椎系是维持人体平衡的三个主要生理反射系统,寰枕关节及 $C_1 \sim C_3$ 关节囊中存在本体感受器,伤害感受器。当颈椎有病变时,由伤害感受器传入异常冲动,经脊髓丘脑前束传至前庭神经下核,诱发前庭症状。椎动脉受颈交感干神经节的交感神经支配,颈交感干神经节位于颈椎横突前方,椎动脉丛在横突孔内,包括椎动脉。颈椎病变刺激颈交感干及椎动脉丛,导致椎动脉痉挛而诱发眩晕。颈椎骨质病变(如增生、疏松、炎症、畸形)、关节功能障碍、颈肌病变等均可引起本病。

【发病机制】

1. 颈椎交感丛刺激:颈部交感神经过度兴奋,椎动脉痉挛而诱发眩晕。

2. 颈部本体感受器过度兴奋:颈本体传入信息改变,颈眼反射异常增加,导致前庭觉、视觉和颈椎传入本体感觉不匹配,可能引起颈性头晕。

3. 椎动脉机械压迫或者椎动脉狭窄:导致椎-基底动脉供血不足。

【临床表现】

1. 眩晕:其特点是当头突然转动或处于一定头位时,可发生短暂眩晕,数秒至数分钟不等,以旋转性多见,尚可为晃动感、沉浮感,一般程度较轻。程度重者可伴恶心、呕吐,甚至不能转动头部,一动就要跌倒。眩晕可反复发作。

2. 耳鸣、耳聋:耳鸣多为高音调,可为持续性,即眩晕消失后耳鸣仍然存在,可伴感音性聋。

3. 其他头痛:从患侧枕部向同侧顶、额、耳后、肩背部及上肢放射,可伴同侧上肢麻木感。

4. 猝倒:多由体位发生改变刺激椎动脉后发生痉挛,血流量减少所致。

5. 视觉改变:如金星闪烁、复视和视力减退等。

6. 颈性眩晕缺乏确定性的检查手段。

【诊断及鉴别诊断】

1. 眩晕发作与头位改变或特定头位有关:与 BPPV 鉴别方

法是患者坐在转椅上,同时伸颈,保持头位不动,只是身体转动,如发生眩晕,可以认为不是由 BPPV 引起,可能是颈性眩晕。

2. 颈部检查:颈部触诊有压痛点,常见部位为枕外隆凸外下方、棘突间、椎旁。头颈运动受限,以一侧为重。颈椎扭曲试验宜谨慎、轻缓。颈部运动受限和颈痛是诊断标志。

3. X 线颈椎摄片:可提示颈椎病变以及椎间隙、韧带病变情况。

4. 脑血流图:可了解椎-基底动脉的供血情况。

【治疗】

1. 扩血管治疗:改善局部血液循环。
2. 物理疗法:如按摩、牵引、局部理疗。
3. 对症治疗:应用前庭神经抑制剂。

(刘爱国)

第八节 耳聋及其防治

一、耳聋概论

正常人耳能听到频率范围为 20~20 000Hz,人类言语频率通常在 500~3000Hz。人体听觉系统中的传音、感音或分析综合部位的任何结构或功能障碍,都可表现为听力不同程度减退,人们习惯把轻者称为重听,把听阈在 85~90dBHL 重者称为聋。先天性聋或婴幼儿期耳聋患者,无法接受言语信号,更无自身言语反馈,如无特殊治疗和训练,终将成为聋哑;在言语形成之后失去听力者,称为语后聋,因为失去听觉反馈能力,对自己发出声音不能正确地监测和校正,表现为发音失准,言语清晰度下降,语音单调且常常不自觉地提高自己的嗓音与环境需求不协调。

【发病率】

据人口调查统计,每1000名新生儿中就有1名先天性聋儿;有不同程度听力下降者在人群中的比例,青年期1%,45~64岁为14%,65~75岁为30%,75岁以上者为50%。全球约有7亿人口,听力损失在中等程度以上(听阈>55dB)。我国有听力言语残疾者达2700万人,其中聋哑人200多万,并且以每年3万多的数量在增长。

【耳聋分类】

按病变性质分类,可分为器质性聋和功能性聋两大类。器质性聋可按病变部位分为传导性聋、感音神经性聋和混合性聋三种。感音神经性聋可细分为感音性聋,其病变部位在耳蜗,又称为耳蜗性聋;以及神经性聋,因病变部位在耳蜗以后的诸部位,又称为蜗后聋。功能性聋因无明显器质性变化,又称精神性聋或癔症性聋。

按发病时间分类,可以出生前后划分为先天性聋和后天性聋。以语言功能发育程度划分为语前聋和语后聋。先天性聋按病因不同可分为遗传性聋和非遗传性聋两类。

【耳聋分级与评残标准】

临床上常以纯音测听所得言语频率听阈的平均值为标准。言语频率听阈平均值各国计算方法不完全一致。我国法定为以500Hz、1000Hz、2000Hz三个频率为准,有的国家还将3000Hz或4000Hz列入统计范围。

耳聋分级,以单耳听力损失为准,分为五级:

轻度耳聋:听低声谈话有困难,语频平均听阈<40dB。

中度耳聋:听一般谈话有困难,语频听阈在41~55dB。

中重度聋:要大声说话才能听清,语频听阈56~70dB。

重度耳聋:需要耳旁大声说话才能听到,听阈在71~90dB。

极度耳聋:耳旁大声呼唤都听不清,听阈>90dB。

传导性聋

大气中的声波进入外耳道,引起鼓膜振动和听骨链活动,使内耳淋巴液产生液波的过程,为声音或声能在人体内传导的正常途径称气传导;大气中的声波直接经颅骨振荡传入内耳的途径,称为骨传导。在声音气传导径路上任何结构与功能障碍,都会导致进入内耳的声能减弱,所造成的听力下降称为传导性聋。气传导功能完全丧失,听阈可上升至60dB。

【病因】

1. 外耳道堵塞、狭窄或闭锁:外耳道完全堵塞,可致听阈上升45~60dB。

2. 鼓膜炎症、增厚瘢痕、粘连:听阈可上升30dB左右,若鼓膜紧张部大穿孔,失去对园窗的屏蔽功能,听阈可上升至45dB左右。

3. 听骨链病变:包括先天性缺如、固定或畸形和后天炎症、外伤、肿瘤所致的粘连、残缺、中断、固定等因素,致听骨链失去完整性或灵活性,造成声能传导障碍,在耳科临床中最为常见,因为此类病变,常使听力损失超过50dB,严重损害患者的社交能力。

4. 咽鼓管及气房系统病变:咽鼓管功能正常,鼓室、鼓窦、乳突气房的容积及压力正常,是鼓膜、听骨链及圆窗膜随声波活动的重要条件。由于炎症、肿瘤或外伤等因素所致的咽鼓管阻塞,都可以造成鼓室气房系统气压下降,鼓膜内陷、鼓室渗出积液,使听力下降。

5. 内耳淋巴液波传导障碍:可因鼓阶及前庭阶外淋巴液质量改变或液波传导受阻所致,见于内耳免疫病、迷路积水、浆液性迷路炎以及各种原因造成的蜗窗闭塞。内耳液波传导障碍除表现为气传导下降外,还可伴有骨导下降,常呈现混合性聋的特征。

【诊断】

1. 病史及专科检查:可以了解病变的原因、部位、损害的范围和轻重程度。

2. 听功能检查

(1) 音叉检查

1) Rinne试验:阴性。

2) Weber试验:偏患侧。

3) Schwabach 试验:延长。

是传导性聋的重要特征。

(2) 纯音测听:骨导听阈基本正常,气导听阈在 25～60dB。

(3) 声导纳计检查:用于耳道和鼓膜完整的病例。检查鼓室图及声反射,可以帮助判断鼓室气压功能及听骨链的完整性。

3. 影像检查:可以根据上述检查结果选定,以协助确定病变的部位、范围及程度。

【治疗】

如果咽鼓管功能正常,大多数的传导性聋,可以经过耳显微外科手术重建听力。因各种原因不能手术者,可配戴助听器。

感音神经性聋

由于螺旋器毛细胞、听神经、听神经以上的各级神经元受损害,致声音的感受与神经冲动传递或者听觉皮层功能障碍者称为感音性或神经性或中枢性聋。临床上用常规测听法未能将其区分时可统称感音神经性聋。

【病因及临床特征】

1. 先天性聋:系出生时或出生后不久就已存在的听力障碍。其病因可分为两大类:

(1) 遗传性聋:约占50%,指由基因或染色体异常所致的感音神经性聋。前者又分为亲代之一将带在常染色体上的显性致聋基因传给子代引起的常染色体显性遗传性聋;和双亲各将同一个带在染色体上的隐性致聋基因传给子代引起的常染色体隐性遗传性聋。由位于性染色体上的致聋基因引起的耳聋,称为伴性遗传性聋。常染色体遗传性聋可以表现为无相关畸形的各种骨迷路和(或)膜迷路发育异常,和伴有心脏、肾脏、神经系统、颌面及骨骼系统、代谢内分泌系统、皮肤和视器等组织器官畸形的众多综合征。

(2) 非遗传性聋:妊娠早期母亲患风疹、腮腺炎、流感等病毒感染性疾患,或梅毒、糖尿病、肾炎、败血症、克汀病等全身疾病，或大量应用耳毒性药物均可使胎儿耳聋。母子血液 Rh 因子相忌，分娩时产程过长、难产、产伤致胎儿缺氧窒息也可致聋。

2. **老年性聋**：是人体老化过程在听觉器官中的表现。老年性聋的出现年龄与发展速度因人而异，其发病机制尚不清楚，似与遗传及整个生命过程中所遭受到的各种有害因素（包括疾病、精神创伤等）影响有关。

听觉器官的老年性退行性改变涉及听觉系统的所有部分，唯以内耳最明显。有人根据内耳损害的主要部位将本病细分为老年感音性、神经性、血管纹性（代谢性）与耳蜗"传导"性（机械性）聋4类。临床表现的共同特点是由高频向语频缓慢进行的双侧对称性聋，伴高调持续耳鸣。多数有响度重振及言语识别率与纯音测听结果不成比例等。

3. **传染病源性聋**：系指由各种急、慢性传染病产生或并发的感音神经性聋。发病率逐渐减少。对听功能损害严重的传染病有流行性脑脊髓膜炎、猩红热、白喉、伤寒、斑疹伤寒、布鲁杆菌病、风疹、流行性感冒、腮腺炎、麻疹、水痘和带状疱疹、回归热、疟疾、梅毒与艾滋病等。临床表现为单侧或双侧进行性聋，伴或不伴前庭受累症状。有的耳聋程度轻，或只累及高频，或被所患传染病的主要症状掩蔽而不自觉，待到传染病痊愈后方被发现，届时与传染病之间的因果关系常被忽视。此种耳聋，轻者多随传染病的恢复而自行恢复，有时仍继续加重，最终遗留下持久性耳聋。

4. **全身系统性疾病引起的耳聋**：常见者首推高血压与动脉硬化。其致聋机制尚不完全清楚，可能与内耳供血障碍、血液黏滞性升高、内耳脂质代谢紊乱等有关。病理改变以血管纹萎缩、毛细胞散在性缺失、螺旋神经节细胞减少为主。临床表现为双侧对称性高频感音性聋伴持续性高调耳鸣。

糖尿病性微血管病变可波及耳蜗血管，使其管腔狭窄而致供血障碍。原发性与继发性神经病变可累及螺旋神经节细胞、螺旋神经纤维、第Ⅷ脑神经、脑干中的各级听神经元和大脑听区，使之发生不同程度的退变。糖尿病引起的听觉减退的临床表现差异较大,可能与患者的年龄、病程长短、病情控制状况、有无并发症等因素有关。一般以蜗后性聋或耳蜗性与蜗后性聋并存的形式出现。

肾小管袢与耳蜗血管纹在超微结构、泵离子交换功能,对药物的毒性反应等方面颇多相似。两者尚有共同的抗原性和致病原因。临床上不仅遗传性肾炎,而且各类肾衰、透析与肾移植患者均可合并或产生听力障碍。目前有关其致聋原因的争论甚多,似与低血钠所引起的内耳液体渗透平衡失调、血清尿素和肌酸酐升高,袢利尿剂和耳毒性抗生素的应用、低血压与微循环障碍、动脉硬化与微血栓形成、免疫反应等体内、外多种因素综合作用有关。听力学表现为双侧对称性高频聋。

甲状腺功能低下,特别是地方性克汀病患者几乎都有耳聋。它是由于严重缺碘,胎儿耳部发育期甲状腺激素不足所造成的结果。病理表现为中耳黏膜黏液水肿性肥厚、鼓岬与听骨骨性增殖、镫骨与前庭窗融合、蜗窗狭窄或闭锁、耳蜗毛细胞和螺旋神经细胞萎缩或发育不良。临床上呈现不同程度的混合性聋,伴智力低下与言语障碍。

除此之外,白血病、红细胞增多症、镰状细胞贫血、巨球蛋白血症、结节病、组织细胞病、多发性结节性动脉炎等多种疾病都可致聋。

5. **耳毒性聋**:指应用某些药物或长期接触某些化学制品所致的耳聋。已知有耳毒性的药物近百种。常用有链霉素、卡那霉素、新霉素、庆大霉素等氨基糖苷类抗生素;水杨酸类止痛药;奎宁、氯喹等抗疟药;长春新碱、2-硝基咪唑、顺铂等抗癌药;呋塞米、依他尼酸等袢利尿药;抗肝素化制剂保兰勃林;铊化物制剂反应停等。另外铜、磷、砷、苯、一氧化碳、二硫化碳、四氯化碳、酒精、烟草等中毒也可导致耳毒性聋。这些药物与化学制品无论全身或局部以任何方式应用或接触,均有可能经血循环、脑脊液或窗膜等途径直接或间接进入内耳,损害听器官。孕妇应用后可经胎盘进入胎儿体内损害听觉系统。临床上耳聋、耳鸣与眩晕、平衡紊乱共存。耳聋呈双侧对称性感音神经性,多由高频向中、低频发展。前庭受累程度两侧可有差异,与耳聋的程度亦不平行。症状多在用药中始发,更多在用药后出现,停药并不一定能制止其进行。前庭症状多可逐渐被代偿而缓解。耳聋与耳鸣除少数早发现早治疗者外,多难完全恢复。

6. 创伤性聋:头颅闭合性创伤,若发生于头部固定时,压力波传至颅底,因听骨惯性引起镫骨足板相对动度过大,导致迷路震荡、内耳出血、内耳毛细胞和螺旋神经节细胞受损。若创伤发生于头部加速或减速运动时,因脑与颅骨相对运动引起脑挫伤或听神经的牵拉、挤压和撕裂伤。临床表现多为双侧重度高频神经性聋或混合性聋,伴高调耳鸣及眩晕、平衡紊乱。症状多能在数月后缓解,但难以完全恢复。

潜水人员由于上升出水时减压过快,原溶于组织或体液中的气体未及弥散而形成微小气泡;另外,深潜时血液多呈高凝聚状态而易产生微血栓;以上两者同时或其中之一出现于内耳,就会阻断耳蜗微循环、造成供血减少、代谢紊乱,继之累及听神经和前庭感觉上皮,导致潜涵性聋。

爆炸时强大的空气冲击波与脉冲噪音的声压波能共同引起中耳和内耳各种组织结构的损伤,引起眩晕、耳鸣与耳聋(爆震性聋),后者常为感音性或混合性,能部分恢复。若长期暴露于持续噪音环境中可导致噪音性聋。

此外,常与可听声混在一起的次声、放射线和微波辐射等物理因素也可使中耳和(或)内耳致伤,引起感音神经性或混合性聋。

7. 特发性突聋:是指原因不明突然发生的感音神经性聋。患者多能准确叙述发病时间及情形,耳聋于数小时或数日内迅速达到高峰,多为单耳。目前认为本病与内耳供血障碍或病毒感染有关。病毒进入内耳使血流滞缓,血管内膜水肿;内耳血管硬化者均可发生血管痉挛和栓塞,使内耳血运障碍,细胞坏死。临床观察和研究表明本病与乙型流感病毒、腮腺炎病毒、麻疹病毒、带状疱疹病毒感染有关。此外,部分患者起病前有情绪强烈变化的诱因,如气愤、抑郁、兴奋等。有潜在的先天性内耳畸形的患者,喷嚏、呕吐、擤鼻易诱发内耳窗膜破裂而发生突聋。有自愈倾向。

【诊断及鉴别诊断】

1. 典型症状为突起听力下降,伴有耳鸣或眩晕。多在数分钟、数小时、数日内发生。起病前有上呼吸道感染、劳累、忧虑、愤怒或兴奋史。1~3天内达高峰。

2. 电测听检查听力减退可从轻度到重度,至少在三个邻近频率大于30dB,可涉及不同的频率范围。听力曲线分四型:高频聋、低频聋、平坦型及全聋。耳声发射可消失。

3. 鼓膜检查正常。

4. 需与听神经瘤、梅尼埃病、外淋巴瘘、自身免疫性疾病、血管性疾病鉴别。可行内听道CT扫描、内耳CT扫描、甘油试验检查。

【治疗】

1. 类固醇冲击治疗:经静脉给药效果较好。多采用地塞米松或泼尼松。可减少内耳细胞损伤。

2. 降低血液黏度:低分子右旋糖酐静脉滴注,双嘧达莫口服。

3. 扩管治疗:可选用盐酸丁咯地尔、丹参注射液、川芎嗪注射液静脉滴注,尼莫地平、倍他司汀口服,利多卡因星状神经节封闭,或英泼莱特耳后封闭。

4. 抗凝溶血栓治疗:巴曲酶能降低血浆纤维蛋白原的浓度,减少血小板黏聚力。

5. 改善内耳细胞代谢,给予ATP、维生素A、维生素E、维生素B_1等。

6. 高压氧舱治疗:提高内耳血氧分压。

7. 自身免疫性聋:为多发于青壮年的双侧同时或先后出现的、非对称性、波动性进行性感音神经性聋。耳聋多在数周或数月达到严重程度,有时可有波动。前庭功能多相继逐渐受累。患者自觉头晕、不稳而无眼震。抗内耳组织特异性抗体试验、白细胞移动抑制试验、淋巴细胞转化试验及其亚群分析等有助于诊断。患者常合并有其他自身免疫性疾病,环磷酰胺、泼尼松等免疫抑制剂疗效较好,但停药后可复发,再次用药仍有效。

8. 其他:能引起耳聋的疾病尚有很多,较常见者如梅尼埃病、耳蜗性耳硬化症、小脑脑桥角占位性疾病、多发性硬化症等。

【诊断】

全面系统地收集病史,详尽的耳鼻部检查,严格的听功能、前庭功能和咽鼓管功能检测,必要的影像学和全身检查,耳聋基因检查等是诊断基础。

【治疗】

感音神经性聋的治疗原则是恢复或部分恢复已丧失的听力,尽量保存并利用残余的听力。

1. 药物治疗:因致聋原因很多,发病机制和病理改变复杂,且不尽相同,故迄今尚无一个简单有效且适用于任何情况的药物或疗法。目前多在排除或治疗原因疾病的同时,尽早选用可扩张内耳血管的药物、降低血液黏稠度和溶解小血栓的药物、维生素B族药物,必要时还可应用抗细菌、抗病毒及糖皮质激素类药物。药物治疗无效者可配用助听器。

2. 助听器:是一种帮助聋人听取声音的扩音装置。它主要由微型传声器、放大器、耳机、耳模和电源等组成。助听器种类很多,就供个体应用者讲,有气导和骨导、盒式与耳机式(眼镜式、耳背式和耳内式)、单耳与双耳交联等。一般需要经过耳科医生或听力学家详细检查后才能正确选用。语频平均听力损失35~80dB者均可使用;听力损失60dB以内效果较好。单侧耳聋可以配用助听器。双侧耳聋者,若两耳听力损失程度大体相同,可用双耳配助听器;若两耳听力损失程度差别较大,但都未超过50dB者,宜给听力较差耳配用;若有一耳听力损失超过50dB,则应给听力较好耳配戴。此外,还应考虑听力损害的特点;例如助听器应该先用于言语识别率较高,听力曲线较平坦,气骨导间距较大或动态听力范围较宽之耳。

传导性聋者气导、骨导助听器均可用。外耳道狭窄或长期有炎症者宜用骨导助听器。感音性聋伴有重振者需采用具备自动增益控制的助听器。合并屈光不正者可用眼镜式助听器。

耳背式或耳内式助听器要根据患者的要求和耳聋的情况选用。初用助听器者要经调试和适应过程,否则难获满意效果。

3. **耳蜗植入器**:又称电子耳蜗(electrical cochlea)或人工耳蜗,是精密的电子仪器,包括植入体及言语处理器两部分,是当前帮助重度聋患者获得听力,获得或保持言语功能的良好工具,语前聋者,应在言语中枢发育最佳阶段或之前植入,语后聋者应在失去听觉之后尽早植入。

4. **听觉和言语训练**:前者是借助听器利用聋人的残余听力,或植入人工耳蜗后获得听力,通过长期有计划的声响刺激,逐步培养其聆听习惯,提高听觉察觉、听觉注意、听觉定位及识别、记忆等方面的能力。言语训练是依据听觉、视觉与触觉等之互补功能,借助适应的仪器(音频指示器、言语仪等),以科学的教学法训练聋儿发声、读唇,进而理解并积累词汇,掌握语法规则,灵活准确表达思想感情。听觉和言语训练相互补充,相互促进,不能偏废,应尽早开始,穿插施行。若家属与教员能密切配合,持之以恒,定能使残余听功能或人工听功能得到充分发挥,达到聋而不哑之目的。

【预防】

1. 广泛宣传杜绝近亲结婚,积极防治妊娠期疾病,减少产伤。大力推广新生儿听力筛查,努力做到早期发现婴幼儿耳聋,尽早治疗或尽早做听觉言语训练。

2. 提高生活水平,防治传染病,锻炼身体,保证身心健康,减慢老化过程。

3. 严格掌握应用耳毒性药物的适应证,尽可能减少用量及疗程,特别对有家族药物中毒史者、肾功不全、孕妇、婴幼儿和已有耳聋者更应慎重。用药期间要随时了解并检查听力,发现有中毒征兆者尽快停药治疗。

4. 避免颅脑损伤,尽量减少与强噪音等有害物理因素及化学物质接触,戒除烟酒。除努力减少噪音及有害理化因素,改善劳动条件和环境等社会行为外,加强个体防护观念及措施,实属必要。

混合性聋

耳传音与感音系统同时受累所致的耳聋称混合性聋。两部分受损的原因既可相同,也可各异。前者如晚期耳硬化症,耳蜗功能受到不同程度损害,又如在化脓性中耳炎所致传导性聋的基础上,因合并迷路炎或因细菌毒素、耳毒药物等经蜗窗膜渗入内耳,引起淋巴液理化特性与血管纹、螺旋器等的结构改变而继发感音性聋。原因不同的两部分损害所致的混合聋常见者如慢性中耳炎伴老年性聋、噪音聋或全身疾病所引起的聋。混合性聋的听力改变特征是既有气导损害,又有骨导损害,曲线呈缓降型,低频区有气骨导间距而高频区不明显。

混合性聋的治疗方法,应根据不同病因及病情综合分析选定,语频区骨导听阈<45dB,气骨导差>25dB 的晚期耳硬化症及慢性中耳炎静止期、咽鼓管功能正常者,可以考虑手术治疗;慢性中耳炎伴有糖尿病致混合性聋者,应注意控制血糖和治疗中耳炎症。

功能性聋

本病又称精神性聋或癔症性聋,属非器质性耳聋。常由精神心理受创伤引起,表现为单侧或双侧听力突然严重丧失,无耳鸣和眩晕。说话的音调与强弱与发病前相同,但多有缄默、四肢震颤麻木、过度凝视等癔症症状。反复测听结果变异较大,无响度重振,言语接受阈和辨别率较低。镫骨肌声反射和听性脑干诱发电位正常。前庭功能无改变。患者可突然自愈或经各种暗示治疗而快速恢复。助听器常有奇效。治愈后有复发倾向。

伪聋

本病又称诈聋,指听觉系统无病而自称失去听觉,对声音不作应答者的表现,严格地说,不能称为疾病。另一类是听力仅有轻微损害,有意识地夸大其听力缺损程度者,可称为夸大性聋。装聋的动机很复杂,表现的形式亦多样,多诡称单侧重度聋,因双侧伪聋易被识破。伪聋者多很机警,有的还很熟悉常规的测听方法,即便应用一些特殊的测听方法也难肯定诊断。自从声导抗、听性诱发电位和耳声发射问世以来,伪聋的准确识别多已不成问题,但确诊前必须要注意慎重地与功能性聋鉴别。

二、助 听 器

助听器是能协助人们更好地聆听环境声响的辅助器具的总称。

【分类】

1. 按其外形特征可以分为盒式、眼镜式、耳背式、耳道式及全耳内式等。

2. 按其作用方式可分为气导助听器和骨导助听器。

3. 按其用途可分为个体配用式和集体使用式两类,后者用于集体教学和训练,可分为有线固定式和无线感应式两种。

【基本结构与工作原理】

完善的助听器应包括集声、扩声和传声三个基本要件和实现声电转换、电能放大和电声转换等基本功能。

1. 传声器(微音器):是一个将声能转变为电能的装置,高保真度的驻极体微音器为普遍使用的部件。

2. 放大器:包括前置放大器和功率放大器两个部分。前置放大器将微弱的声电信号放大,同时配合滤波电路,实现频率调控;功率放大器与接收器结合,对声输出进行削峰及自动增益控制。

3. 接收器:是将经过放大、滤波和削峰处理的电信号转变为声波的电磁式电声转换装置。

【助听器的适应证及验配】

助听器适用于传导性聋及轻、中度感音神经性聋患者,在耳蜗病变或听神经病变所致的重度聋耳使用效果往往欠佳。

人们的听力损失性质、程度各不相同,使用的助听器应经过认真验配,方能达到理想的效果,验配的最基本依据是能反映病人真实听力的纯音听阈曲线,最常采用的验配处方是 Lybarger 于 30 多年前提出的"1/2 增益原则",即"所需要增益的增

长比例是听阈提高程度的一半"。但在具体确定处方时,还应考虑下列因素:

1. 依据不同频率的听阈确定增益。
2. 根据听力图设置频响曲线。
3. 低频信号放大适度降低。
4. 最大输出应控制在听阈和不适阈之间。

三、植入性助听器

【定义及工作原理】

植入性助听器又称人工中耳,是用一个电机械转换器替代了传统助听器的放大器。经转换器处理后的声信号不是以声音,而是以机械振动的形式传递给听觉系统。转换器可连接在鼓膜、听骨链、圆窗膜或颅骨上。其优点是:音色音质更好,可部分弥补传统助听器的不足如对高频信号放大好,没有耳模,外耳道是开放的,没有声反馈和啸叫等现象。

【组成】

由4个部分组成:麦克风;电调控器及放大器;电转换器(振动器);电源(电池)。完全植入性助听器的所有部件都可植入,因此体外及外耳道都没有可见的部件。部分植入性助听器中有一个或多个组成部分留在体外或外耳道。

【分类】

从用途上,可分为治疗传导性聋以及感音神经性聋的植入性助听器。从植入形式上可分为部分以及全部植入性助听器。从工作方式上可分为电磁式以及压电式助听器。

1. 用于治疗传导性聋的植入性助听器:主要代表是Tjellström-Brånemark开发的骨导助听器(bone anchored hearing aid, BAHA)。主要用于双侧耳畸形及慢性中耳炎后遗症,双耳不能进行手术治疗并且不能使用助听器者。它可用于传导性聋及混合性聋,尚不能用于治疗感音神经性聋。缺点是由于固定螺座的安放困难可能需要二期手术;助听器的周围由于有开放性伤口,时有肉芽生长。部分病人可出现局部感染产生皮炎等。

2. 用于治疗感音神经性聋的植入性助听器

(1) 部分植入性助听器,代表产品是 Soundbridg。工作方式为电磁式。手术进路与人工耳蜗植入术基本一样。开放面神经隐窝后将振动器固定在砧骨上,通过增强听骨的振动改善听力。最大的输出水平可相当于 112dBSPL。整个系统是密闭的。主要用于中度到重度的以高频听力下降为主的感音神经性聋;或者做过多次中耳手术、先天性外耳道闭锁儿童、对传统助听器不满意的患者、鼻咽癌放疗后传导性耳聋或者混合性耳聋患者。

(2) 完全植入性助听器,代表产品是 Tica (Tübingen implantable cochlear amplifier),是一种压电式完全植入性助听器。其特点是:整个系统完全植入,有利于美观,没有体外部件如耳模或管道线路。由于放大的频率范围广,音质好,特别有利于音乐爱好者。缺点是:①造价昂贵,价格相当于人工耳蜗。②手术技术繁琐,难度大,术中容易损伤听骨链及面神经。③需要铒-YAG-激光这样造价昂贵的设备。

四、人 工 耳 蜗

【基本部件及工作原理】

人工耳蜗实质上是一种特殊的声-电转换电子装置,其工作原理是:将环境中的机械声信号转换为电信号,并将该电信号通过电极传入到病人耳蜗,刺激病耳残存的听神经而使病人产生某种程度的听觉。目前世界上人工耳蜗的种类很多,但其基本组成部分相同,部件由以下四部分组成:

1. 微音器:感受环境声波。
2. 言语信号处理器:将经微音器送来的电信号进行处理,变成可刺激耳蜗残存听神经、引起听觉的特殊电信号。
3. 传递-接收/刺激器:由言语刺激器送来的信号经颞部头皮传输至耳蜗内电极。
4. 电极:传导电信号刺激耳蜗残存听神经。

【人工耳蜗植入术前检查和评估】

人工耳蜗植入候选病人在术前需接受全面而系统的检查，主要包括医疗常规检查、听力学检查、精神学检查等。

1. 医疗常规检查

(1) 耳科病史：包括详细的耳聋病史、病因学分析。

(2) 耳科常规检查。

(3) 影像学检查：除了解中耳乳突气房发育情况外，重点了解耳蜗存在与否、有无骨化及骨化的程度、听神经的完整性以及排除内耳道占位性病变。

(4) 全身状况检查：包括病人心、肺、肝、肾功能检查和术前常规化验检查。病人的健康状况应能耐受手术。

2. 听力学检查：旨在对病人双耳听功能状况做出全面评价，包括在佩带和不佩带大功率助听器两种情况下的纯音测听、听性诱发反应和电诱发电位以及电刺激试验。

听力学评估标准：

(1) 语后聋患者：双耳纯音气导听阈测定>80dBHL(0.5、1、2、4kHz 的平均值，WHO 标准)。如果好耳的有助开放短句识别达不到30%，而听力损失大于或等于75dB 也可以考虑使用人工耳蜗。

(2) 语前聋患者：对于婴幼儿需要进行多项客观测听检查和行为测听后进行综合评估，包括 ABR 检查声输出时无听觉反应(120dBSPL)；40Hz 相关电位检测 2kHz 以上频率最大声输出时无反应，1kHz 以下频率>100dB；多频稳态测听 2kHz 以上频率 105dBHL 无反应；畸变产物耳声发射双耳各频率均无反应；有助声场测听 2kHz 以上频率听阈未进入听觉语言区(香蕉图)，言语识别率(双字词)得分低于 70%，确认患儿不能从助听器中得到有效帮助。

(3) 对于没有任何残余听力的患者，如鼓岬电刺激有明确听性反应者仍可考虑行耳蜗植入手术。若鼓岬电刺激没有听性反应者应向患者或家长说明情况，并由他们承担手术风险。

3. 精神心理学检查

【人工耳蜗植入病人的选择】

1. 单侧人工耳蜗植入适应证：对于双耳重度或极重度聋，病变部位定位诊断于耳蜗者，可以选择人工耳蜗植入。

（1）语前聋患者的选择标准

1）双耳重度或极重度感音神经性聋。

2）最佳年龄应为12个月至5岁。

3）配戴合适的助听器，经过听力康复训练3~6个月后听觉语言能力无明显改善。

4）无手术禁忌证。

5）家庭和(或)植入者本人对人工耳蜗有正确认识和适当的期望值。

6）有听力语言康复教育的条件。

语前聋患者手术植入时的年龄越小效果越佳，这可最大限度地在脑可塑临界期前避免听感觉剥夺和扩大言语和语言技能的潜力。大于6岁的儿童或青少年需要有一定的听力语言基础，自幼有助听器配戴史和听力或语言训练史。助听器无效或效果很差，是指在最好助听聆听环境下开放短句识别率≤30%或双字词识别率≤70%。

（2）语后聋患者的选择标准

1）各年龄段的语后聋患者。

2）双耳重度或极重度感音神经性聋。

3）助听器无效或效果很差，开放短句识别率≤30%。

4）无手术禁忌证。

5）有良好的心理素质和主观能动性，对人工耳蜗有正确认识和适当的期望值。

6）有家庭的支持。

语后聋患者的发病年龄和耳聋时间与手术后的效果密切相关。一般来说，发病年龄早，耳聋病程较长者手术后效果较差。此外，手术后生活和工作中的聆听环境也可影响到人工耳蜗植入的效果。

2. 双侧人工耳蜗植入适应证

（1）双侧人工耳蜗同时植入适应证

1）成人：双耳语后重聋10~15年；没有前庭疾病史；符合单侧语后聋人工耳蜗植入标准。

2）儿童：6~36个月双侧重聋儿童；神经系统检查正常；符合单侧语前聋人工耳蜗植入标准。

（2）双侧人工耳蜗相继植入适应证

1）成人：单侧人工耳蜗植入效果好；另外一耳配戴助听器双耳言语识别测试没有明显增益（词识别率增加<10%，开放短句识别率增加<20%）。

2）儿童：单侧人工耳蜗植入效果好；另外一耳配戴助听器双耳言语识别测试没有明显增益。第二耳植入年龄<8岁较好；8~12效果差，>12岁效果更差。

【手术禁忌证】

1. 绝对禁忌证：包括内耳严重畸形病例，例如Micheal畸形、无耳蜗畸形等；听神经缺如；严重智力障碍；无法配合语言训练者；严重的精神疾病；中耳乳突有急、慢性炎症尚未清除者。

2. 相对禁忌证：包括全身一般情况差；不能控制的癫痫；没有可靠的康复训练条件。

分泌性中耳炎和胶耳并非手术禁忌证。慢性中耳炎伴有鼓膜穿孔者，如果炎症得到控制，可选择一期或分期手术。一期手术是指根治中耳乳突病灶，鼓膜修补（或乳突腔颞肌填塞和封闭外耳道）的同时行人工耳蜗植入术。分期手术指先行病灶清除，修复鼓膜穿孔或封闭外耳道，3~6个月后行人工耳蜗植入术。

【人工耳蜗言语处理器的调试编程】

人工耳蜗植入术后，人工耳蜗装置的言语处理器需进行调试编程，以保证人工耳蜗言语处理系统达到与病人患耳相适应的最佳工作状态。一般在术后10天至4周进行言语处理器的调试编程。人工耳蜗言语处理器调试编程的基本项目包括：检测各通道电流强度、测定反应阈、测定舒适水平、确定电听觉动态范围、测定音调感觉、选择刺激通道以及调整输出信号范围等。

【人工耳蜗植入病人的听觉言语康复】

听觉言语康复训练有两个目的:一是重建或增进人工耳蜗植入病人的听觉能力;二是重建或改善病人的言语能力。

(崔永华 刘爱国)

第九节 耳部及侧颅底肿瘤

一、外耳良性肿瘤

外耳道乳头状瘤

【临床表现】

外耳道乳头状瘤(papilloma of external canal)好发于男性,是反复挖耳造成的乳头状瘤病毒感染。早期症状为挖耳时易出血,当肿瘤充满外耳道时有阻塞感或听力减退。耳道有多发或单发、带蒂或无蒂、大小不等棕褐色桑葚样肿物,触之较硬。血供差时可部分自行脱落。

【治疗】

1. 激光治疗:在局部麻醉下用YAG激光或者半导体激光气化肿瘤。

2. 冷冻治疗:液氮冷冻具有切除肿瘤创伤小的优点。

3. 手术治疗:切除的范围应包括肿瘤边缘正常皮肤1mm以上,切除肿瘤所在部位的骨膜,可以防止肿瘤的复发。

耳郭和外耳道血管瘤

【临床表现】

主要位于耳郭,少见于耳道。

1. 毛细血管瘤:系毛细血管网组成,扁平,红葡萄酒色或似蜘蛛痣状,皮温高。

2. 海绵状血管瘤:是含血内皮腔隆起肿物,毛细血管排列紊乱。又名草莓瘤,表面呈结节状,微红或紫红色,有搏动。

3. 蔓状血管瘤:使耳郭变形增大,局部温度高,有搏动,可延及头皮。

【治疗】

1. 非手术治疗:冷冻、放射、激光、局部注射(硬化剂,如5%鱼肝油酸钠、平阳霉素等)。

2. 手术治疗:对于局限性的血管瘤,局部切除并植皮。对有动静脉瘘的血管瘤,先将瘤体外围作环形缝扎,阻断血供,同时分段环形缝扎,分区切除。

耳郭和外耳道囊肿

【临床表现】

1. 皮脂囊肿:最常见,好发在耳垂背面,乳突上表皮肤或耳道软骨后下方。囊肿内衬上皮,为柔软、张力不大的肿物。

2. 耳前囊肿(或瘘管):属先天性,表现为耳轮前方皮肤的瘘口。瘘口内有分支管道潜入耳轮和耳屏之间的皮下。管道常呈囊性扩大,易罹患感染。

3. 腮裂囊肿(瘘管):与耳前囊肿(瘘管)的鉴别主要是除了耳轮脚前有瘘口外,常常在外耳道、耳后、颈部有第二瘘口,瘘口阻塞也可出现囊性变。

【治疗原则】

感染期抗感染治疗,控制感染后手术切除。

耵聍腺瘤

【临床表现】

耵聍腺瘤好发于外耳道软骨部后下部的耵聍腺分布区,常见的为腺瘤和混合瘤。耵聍腺瘤发病缓慢,有时耳痛,肿瘤较大时阻塞外耳道,可引起听力障碍。

耳部检查见外耳道后下方局限性的隆起,约为黄豆大小,表面皮肤正常,无压痛,质韧。X线检查外耳道骨质无破坏。

【治疗】

易恶变,应作手术彻底摘除。切除范围包括肿瘤周边至少0.5cm,切除肿瘤区的骨膜,并予植皮。

外耳道骨瘤

【临床表现】

外耳道骨瘤早期无症状,但肿瘤体积增大时可出现耳闷,听力下降等。耳镜检查可见外耳道骨性段有球形的隆起,正常皮肤,触之质硬。影像学检查可见外耳道骨性段有骨样密度的半球状隆起,乳突正常。

【治疗】

无明显症状者可暂时不予处理,嘱患者忌挖耳。对于有症状者,应行手术治疗。

二、外耳恶性肿瘤

外耳恶性肿瘤以低度恶性的囊性腺样癌常见,腺癌和恶性耵聍腺瘤均少见。

耵聍腺恶性肿瘤

【临床表现】

1. 反复挖耳等刺激情况下,耵聍腺瘤容易恶变。

2. 无痛性外耳道少量出血或者挖耳易出血。

3. 耳部有时只有疼痛症状,外耳道皮肤充血并且表面粗糙不平,类似外耳道感染疾病,外耳道炎和外耳道疖肿如果消炎效果差,就需要考虑此病。

4. 耵聍腺癌突破外耳道软骨部侵犯到腮腺,引起耳垂周围腮腺区肿块;有时向前侵犯到颞颌关节,出现张口困难。

5. 影像学检查:CT可显示外耳或者乳突部的骨性损害,MRI可显示肿块向腮腺侵犯。

6. 该病特点是发病缓慢,经常在发病数年后才有症状。无论是手术还是放射治疗,均容易复发,其复发率达到40%~70%,有报道同一患者复发多达12次。

【治疗】

手术切除为主,辅以放疗。肿瘤侵犯腮腺较大者,应作腮腺浅叶或者全腮腺切除,术中应保护面神经。术后放疗可以减少肿瘤的复发率。

色素痣和恶性黑色素瘤

【临床表现】

色素痣,又称痣。常常出现在外耳道,为半圆形隆起的黑褐色新生物,表面为丘疹状,质软,早期无症状。在机械性刺激如长期挖耳的作用下,容易出现破溃或疼痛,肿块可迅速增大,局部溃烂渗血,变成恶性黑色素瘤。

【治疗】

对于色素痣或恶性黑色素瘤,应手术彻底切除。术前不宜活检,防止加速肿瘤的生长和转移。如果肿瘤范围较大,应行外耳道切除、乳突切除,必要时作腮腺切除或者颞骨次全切除、颈淋巴结廓清术。

三、中 耳 癌

中耳癌(carcinoma of middle ear)占全身癌的 0.06%,占耳部肿瘤的 1.5%。中耳癌以鳞状上皮癌最多见,40~60 岁为好发年龄。性别与发病率无显著差别。

【病因】

约 80% 的中耳癌病人有慢性化脓性中耳炎病史,中耳炎的病程一般在 10 年以上,故认为其发生可能与炎症有关。中耳乳头状瘤亦可发生癌变。外耳道癌可以侵犯至中耳乳突腔,临床上常常无法分辨原发部位。

【临床表现】

1. 耳道无痛性出血:外耳道自发性出血或挖耳后耳道出血;慢性化脓性中耳炎有血性分泌物时,应警惕中耳癌的可能性。

2. 耳部疼痛:早期无明显疼痛。病情重者可出现明显耳痛,以夜间疼痛为主,表现为耳部的刺痛或者跳痛,可向耳后及咽部放射。

3. 同侧周围性面瘫:肿瘤侵犯面神经可出现周围性面瘫。

4. 听力障碍:多数患者表现为传导性耳聋。

5. 张口困难:晚期中耳癌侵犯到颞颌关节或翼肌,造成张口困难。

6. 眩晕:内耳受到侵犯时可出现眩晕。

7. 外耳道或者中耳腔新生物:多数患者有鼓膜穿孔,通过穿孔可见中耳腔红色肉芽,触之易出血。当肿瘤破坏骨性外耳道,在耳道内也可以看到肉芽组织,红色质软脆,易出血。

【诊断】

1. 影像学检查

(1) CT:表现为鼓室腔或者乳突有不规则的软组织病灶,伴有不规则的大面积的骨质破坏,边缘不规则。尤其当中耳炎伴外耳道骨壁的破坏,形成外耳道软组织肿块,要高度怀疑中耳癌。肿瘤向周围发展可侵犯颅中窝、颅后窝、乙状窦、颈静脉球窝、颈动脉管、内耳迷路及颞颌关节。

(2) MRI:中耳癌的组织含水量与脑组织相仿,其信号与脑组织近似。增强后病灶有强化表现。MRI可显示肿瘤向颅内或者腮腺侵犯。

2. 病理检查:中耳腔肉芽或者外耳道肉芽摘除后做病理检查可以明确诊断。取材时尽量不要牵拉中耳腔肉芽,防止误伤面神经。

【中耳癌临床分期】

UICC对于中耳癌并无明确的分期标准。目前临床采用的是Stell(1985)制定的初步方案:

T_1:肿瘤局限于鼓室乳突腔,无骨质破坏。

T_2:肿瘤破坏鼓室乳突腔骨质,出现面神经管破坏,但病变未超出颞骨范围。

T_3:肿瘤突破颞骨范围,侵犯周围结构,如硬脑膜、腮腺、颞颌关节等。

T_x:无法进行分期。

【治疗原则】

中耳乳突癌起病隐袭,早期患者多采用先手术后放疗,对晚期患者则采用先放疗缩小病灶,再进行手术切除等综合治疗。

1. 手术治疗

(1) 乳突切除术:适用于病灶局限在中耳腔,无面神经骨管、内耳、颞骨外侵犯者。

(2) 颞骨次全切除术:切除范围包括外耳道、乳突、部分颞颌关节、颞骨鳞部及岩骨外 1/2~1/3,仅保留部分内耳道、部分颈内动脉管和颈内动脉管之内的岩尖部分。

(3) 颞骨全切除术:切除范围包括颞骨鳞部,乳突及全部岩骨。

2. 放射治疗:由于中耳肿瘤被颞骨包裹,放疗难以彻底根治,因此手术加放疗可以明显提高疗效。对肿瘤侵犯到颈动脉管,无法清除时,可考虑先行放疗,缩小肿瘤范围,再行手术治疗。

四、鼓室体瘤

【病因病理】

鼓室体瘤(tympanic body tumor)是局限于鼓室内的起源于鼓室的舌咽神经鼓室支及迷走神经耳支的化学感受器瘤,早期主要在鼓室内生长。

【临床表现及诊断】

1. 搏动性耳鸣。

2. 耳闷感,有轻度传导性耳聋。

3. 耳部检查,透过鼓膜可见鼓岬表面红色肿块。

4. 影像学检查:中耳冠位和水平位 CT 显示鼓岬表面有边缘光滑的软组织肿块,骨质无破坏,肿块可见明显增强。

【治疗】

手术摘除:

1. 耳道入路:局限于鼓室内的肿瘤可做鼓耳道皮瓣,经鼓环下进入鼓室。

2. 经面神经隐窝后鼓室入路:如果耳道小,鼓室不能充分暴露,可在保留外耳道后壁的情况下,经开放面神经-鼓索三角进入后鼓室。必要时可切除鼓索神经,充分开放后鼓室。

3. 开放式乳突切除入路:肿瘤大时则行去除外耳道后壁的乳突切开术。显示肿瘤后,可在控制性降压的情况下切除肿瘤,彻底止血。

五、颈静脉球体瘤

【病因及病理】

颈静脉球体瘤(glomus jugulare tumor)起源于颈静脉球顶外膜的颈静脉体化学感受器,富含毛细血管。起源于鼓室的舌咽神经鼓室支及迷走神经耳支的化学体瘤称为鼓室体瘤。颈静脉球体瘤和鼓室体瘤共称为颈鼓室副神经节瘤。

有2%~5%的颈静脉球体瘤为恶性,淋巴结和(或)远处器官转移是恶性颈静脉球体瘤的唯一可靠依据;大多数颈静脉球体瘤是良性肿瘤,但具有局部侵袭性。

【临床分级】

颈静脉体瘤的 Fisch 分级见表 2-6-5。

表 2-6-5 颈静脉球体瘤的 Fisch 分级

分级	特点
A 级	肿瘤局限于鼓室,来源于鼓岬,没有骨质破坏证据
B 级	肿瘤来源于下鼓室,向上侵入鼓室腔,向后侵入乳突
C 级	肿瘤破坏颈静脉球周围的骨质向周围生长,主要位于硬膜外
C1	肿瘤累及颈内动脉孔但沿未浸润动脉壁
C2	肿瘤破坏了颈内动脉管垂直段和膝部部分骨质
C3	肿瘤累及颈动脉管水平段,但没有到达破裂孔
C4	肿瘤向同侧破裂孔和海绵窦扩展
D 级	肿瘤向颅内扩展
De1	肿瘤向颅内扩展达2cm,但尚未穿破硬脑膜

续表

分级	特点
De2	肿瘤向颅内扩展达2cm以上,但尚未穿破硬脑膜
Di1	肿瘤穿破硬脑膜向颅内扩展达2cm
Di2	肿瘤穿破硬脑膜向颅内扩展达2cm以上
D3	肿瘤向颅内扩展,无法手术切除

【临床表现】

发病以中年妇女多见,男女之比约为1:5。发病年龄一般为30~50岁,病程较长,因肿瘤生长缓慢,病程可长达15~20年而无明显变化。

1. 单侧搏动性耳鸣,与脉搏搏动一致。

2. 听力下降,当肿瘤侵犯到鼓室腔时,呈传导性耳聋。

3. 耳道出血,时有溢液。

4. 颅神经损害:可出现同侧周围性面瘫;肿瘤沿颈内静脉发展,破坏第Ⅸ、Ⅹ、Ⅺ、Ⅻ脑神经时可发生吞咽困难、声嘶和伸舌偏斜。累及第Ⅲ、Ⅳ、Ⅴ、Ⅵ脑神经时,发生眼运动障碍和面部麻木。

5. 耳部检查可见鼓膜呈灰蓝色,有时透过鼓膜可见搏动性红色或蓝色肿物。体积较大的肿瘤可使鼓膜隆起或穿破鼓膜,露出部分樱桃红色息肉样瘤体,触之易出血。

6. 影像学检查:CT检查可显示颈静脉孔破坏,边缘模糊不清,增强时可见明显增强。中耳乳突腔常见到不规则的软组织阴影,乳突气房结构破坏。冠状位CT显示鼓室底壁破坏。MRI检查时T_1加权像呈中等信号,可以见到血管流空征。T_2加权像呈高信号,呈现明显的"椒盐"现象,增强后有明显的强化。MRI可以显示侵犯到颅内或者腮腺内的肿块。血管造影可显示肿块与颈静脉球的关系。

7. 血管造影检查:主要是用来评估颈静脉球对颈内动脉侵犯情况,和对颈静脉球瘤营养血管进行栓塞治疗。

8. 脑血流灌注情况评估(颈动脉球囊闭塞实验):阻断患

侧颈内动脉血流,用放射性同位素检测对侧颈内动脉代偿产生脑血流灌注情况,评估如果术中结扎患侧颈内动脉,发生脑中风的风险。

一般不行活组织检查,也不作鼓膜诊断性穿刺,以免大出血。因此需要与胆固醇肉芽肿性血鼓室的蓝鼓膜鉴别。

【治疗】

1. 早期局限在中耳的肿瘤可经中耳乳突摘除。

2. 术前栓塞治疗:术前 1~2 天行颈静脉球体瘤营养血管栓塞治疗,可以减少术中的出血。

3. 瘤体较大沿颈静脉孔向周围侵犯生长时,应经颞-耳-颈联合 Fisch 颞下窝 A、B 或者 C 进路摘除瘤体。

4. 面神经骨桥技术:面神经保持在原位,然而面神经周围只留下很薄蛋壳样骨质,此技术适合颈静脉球体瘤的大小范围小于 Fisch C1 级患者,目的就是尽量减少发生面神经功能障碍和鼓室传音功能障碍。

5. 放射治疗:颈静脉球体瘤对放射不敏感,放射仅用于姑息治疗。伽玛刀适用于手术残留或复发的情况。

六、面神经肿瘤

面神经肿瘤(facial nerve tumor)可以分为面神经鞘膜瘤和面神经纤维瘤。面神经鞘膜瘤占颞骨肿瘤(不包括内耳道听神经瘤)的 15%,仅次于胆脂瘤及颈鼓室副神经节瘤,是一种较常见的颞骨肿瘤。面神经鞘膜瘤来源于施万细胞,包膜完整,生长缓慢,不容易恶变。大多面神经鞘膜瘤为良性肿瘤,部分有侵袭性。一般认为面神经鞘膜瘤有性别偏向,男与女之比为 1∶2,以中年妇女多见。纤维瘤起源于面神经的神经内膜,神经纤维瘤无包膜,容易恶变。其他肿瘤有面神经血管瘤(常见于膝状神经节处)、纤维血管瘤等。

面神经肿瘤可以发生在面神经径路上的任何部位,尤以鼓室段和膝状神经节为最多见,乳突段的发病率也较高。内听道段发病率较低,而且容易同听神经瘤相混淆。膝状神经节被认为是颞骨面神经鞘膜瘤的好发部位,蛛网膜下腔可以一直沿着面神经膜延伸至膝状神经节,膝状神经节是面神经颅内段与颅外端的交界区,神经结构在此发生重组,且该区血供丰富,可能有利于肿瘤生长。

【临床表现】

1. 面瘫:面神经瘤的首发症状常常是渐进性的面瘫,具有外周性面瘫的特点,占外周性面瘫的5%,根据病变的位置和范围可以伴有味觉障碍、听觉过敏、耳聋、眩晕。

2. 耳聋:乳突段和鼓室段的面神经瘤早期不影响听力,当肿瘤侵犯到鼓室,影响到听骨链和鼓膜的活动时,可引起传导性耳聋。迷路段和内听道段的面神经瘤可以压迫听神经或者破坏内耳,引起感音神经性聋。

3. 面神经瘤如果侵犯内耳前庭,可以出现眩晕的症状。

【影像学诊断】

主要是 CT 和 MRI。CT 的主要影像学表现是面神经骨管的破坏和沿着面神经径路的软组织膨胀性肿块。乳突段的面神经瘤在轴位骨扫描条件下可见肿块与面神经管相连,乳突段面神经管扩大或者破坏,后半规管层面可见面神经骨管破坏,茎乳孔破坏并且扩大;面神经的迷路段到达鼓室后向后为面神经鼓室段,向前发出岩浅大神经,此结构呈"T"形,局限于膝状神经节或者迷路段的面神经瘤在此层面可见"T"形结构区域膨大。此处也是面神经血管瘤的好发部位。膝状神经节处的面神经瘤可以突入中颅窝。

面神经肿瘤在 MRI 中,T_1 加权像为等信号,与软组织的密度相仿,T_2 加权像为等到高信号,常常高于 T_1 加权像的信号;面神经肿瘤中的水分高,则 T_2 加权像高信号,面神经肿瘤水分少时,T_2 加权像等信号。病变一般不均匀,肿瘤较大时,组织内出现坏死现象,可以为囊性变。面神经鞘膜瘤多为椭圆形肿块,面神经纤维瘤多呈长条索状。

【治疗】

面神经鞘膜瘤手术疗效好,治愈率高,但由于肿瘤与面经束粘连紧密,在摘除肿瘤的时候,难以保持面神经干的完整性。通常将受累及的面神经与肿瘤一起切除,并行面神经功能重建。重建后的面神经功能难以好于 House & Brackmann (HB)分级Ⅲ~Ⅳ。大多数面神经鞘膜瘤是一良性的、生长缓慢的肿瘤,因而对于面神经功能仍正常或轻微面瘫的患者,是否需要手术,或何时手术,存在争议,一般来说是采取随访观察方法,如果面神经功能变差到 HB 分级Ⅲ~Ⅳ,就考虑手术治疗。

1. 经中耳乳突面神经肿瘤切除,根据肿瘤的范围可采用完壁式乳突切开或者开放式乳突切开。术中可见面神经瘤为光滑的软组织肿块,应暴露肿瘤两端的面神经干,切除肿瘤可连同肿瘤内的面神经同时切除。尽可能显露肿瘤两端的面神经残端,以便作面神经吻合。

2. 迷路段面神经肿瘤,切除砧骨和锤骨头,由面神经水平段向前上方开放膝状神经节及面神经迷路段,切除面神经肿瘤,也可以通过乳突-中颅窝联合进路开放内听道和迷路段。

3. 内听道肿瘤可以通过中颅窝入路、乙状窦后入路开放内听道,当同侧听力失去实用水平(70~80dBHL 或以上),可以采用经迷路入路摘除肿瘤。

4. 如果是面神经血管瘤(常见于膝状神经节处)可以完整切除肿瘤,并且保留面神经完整性。

5. 面神经重建:肿瘤切除后,可采用面神经移植术,恢复面神经的功能,移植的神经常用腓肠肌神经和耳大神经。

七、听神经瘤

听神经瘤(acoustic neuroma)属良性肿瘤,起源于第Ⅷ脑神经远端或神经鞘部的施万细胞,又称神经鞘膜瘤或施万细胞瘤。绝大多数肿瘤来自前庭神经,以前庭上神经最易发生,而蜗神经较少,确切地应称为前庭神经鞘膜瘤。听神经瘤为颅内常见良性肿瘤,占70%~75% 原发在内听道内 Scarpa 神经节附近,约占颅内肿瘤的6%,占小脑脑桥角肿瘤的80%~90%。听神经瘤恶变很少见,肿瘤生长一般比较缓慢。95%属于单侧散发性,5% 属于Ⅱ型双侧神经纤维瘤病,又称听神经瘤病($NF_Ⅱ$)。

【临床表现】

多见于 30~60 岁的成人,无性别差异,多为单侧。

早期典型症状:

1. 单侧耳鸣:耳鸣为高音调。

2. 渐进性听力下降。

3. 眩晕及步态不稳:常常以步态不稳为主,检查可见患者步态不稳,闭目行走呈蹒跚步态。本病起病和进展十分隐匿,但有时瘤体可因出血或水肿突然增大,类似梅尼埃病的发作。

后期症状:由于瘤体开始多在内听道生长,所以多以第Ⅶ和Ⅷ脑神经的损害症状为主。瘤体增大突出内听道,可波及第Ⅴ脑神经,出现同侧脸部麻木或类似三叉神经痛。中后期可出现同侧面部麻木、小脑症状、肢体麻痹和头痛、面瘫、神情淡漠等高颅压症状。

具体临床表现为:

1. 耳科表现期:多表现为位听神经的症状,少数病例有面神经症状。

(1) 耳聋和耳鸣:耳聋是最常见的早期症状,占95%,耳聋通常为慢性进展性,患者常有言语分辨力差的现象。10%~26% 的患者有突发性耳聋史,有学者认为1%~2% 的原发性突聋患者病因是听神经瘤。因偶有患者表现为低频波动性听力下降并伴眩晕,易误诊为梅尼埃病。耳鸣无特征性表现,可与耳聋同时出现。部分患者听力可以正常。

(2) 平衡失调:因前庭功能受累引起,因多可被中枢神经系统代偿而不明显,偶有患者出现轻度平衡失调或黑暗中不稳感。

(3) 面神经虽可因肿瘤压迫而移位,甚至变薄,但临床上面瘫却很少见。若其感觉支受累,则有耳痛及压迫感,中间神经受累则表现为泪液分泌异常或味觉改变。

2. 三叉神经受累期:有三叉神经症状者提示肿瘤直径大

于 2cm,表现为角膜异物感、面部麻木或不典型的三叉神经痛等。一般情况下出现三叉神经症状与出现位听神经症状间隔 2 年左右或更长。

3. 脑干和小脑受压期:如出现同侧上、下肢的共济失调,水平、垂直或旋转性眼震和第Ⅸ、Ⅹ、Ⅺ脑神经瘫痪表现。

4. 颅内压增高期:因第Ⅳ脑室受压阻碍脑脊液循环致颅内高压,出现视力改变、头痛、恶心、喷射性呕吐等。

5. 终末期:出现脑干生命中枢功能障碍以及小脑扁桃体疝而死亡。

【分期】

Jackler 分期见表 2-6-6。

表 2-6-6 Jackler 分期

分期	肿瘤大小
内听道期	肿瘤局限在内听道内
Ⅰ期(小)	<10mm
Ⅱ期(中)	11~25mm
Ⅲ期(大)	25~40mm
Ⅳ期(巨大)	>40mm

【检查】

1. 听力学检查:早期只有轻度的听力损害。当有更多的听神经纤维破坏时,才表现为以高频损失为主的感音神经性聋。严重者言语识别率下降较明显,不到 30%。音衰试验出现异常的听觉疲劳现象。听觉脑干电反应Ⅲ、Ⅳ、Ⅴ波潜伏期延长提示蜗后病变,患侧Ⅴ波潜伏期及Ⅰ~Ⅴ波间期较健侧明显延长,两耳波Ⅴ潜伏期差超过 0.4ms,或Ⅰ波存在而Ⅴ波消失,提示桥小脑角占位病变。

2. 声导抗:镫骨肌声反射衰减阳性。

3. 前庭功能试验:早期病侧冷热刺激反应下降或消失。出现自发性眼震及其他中枢性反应提示瘤体增大,经常提示压迫小脑和脑干。

4. **三叉神经试验**:瘤体明显增大时,同侧角膜反射消失,皮肤触痛觉下降或消失。

5. **影像学检查**:影像学检查是听神经瘤诊断的主要依据。CT骨扫描可见到内听道扩大,CT检查不能检测到小于1.5cm肿瘤,有可能达到30%漏诊率。MRI可显示直径2mm的小听神经瘤。MRI检查使得听神经瘤的早期发现率明显提高。T_1加权像显示内听道或桥小脑角软组织阴影,等同脑干组织信号;T_2加权像常见内听道高信号的蛛网膜下腔呈充盈缺损现象,较脑组织信号高。听神经瘤有强化后高信号现象。小脑组织常见被肿瘤压迫征象。

【治疗】

1. 随诊观察治疗:年龄大于65岁生长缓慢肿瘤,或者全身情况差不能耐受手术或者放疗患者;或者唯一听力耳患者;或者因为各种原因剩下寿命小于10年患者。

2. 手术治疗:听神经瘤可通过不同的手术入路摘除。在耳科领域里进入内听道摘除听神经瘤的手术途径主要有:迷路入路、中颅窝入路、乙状窦后入路。

(1) 经迷路入路:用于无实用听力任何大小听神经瘤患者,言语频率听阈大于80dB,或病人愿意放弃一侧听力者可采用经迷路入路听神经瘤摘除。其优点是损伤小,面神经显示清楚,保存面神经结构和功能的机会大。经迷路进路不但可以开放内听道,还可以较好地暴露桥小脑角,是达到桥小脑角的最短进路。

(2) 经中颅窝入路:有实用听力且予保留听神经的病例主要采用经中颅窝入路。经颅中窝入路主要针对直径1.5cm以内、局限在内听道和内听道外桥小脑角、侵犯小于1cm的小听神经瘤。

(3) 经乙状窦后入路:主要用于肿瘤大于4cm的桥小脑角肿瘤。对于小于1.5cm大于0.5cm的肿瘤有可能能够保留听力。

3. 伽玛刀治疗:可用于小于 3cm 听神经瘤并且有或者没有实用听力患者,或者大于 75 岁老年患者,或者全身情况不能耐受手术患者的治疗,但不适用于脑干受压或颅压高的病人。伽玛刀治疗后复发者,可再行手术,但手术难度增加。

(刘爱国)

第七章 鼻部疾病

第一节 鼻的先天性疾病

一、鼻部脑膜脑膨出

鼻部脑膜脑膨出(nasal encephalomeningocele)是脑膜和(或)部分脑组织由发育不完善或钙化不全的骨缝或骨质缺损经颅底疝入鼻腔所致的先天性畸形。多发于新生儿及儿童。按疝内容分脑膜膨出、脑膜脑膨出、脑室脑膨出。

【病因】

病因未明确。可能是胚胎发育期颅面的膜样骨和内软骨样骨连接处的骨化不一致,骨缝未融合,使脑膜脑组织由该处膨出。

【诊断】

1. 鼻外型者,新生儿在鼻根部正中或略偏一侧有一质软肿块,表面光滑,皮肤松薄,可有皱纹或色素沉着,随着年龄增长而增大,哭闹时增大,触之柔软,可随脉搏或呼吸搏动;如发生在内眦部位,可出现眼睑肿胀,眼球可移位。

2. 鼻内或鼻咽型者,有鼻塞、呼吸困难,可影响进食和睡眠。

3. 可有脑脊液鼻漏或其他畸形。

4. 鼻颏位X线片、CT和MRI检查可见颅前窝底骨质缺损或筛骨鸡冠消失。

5. 前鼻镜检查可见鼻腔顶部表面光滑的粉红色柔软新生物。较大患儿可行鼻内镜检查。

6. 避免向包块内试行诊断性穿刺,以免引起感染,导致脑膜炎。

临床应与鼻部神经胶质细胞瘤、额筛窦黏液囊肿相鉴别。前者为实质性,质较硬,无波动,多见于鼻梁;后者成人多见,逐渐长大,X线片可见骨质破坏。

【治疗】

治疗原则为切除膨出物或使膨出组织复位,缝合硬脑膜,封闭颅骨缺损。除膨出部皮肤有破裂倾向者应急行手术外,一般以2~3岁时手术为宜。有颅内法和颅外法两种手术进路。主要手术并发症包括硬脑膜下血肿和脑脊液鼻漏,术中应注意仔细止血,选择恰当的颅底骨缺损修补材料。随着鼻内镜技术日臻完善,经鼻内镜切除膨出组织,并根据颅底缺损的不同情况选择使用自体肌肉、筋膜、软骨、骨、脑膜修补材料等行一期修补,相比开颅手术具有安全、简单、微创以及并发症少等优点。

二、先天性后鼻孔闭锁

先天性后鼻孔闭锁(congenital atresia of the posterior nares)是严重鼻部畸形,双侧闭锁者可危及生命。属家族遗传性疾病。约43%的患者合并其他畸形。

【病因】

胚胎发育时鼻颊膜或颊咽膜未能自行消失而遗留;或后鼻孔被上皮栓块堵塞,逐渐变为膜性或骨性组织而形成闭锁。

【诊断】

1. 新生儿双侧后鼻孔闭锁者,常出现阵发性发绀和窒息,在闭口或吮奶时发生呼吸困难,甚至发绀、窒息;在张口啼哭时症状消失或缓解。再次闭口吮奶时又发生呼吸困难乃至发绀、窒息。患儿常因无鼻呼吸功能患肺炎而死亡。儿童及成人期患者主要症状为鼻阻塞,睡眠时有鼾症和呼吸暂停综合征,可有困倦嗜睡、闭塞性鼻音、咽部干燥、胸廓发育不良等。

2. 单侧后鼻孔闭锁者,症状较轻,不影响生命。患侧鼻腔不能通气,积有黏液性分泌物。

3. 用探针或导尿管探测闭锁的位置及性质;或用甲紫滴

入鼻腔,观察咽部有无着色。

4. 对较大儿童或成人可行前鼻镜、后鼻镜、电子鼻咽镜及鼻内镜检查,直接窥视闭锁情况,不仅利于诊断,还有助于与先天性鼻内型黏膜脑膨出、鼻息肉、腺样体肥大、异物、瘢痕性狭窄及鼻中隔偏曲等造成鼻阻塞的疾病相鉴别。

【治疗】

1. 对行将窒息的婴儿应紧急处理,保持呼吸通畅,防止窒息。可将剪去顶端的橡皮奶头放入患儿口内,用系带固定于头部,待患儿已习惯经口呼吸时方可取出口中奶头,以训练用口呼吸的能力。

2. 手术可经鼻内镜鼻腔途径或腭途径切除闭锁部,严重者术后需扩张3~6个月。部分患者术后可出现闭锁复发。手术年龄以两岁后为宜。也有人认为,为防止新生儿窒息,一旦确诊立即进行手术,可降低此病的病死率。

第二节 鼻外伤及相关疾病

一、鼻骨骨折

鼻骨骨折(fracture of nasal bone)在鼻外伤中最常见,多累及鼻骨下部。

【病因】

多由直接暴力引起,暴力的大小和方向决定骨折的类型。鼻骨骨折可单独发生,亦可伴有鼻中隔骨折、软骨脱位、黏膜撕裂,甚至发生眶壁骨折、脑脊液鼻漏、面部畸形等。

【诊断】

1. 有外伤史。

2. 鼻梁变形,鼻梁塌陷或偏斜,鼻出血,局部疼痛,皮下淤血;非错位性骨折,鼻梁可无明显变形。

3. 鼻部软组织肿胀,可波及眼睑,触之有捻发音或骨擦音,变形可被肿胀掩盖,触痛明显。

4. 鼻中隔软骨可偏离中线,前缘突向一侧鼻腔,可在黏膜下出现血肿。

5. X线鼻骨拍片可以显示骨折的位置、骨片移位的方向,有助于确诊。CT扫描对鼻骨缘的骨折,尤其是对合并周围组织损伤如鼻窦内积液、眶壁骨折、软组织血肿、颅底骨折、眶内积血以及评估远期出血可能等均有较大的诊断价值。

【治疗】

1. 鼻外伤伤口处理同一般外科处理,鼻出血应先行止血。

2. 骨折复位应尽早进行,尽量在肿胀发生前整复或肿胀消退后复位,时间最好在伤后两周内。如有鼻中隔软骨脱位,应同步复位。

3. 鼻骨复位前可用2%丁卡因液、1%麻黄碱液(或丁卡因肾上腺素)纱条做鼻黏膜表面麻醉或全身麻醉,用鼻骨整复器复位或经鼻内镜导引将剥离子置于鼻腔内鼻骨骨折片下方向上抬起复位。复位后鼻腔内需用凡士林纱条填塞,24~48小时取出。

4. 如有鼻中隔血肿或脓肿,应切开引流,术后行鼻腔填塞。

5. 预防感染,视情况注射破伤风抗毒素,服用止痛药。

6. 皮下气肿多能自行吸收。

二、鼻窦骨折

鼻窦骨折以额窦及上颌窦最常见。蝶窦或筛窦骨折常在颅外伤时发生,手术不当也常造成筛窦损伤。鼻窦骨折在不同部位有不同表现,通常都有出血、受伤处压痛、淤血、肿胀、鼻通气受阻及头痛等,由于眶壁的2/3是由鼻窦所构成,鼻窦骨折可伴眶骨骨折而出现复视、眼球移位、眼内积血、视力下降等。鼻窦外伤可影响到颅脑,轻者脑震荡,重者颅底骨折、脑脊液鼻漏,表现为持续性或间歇性鼻内清水样分泌物,随低头、咳嗽、打喷嚏等动作而加重,有时继发颅内感染。

额窦骨折

额窦骨折(fracture of frontal sinus)较为复杂,可分为前壁

骨折、后壁骨折、鼻额管骨折,其中每一种骨折又可分为线型骨折、凹陷型骨折、粉碎型骨折。

【病因】

多由外伤造成,常因交通事故或意外创伤所致。

【诊断】

1. 鼻出血,额部肿胀或凹陷,结膜下出血,眼球向下移位,眶上缘后移,乃至泪液外溢,视力障碍。

2. 脑脊液鼻漏,由硬脑膜撕裂所致,但有时虽有硬脑膜撕裂,由于被额窦内黏膜盖住而不出现脑脊液鼻漏。

3. 重症者可有脑震荡、硬脑膜外出血等颅脑症状,伴有颅内血肿、颅内压增高时忌行腰椎穿刺。

4. 触诊可发现额窦前壁骨折,皮肤破裂者不宜用探针向深部探查,以免损伤脑膜。

5. X 线摄片可显示骨折部位。必要时可做 CT 扫描,可详细显示毗邻结构,如眶内、筛窦和视神经管病变情况。

【治疗】

1. 对额窦前壁单纯线型骨折,外形、窦腔无变形,且无开放性创伤者,无需特殊处理。

2. 额窦前壁凹陷型或粉碎型骨折,局部无开放性创伤者,于局部麻醉下在眉内做一切口,直达骨壁,从额窦底部插入骨膜起子将凹陷复位,窦内不填塞,缝合切口,保持鼻额管通畅,控制感染。

3. 额窦前壁凹陷型或粉碎型骨折,如有开放性外伤,须清洗创口,清除异物及不具活力的游离骨片;若窦内黏膜有炎症,应予刮除,扩大鼻额管,放置引流,或在窦内填满自体脂肪块,预防感染。

4. 额窦后壁骨折,必须手术探查,若有硬脑膜外血肿,需尽快吸出,若脑膜撕裂,出现脑脊液鼻漏,应及时用筋膜或肌肉修补,给予足量抗生素,必要时请脑外科医师协助处理。

筛窦骨折

筛窦骨折(fracture of ethmoidal sinus),常伴有鼻根、额窦、

眼眶等处的损伤,即所谓鼻额筛眶复合体骨折。有时伴有颅底骨折和视神经管骨折。

【病因】

多因鼻部及头面部外伤所致。

【诊断】

1. 眼部或鼻根部肿胀、疼痛,鼻腔上部出血,眼结膜充血,眼睑淤血、血肿或水肿,内眦间距增宽或凹陷畸形,眼球压痛,泪囊窝压痛,患侧瞳孔散大,对光反射消失。

2. 脑脊液鼻漏,多为筛窦损伤严重,引起硬脑膜撕裂或骨片刺破脑膜所致。其发生时间可在伤后早期或数日、数周后出现,中期可并发化脓性脑膜炎。

3. 后组筛窦损伤,可出现头痛、嗅觉减退,累及视神经管可影响视力。

4. X线片可见筛骨骨折,有必要做CT扫描以明确颅底,眶壁受累情况。

【治疗】

1. 填塞法止鼻出血严重者堵塞无效时,可在局部麻醉下沿眶内缘做切口,行筛前动脉结扎。

2. 抗休克治疗、给氧、输液或输血。

3. 保持呼吸道通畅,必要时行气管插管或气管切开。

4. 如无颅脑损伤,应争取早期手术修复;对视力障碍者,应及早行视神经管减压术。

5. 如有严重的颅脑损伤、颅内出血,应请脑外科医师协助处理。密切观察呼吸、血压及脉搏的变化。

6. 对有脑脊液鼻漏者,鼻腔内填塞不可太紧,待1~2周仍不愈合者,应行修补术,同时给予足量抗生素控制感染。

三、击出性和击入性骨折

击出性骨折

【病因】

击出性骨折(blow out fracture)是眼部被钝器击伤时,眶内压力陡增,使眶下壁或眶内发生爆裂性骨折,致使眶内容物及骨折片陷入上颌窦或筛窦,常有血肿发生。

【诊断】

1. 眼睑皮下淤血,可有气肿、眶下神经分布区麻木、眼球运动受限、视力减退甚至失明。

2. 待眼部肿胀消退后,眶内软组织纤维变性,使眼球塌陷,假性眼睑下垂或睑裂横径缩短。

3. X线片或CT扫描,可显示眶下壁及内壁骨折移位,眼内容物坠入上颌窦或筛窦。

【治疗】

应及时手术,若眶内出血肿胀,宜在伤后7~10日进行。手术进路可经下睑下、上颌窦或鼻外打开筛窦,使上颌窦或筛窦的眶内容物复位,眶壁骨折复位固定。

击入性骨折

【病因】

击入性骨折(blow in fractur)是外界暴力从眶外侧壁击中眶部上颧方,导致额颧缝、眶下壁骨折,使一部分眶底向上旋转进入眶内。

【诊断】

1. 颧部肿胀、压痛,眼球外突,外眦向外下方移位,眼球运动正常。

2. 触诊眶下壁有阶梯感,上颌窦穿刺冲洗有血液或血块。

3. X线片显示上颌窦阴影模糊,其外侧壁不整齐,眶下壁突起,额颧缝变宽。

【治疗】

应于全身麻醉下行眉外侧切口和下睑缘切口,分离肌层,用骨膜起子插入颧弓下方,使凹陷的上颌骨复位,穿入钢丝固定,缝合皮肤,控制感染。

四、颅面骨折

颧骨及颧弓骨折

颧骨及颧弓骨折多在颧额、颧上颌及颧颞三个骨缝处,常伤及邻近骨部。一般分为颧骨骨折、颧弓骨折、颧骨颧弓联合骨折和颧-上颌骨复杂骨折。

【病因】

多因头面部外伤所致。

【诊断】

1. 根据病史及面部畸形：触诊可感知眶下缘、眶外缘或颧弓处有断裂。伤侧软组织肿胀，皮下淤血。若肿胀不明显或消退，可出现颧面部畸形。颧骨骨折向内下移位，使突起的颧骨变得平坦。颧弓骨折可在其中部出现凹陷。骨折的颧弓压迫下颌骨喙突，可出现张口困难。

2. 颧骨骨折后眶外侧壁和眶下缘外侧部分及附着眶壁上的眼球悬韧带向下移位，使两侧瞳孔不在同一水平而出现复视。如为颧-上颌骨复杂骨折伴有眶底骨折，眶内容下陷也可出现复视并有鼻出血。

3. X 线摄片能显示骨折部位和移位情况。鼻额位对颧骨显示良好，并可观察上颌窦情况。颅底顶颏位对颧弓显示良好。必要时可做 CT 扫描。

【治疗】

应及早复位，以免错位愈合日后留有显著面部畸形。可选用以下几种方法：

1. 颧部手术巾钳复位法：适用于单纯颧弓骨折。在局部麻醉下分别将手术巾钳的两锐叶，自颧弓骨折部位上下方刺入皮肤，达骨折段深面，向外牵拉骨折片使其复位。应注意避免损伤面神经的颧支。

2. 经上颌窦复位法：适用于颧-上颌窦骨折。经柯-陆手术进入上颌窦，以骨膜剥离器将骨片复位，然后窦内以碘仿纱条填塞，两周后经下鼻道窗口取出。

3. 外部切开复位法：在骨折侧颞部或骨折处附近切开，将骨膜剥离器插入颧骨根部，复位颧骨颧弓，再用钢丝固定。

面中部骨折

面中部骨折是以上颌骨骨折为主的面部中段颅面骨骨折，

骨折范围可波及多处颅面骨,多为开放性骨折。伤势复杂,病情严重,有时须与神经外科、颌面外科、眼科共同处理。

【病因】

以交通事故发生者为多。

【诊断】

详细了解暴力作用方向和部位,仔细检查体征,并结合 X 线和 CT 检查,即可对本病做出明确诊断。但不能忽视严重的颅脑损伤、视神经损伤等严重并发症的存在。

【治疗】

应视为急症及时抢救处理。治疗原则:及时止血,保持呼吸道通畅,必要时行气管切开术;待生命体征稳定后,及时对骨折复位和固定,并应与相关科室合作诊治。

五、脑脊液鼻漏

脑脊液经破裂或缺损的蛛网膜、硬脑膜和颅底骨板流入鼻腔或鼻窦,再经前鼻孔或鼻咽流出,称为脑脊液鼻漏(cerebraspinal rhinorrhea)。

【病因】

上组鼻窦严重骨折并有硬脑膜破裂时(包括鼻内手术操作不当),可引起外伤性脑脊液鼻漏。中耳乳突天盖或咽鼓管骨部骨折导致脑脊液经咽鼓管流到鼻腔,称为脑脊液耳鼻漏。还有脑肿瘤、脑积水等引起的脑膜及骨质的破坏等。脑脊液鼻漏发生率最高者为筛骨筛板骨折者。

【诊断】

1. 外伤时自鼻孔流出血性液体,干后痕迹中心呈红色而周边清澈,或鼻孔流出无色液体,干后不结痂,提示脑脊液鼻漏的可能。

2. 脑脊液鼻漏可为间歇性或持续性,量多少不定,当低头用力、打喷嚏或压迫颈静脉时漏出增加。

3. 实验室做葡萄糖定量检查,若漏出液的葡萄糖含量在 17mmol/L (30mg%)以上即为脑脊液。必须指出,定性分析并不可靠。

4. X线片偶可显示骨折部位。CT薄层扫描对显示颅底骨折缝有较高阳性率。放射性核素ECT检查对瘘孔定位发现率较高。

5. 经鼻内镜检查发现脑脊液鼻漏来源部位对诊断和治疗有明确的指导意义。

【治疗】

1. 保守疗法,可使大部分脑脊液鼻漏者治愈。病人取头高卧位,静卧两周,预防颅内压增高,限制饮水量和食盐摄入量,控制感染,避免用力咳嗽和擤鼻。

2. 瘘孔位于筛骨筛板前部者,于黏膜表面麻醉下,用20%硝酸银液涂于瘘孔周围的黏膜上,造成创面,促进愈合。

3. 手术治疗适用于经过两周保守治疗仍漏者。手术方法有颅外法和颅内法,颅外法可经鼻内镜,根据瘘口部位及颅底缺损范围选择自体肌肉、筋膜、软骨、骨、脑膜修补材料等进行修补。颅内法需请脑外科医师协助开颅修补。

第三节 鼻 出 血

鼻出血(epistaxis)属急诊,是鼻腔、鼻窦疾病的常见症状之一,也是全身多种疾病或鼻腔、鼻窦邻近结构病变的常见症状之一。多见单侧,亦可双侧,量多少不一,出血部位多在鼻中隔前下方的易出血区。应尽快找到出血部位及原因,并进行处理。

【病因】

1. 局部因素

(1) 外伤:鼻、鼻窦外伤、颅底骨折、鼻部手术后、剧烈咳嗽、挖鼻、用力擤鼻、鼻腔异物及经鼻腔插管等。

(2) 炎症:各种鼻腔、鼻窦炎症。

(3) 鼻中隔病变:鼻中隔偏曲、骨棘、骨嵴、鼻中隔糜烂、溃疡及穿孔。

(4) 溃疡:鼻部结核、梅毒及麻风所致的溃疡。

(5) 肿瘤:鼻腔、鼻窦或鼻咽部的良性肿瘤或恶性肿瘤。

2. 全身因素

(1) 心血管疾病：高血压、动脉硬化和充血性心力衰竭等。

(2) 急性传染病：流感、伤寒、出血热、疟疾、麻疹、白喉、猩红热和病毒性肺炎等。

(3) 血液疾病：血友病、白血病、再生障碍性贫血、血小板减少性紫癜等。

(4) 维生素 C、K、P 缺乏，营养障碍。

(5) 慢性肝、肾疾病，肝硬化、尿毒症等。

(6) 各种原因引起的发热、风湿热等。

(7) 中毒：铅、磷、砷、汞和苯等中毒，破坏造血系统；长期服用水杨酸、类固醇激素药物而致凝血机制障碍。

(8) 内分泌失调、"代偿性月经"等。

(9) 遗传性毛细血管扩张症。

【诊断】

1. 鼻涕中带血，鼻腔流血，若出血量大或反复出血，可引起贫血乃至休克。

2. 鼻出血部位，多位于鼻中隔前下方血管丛区，又称利特尔动脉丛和克氏静脉丛。儿童患者基本上发生在该区，青年患者亦多见于该区，鼻中隔后部出血者多见于中老年患者。

3. 注意病史，做必要的体检和实验室检查有助于病因诊断。

【治疗】

1. 全身治疗

(1) 镇静药：有助于消除紧张、恐惧。

(2) 止血药：常用酚磺乙胺、卡巴克洛、氨甲苯酸（PAMBA）和巴曲酶等。

(3) 维生素药物：维生素 C、维生素 K、维生素 P 等。

(4) 纠正贫血或抗休克治疗，补液或输血。

(5) 根据病因积极治疗，改善全身状况，如积极治疗高血压、慢性肝病、肾病、血液病等，必要时请相应专科诊治。

2. 局部治疗

(1) 硝酸银烧灼法：适用于反复小量静脉出血且出血点固定者，且处于出血静止期。先用 1% 麻黄碱或 0.1% 肾上腺素和2%丁卡因棉片,行黏膜表面麻醉,再用棉签蘸少许30%~50%硝酸银液或30%三氯醋酸液烧灼出血点,范围越小越好,以局部呈现白膜为度,烧灼部位涂上软膏。

(2)射频止血:适用于反复发作且出血点固定的中、小静脉,甚至动脉性出血静止期和活动期的治疗。可在黏膜表面麻醉或全身麻醉下进行。经鼻内镜发现出血部位后,选择适当功率,直接凝固出血点,封闭血管。具有准确性高,适用广泛,患者痛苦小等优点。近年来逐渐在临床推广应用。

(3)简易填塞法:适用于小量出血者,用明胶海绵塞入鼻腔,压迫出血点。

(4)前鼻孔填塞止血法:适用于鼻中隔、鼻腔及鼻窦出血者。用凡士林纱条自后向前、从上向下填塞压迫止血。

(5)后鼻孔填塞止血法:适用于鼻腔填塞出血仍未止住或鼻腔后部出血者。将预制好的锥形纱布球用导尿管引导拉进后鼻孔,尖端进入鼻腔,纱布球底紧塞后鼻孔。另外,用凡士林纱条进行鼻腔填塞,宜于24~48小时取出,最长不超过5~6天,注意抗感染治疗。

(6)鼻腔或鼻咽部可用气囊或水囊压迫止血。

针对鼻腔填塞法,近年来多种新型止血材料被用于临床,如吸收性止血绫、藻酸钙伤口敷料、Merocel高分子止血棉、Rhino凝胶快速止血材料等,相比经典的止血材料,具有填塞简便、止血效果好、组织相容性高、患者痛苦小等优点。使耳鼻咽喉科临床医生及患者都有了更多的选择。

3.手术治疗或其他疗法:应用局部止血方法无效时,可行鼻中隔黏膜划痕、鼻中隔黏-骨膜下剥离术或行相应动脉结扎术止血,或可考虑放射介入疗法行相应血管栓塞术。

第四节 外鼻及鼻前庭炎性疾病

一、鼻前庭炎

鼻前庭炎(nasal vestibulitis)是鼻前庭皮肤的弥漫性炎症,

分为急性和慢性。

【病因】

1. 因致病菌侵袭鼻前庭皮肤所致。主要致病菌为金黄色葡萄球菌、白色葡萄球菌等。

2. 鼻腔、鼻窦的炎性分泌物的长期刺激,鼻腔内的任何急性或慢性、特异性或非特异性炎症均可并发鼻前庭炎。

3. 经常受有害粉尘(如水泥、烟草、石棉等)的刺激。

4. 挖鼻或拔鼻毛损害皮肤,继发感染。

【诊断】

1. 急性者,鼻前庭剧痛,皮肤弥漫性红、肿、糜烂。

2. 慢性者,鼻前庭不适,有异物感,干燥、发痒、灼热、鼻毛脱落、皮肤增厚乃至结痂、皲裂。

3. 注意与鼻前庭湿疹鉴别,此病瘙痒较剧,多见于儿童,病因与过敏有关。还应注意除外梅毒和结核。

【治疗】

1. 去除病因,积极有效治疗鼻腔、鼻窦疾病。

2. 急性期抗感染治疗,选择敏感抗生素,局部红外线照射或湿热敷。

3. 慢性期用抗生素软膏,如0.5%金霉素软膏或1%~2%黄氧化汞软膏涂搽,渗液较多者涂5%氧化锌软膏。

4. 加强鼻腔保护,改正不良的挖鼻习惯,避免有害粉尘刺激。

二、鼻　疖

鼻疖(nasal furuncle)是鼻前庭毛囊、皮脂腺或汗腺的急性局限性化脓性炎症。好发于鼻前庭,亦可发生在鼻尖或鼻翼处。鼻疖若被挤压,感染可由小静脉、面静脉、眼上静脉向上达海绵窦,引起非常严重的海绵窦血栓和颅内感染。

【病因】

1. 多因挖鼻、拔鼻毛使鼻前庭皮肤损伤,金黄色葡萄球菌等致病菌乘机侵入,也可继发于慢性鼻前庭炎。

2. 糖尿病患者、慢性便秘者和抵抗力弱者易患本病,且反复发作。

【诊断】

1. 初起患处发胀、疼痛或跳痛,继而鼻尖、鼻翼发热、红肿,有明显触痛,鼻前庭内出现小丘状隆起。成熟时,其顶部出现脓点,一般一周内自行穿破而愈。

2. 病情重者可引起上唇、面颊部蜂窝织炎,常伴有畏寒、高热、头痛、全身不适等症状。

3. 若颊部肿胀,眼眶周围红肿,眼球突出、固定,应首先考虑眼眶蜂窝织炎或海绵窦血栓性静脉炎。如未能及时治疗,严重者可危及生命或遗留脑和眼的后遗症。

【治疗】

1. 局部治疗

(1) 局部理疗、热敷,应用超短波、透热疗法,或用氦-氖激光照射。

(2) 疖肿未成熟者,用10%鱼石脂甘油棉片或软膏敷其表面;疖肿成熟者,局部消毒后将脓栓挑去,用30%~50%硝酸银液或30%~50%三氯醋酸液烧灼脓头的破溃基底。

(3) 局部涂以抗生素软膏。

2. 全身治疗

(1) 给予足量的抗生素或磺胺类药物。

(2) 服用镇痛、镇静药。

(3) 服用清热解毒类中药。

(4) 注意休息,多饮水,通大便。

(5) 合并海绵窦血栓性静脉炎者,请眼科和脑外科医师协助处理。

3. 加强卫生宣传教育:戒除挖鼻、拔鼻毛和挤压皮脂腺的不良习惯,积极治疗鼻腔疾病,避免有害粉尘的刺激,患本病者切忌挤压鼻疖,未成熟者严禁切开,以免扩散。

三、鼻前庭湿疹

鼻前庭湿疹是发生在鼻前庭的一种皮肤损害,可蔓延至鼻翼、鼻尖及上唇等处皮肤,瘙痒较剧,多见于儿童,可分为急性和慢性两类。

【病因】

湿疹是过敏性皮肤疾病,属于Ⅳ型变态反应。鼻前庭湿疹可能是面部或全身湿疹的局部表现,也可单独发生。鼻腔脓性分泌物的经常刺激、浸渍是引起鼻前庭湿疹的主要原因,搔抓、摩擦、局部药物刺激亦可诱发本病。慢性消化系统疾病、胃肠功能紊乱、新陈代谢障碍和内分泌失调等均可产生或加重湿疹病情。

【诊断】

1. 主要根据病史、皮疹形态及病程。急性湿疹以局部渗液、瘙痒及烧灼感为主要症状,时有疼痛。慢性湿疹表现为明显鼻瘙痒,患儿经常以手挖鼻。

2. 检查见鼻前庭皮肤增厚、浸润或皲裂,表面粗糙,覆以少许糠秕样鳞屑,或因抓破而结痂,境界一般清楚,病变大多局限。

3. 应注意与鼻前庭炎相鉴别。

【治疗】

1. 全身治疗:抗过敏药对减轻瘙痒症状有一定效果,包括具有镇静作用的氯苯那敏、苯海拉明和无镇静作用的氯雷他定、西替利嗪等。也可使用 10% 葡萄糖酸钙 10ml 缓慢静脉注射,每日 1 次。

2. 局部治疗:急性湿疹有渗出者,以 3% 硼酸或 0.1% 依沙吖啶溶液冷湿敷;无明显渗出者,可选用炉甘石洗剂或氧化锌油外涂。亚急性湿疹,可选用糊膏或乳剂,如氧化锌糊剂或糖皮质激素乳剂,每日 2~3 次外涂。慢性湿疹,以软膏剂型为主,如氟轻松、曲安西龙、恩肤霜等。皮损肥厚时用曲安西龙尿素霜。当湿疹继发感染时,选用含抗细菌、抗真菌药及糖皮质激素的混合霜剂外用,如皮康霜、复方康纳乐霜、派瑞松,必要时选用有效抗生素口服、肌内注射或静脉滴注。

四、酒 渣 鼻

酒渣鼻(rosacea)为外鼻慢性皮肤疾病,常伴有鼻尖和鼻翼痤疮及皮肤充血、肥厚。男性易患,发病年龄一般较痤疮为晚。

【病因】

1. 嗜酒、烟,喜吃辛辣刺激性食物。
2. 胃肠功能紊乱,如胆囊炎、便秘等。
3. 鼻腔、鼻窦疾病或体内有感染病灶。
4. 由心血管疾病、内分泌障碍(如更年期后)、月经不调等引起。
5. 由毛囊蠕形螨所致。

【诊断】

1. 鼻部灼热,若继发感染则有痛感。
2. 病程进展分为三期:

第一期(红斑期):外鼻皮肤潮红,呈弥漫性充血,在饮酒、进食、冷热刺激或情绪紧张时加重;皮脂腺开口扩大、分泌物增加,鼻部皮肤呈现油光状。

第二期(丘疹脓疱期):外鼻皮肤充血更甚,呈紫红色,皮肤毛细血管逐渐扩张,常伴有丘疹和脓疱疮。

第三期(鼻赘期):皮肤毛细血管扩张更为显著,皮肤增厚,皮脂腺、结缔组织增生,鼻部增大,表面呈现高低不平的隆起,外观似肿瘤,称"鼻赘"。

【治疗】

1. 积极治疗病因,矫治诱因,戒酒、戒烟,避免辛辣食物。
2. 局部感染较重者,给予抗生素治疗。
3. 局部皮肤用温水或肥皂水洗净,涂搽 5%~10% 硫黄软膏;有脓疱及急性炎症者,用 4% 硼酸液湿敷。
4. 疑有毛囊蠕形螨感染者,试服甲硝唑(灭滴灵)。
5. 鼻赘可在局部麻醉下将增生部分切除或用二氧化碳激光切除或气化。
6. 中医中药,红斑期用消肺饮加减,鼻赘期用桃红四物汤。

(陆 翔)

五、变应性鼻炎

目前，依据患者是否具有特异性体质以及特异性体质是否和患者的病史相一致将鼻炎分为变应性及非变应性鼻炎。变应性鼻炎是发生在鼻黏膜的变态反应性疾病，是呼吸道变态反应性疾病的一种。变应性鼻炎对下呼吸道疾病的发生和发展有显著的影响，有 60%~70% 哮喘患者合并有变应性鼻炎，20%~40% 变应性鼻炎患者合并哮喘。目前，变应性鼻炎及其对哮喘的影响（allergic rhinitis and its impact on asthma，ARIA）指南规定，依据发病时间特点，变应性鼻炎分为间歇性和持续性，间歇性为每周发作时间少于 4 天或每年发作少于 4 周，持续性为每周发作时间多于 4 天并且每年发作多于 4 周；依据对生活质量影响的严重程度分为轻度和中/重度，轻度患者的生活质量包括睡眠、日常活动、学习和工作未受明显影响，患者没有显著不适，中/重度患者上述生活质量中的一项或多项受到影响；分类时需同时结合发病时间和严重程度两个方面。ARIA 指南是一个建立在循证医学基础上的文件。变应性鼻炎男、女发病率基本一致，以 15~40 岁者多见，发病率近年来有增加趋势，对个人生活质量和社会经济负担影响显著。

【病因】

本病主要是由各种变应原诱发的 I 型变态反应所致。以 IgE 抗体的产生和肥大细胞的脱颗粒为特征。嗜酸粒细胞的激活、Th1/Th2 细胞的失衡、P 物质等神经递质的异常释放等都参与了本病的病理生理过程。根据"卫生假说"，遗传和环境因素的相互作用在变应性鼻炎的初始发生中起重要作用。引起变应性鼻炎的常见呼吸道变应原有螨虫、真菌、动物羽毛、皮屑、花粉等。由花粉引起的变应性鼻炎又称为花粉症。

【诊断】

1. 病史：可能有过敏史、家族史。
2. 症状：有四个主要典型症状，即阵发性连续发作的喷嚏、大量水样清涕、鼻塞及鼻痒，常伴有鼻外症状，如咽喉、腭部、眼部、耳部及颈前等处瘙痒。儿童患者可能有反复的揉鼻及揉眼等动作。

3. 专科检查下鼻甲常肥大,鼻黏膜苍白或呈淡蓝色,鼻内有大量清水样涕潴留,有时分泌物也可能比较黏稠。

4. 可能伴有鼻息肉、支气管哮喘、分泌性中耳炎、咽炎、变应性结膜炎等疾病的症状和体征。

5. 变应原皮肤试验阳性:以适宜浓度的各种常见变应原浸液做皮肤点刺,若对某种变应原过敏,就会在相应部位出现风团及红晕。

6. 鼻腔分泌物涂片检查,可见大量嗜酸粒细胞。若合并感染,则可见大量中性粒细胞。

7. 鼻腔分泌物及血清中变应原特异性 IgE、嗜酸粒细胞阳离子蛋白升高。

8. 应注意与血管运动性鼻炎、非变应性嗜酸粒细胞增多性鼻炎等相鉴别。

【治疗】

1. 应避免与变应原接触,但真正避免实非易事。

2. 药物治疗

(1) 抗组胺类药物:主要为 H_1 受体拮抗剂,可以缓解打喷嚏、鼻痒和流涕症状。目前常用的是第二代药物,如氯雷他定 10mg,口服,每日一次;盐酸氮䓬斯汀,每次每鼻孔 2 喷,每日 2 次。

(2) 糖皮质激素类药物具有强大的抗炎作用,可以抑制变应性鼻炎的急相和迟发相反应,新一代鼻用糖皮质激素不良反应小,是治疗变应性鼻炎的主要药物。如丙酸氟替卡松,每次每鼻孔 2 喷,每日 1 次。

(3) 肥大细胞稳定药:主要用于预防,如酮替芬 1mg,每日 1~2 次,司乘人员慎用;或用 2% 色甘酸钠溶液滴鼻。

(4) 抗胆碱类药物:用于缓解流涕,如 0.03% 异丙托溴铵溶液,每次 2 喷,每日 2~3 次。

(5) 减充血药:用于缓解鼻塞和流涕,如 0.05% 赛洛唑啉。

(6) 白三烯抑制剂:如扎鲁司特为 LTD_4、LTE_4 受体阻断药,20mg,每日1次;孟鲁司特钠为 LTD_4 受体阻断药,10mg,每日1次;齐留通为5-脂氧化酶抑制剂,可以抑制多种白三烯的合成,600mg,每日4次。

3. 免疫疗法亦称脱敏、减敏疗法,选择相应的变应原浸液,以适宜的浓度做小剂量皮下注射或舌下含服,以后逐渐增加浓度及剂量,经数月治疗后改为维持量。

4. 手术治疗可选择性切断翼管神经、筛前神经,以降低神经兴奋性,达到部分治疗的作用。鼻中隔偏曲矫正、下鼻甲部分切除有利于缓解部分症状。手术治疗不应作为首选。

六、非变应性鼻炎

非Ⅰ型变态反应介导的,即非IgE介导的鼻炎均属于非变应性鼻炎。临床上,我们通常指这类患者没有特异性体质,而特异性体质的判断主要依赖变应原皮肤点刺试验和体外变应原特异性IgE检测。凡是皮肤点刺试验或外周血特异性IgE检测阴性的鼻炎均被归入到非变应性鼻炎的范畴。因此,非变应性鼻炎实际上涵盖了众多不同的疾病实体,如血管运动性鼻炎、非变应性嗜酸粒细胞增多性鼻炎、药物性鼻炎等。相对变应性鼻炎,非变应性鼻炎并未引起人们足够的重视,不同类型非变应性鼻炎的概念、发病机制和治疗也存在众多争议,如特发性鼻炎是指原因不明的非变应性鼻炎,在有些文献报道中被等同于血管运动性鼻炎,但在有些文献中又包括非变应性嗜酸粒细胞增多性鼻炎。这也反映了非变应性鼻炎目前临床和研究中的困境。

血管运动性鼻炎

ARIA指南中,并没有"血管运动性鼻炎"这个术语,因为其症状既可由非变应性因素,也可由变应性因素诱发,AIRA中这个术语被"特发性鼻炎(发病原因不明的鼻炎)"代替。

【病因】

原因不明,可能和胆碱能神经兴奋导致的腺体过度分泌有关,也可能与痛觉神经(C类纤维)对某些非特异性刺激的敏感度增高有关,或与自主神经功能的紊乱有关。

【诊断】

患者具有非特异性的鼻部症状,如鼻塞和大量鼻分泌物等。有些患者以大量的鼻腔分泌物为主,有的以鼻塞为主。患者的症状可能会被一些特定的气味(如香水、烟雾等)、酒精、辛辣食物、情绪以及环境因素(如温度、气压变化和亮光)等诱发或加重。变应原皮肤点刺试验阴性,血清特异性 IgE 检测阴性,外周血及鼻分泌物嗜酸粒细胞没有明显增多。

【治疗】

对于以鼻分泌物增多为主要症状的患者可给予鼻用抗组胺类药物,以鼻塞为主要症状的患者可给予鼻用糖皮质激素,用法参见变应性鼻炎部分。

非变应性嗜酸粒细胞增多性鼻炎

非变应性嗜酸粒细胞增多性鼻炎(non-allergic rhinitis with eosinophilia syndrome, NARES)可能并非一个独立的疾病实体,其发病原因不明,可以被看作是特发性鼻炎的一种。非变应性嗜酸粒细胞增多性鼻炎患者的临床表现与变应性鼻炎相似,但患者没有特异性体质,也就是皮肤点刺试验和外周血特异性 IgE 检测阴性,患者的鼻分泌物细胞学检测可以发现嗜酸粒细胞占 20% 以上,患者可能有嗅觉障碍。非变应性嗜酸粒细胞增多性鼻炎是鼻息肉的危险因素之一。药物治疗主要包括鼻用糖皮质激素、第二代抗组胺药物以及白三烯受体拮抗剂。

感染性鼻炎

主要包括病毒和细菌感染而引起的鼻炎,因患者可能会同时有鼻窦黏膜的受累,故有时称为鼻-鼻窦炎。关于鼻-鼻窦炎的详细阐述见鼻-鼻窦炎章节。通常感冒后出现的鼻炎或鼻-鼻窦炎,病程在 10 天内,多与病毒感染有关。如果患者出现发热、症状早期缓解后再次加重,局部出现明显疼痛和脓性分泌物,血沉或 C 反应蛋白水平升高,则考虑和细菌感染有关。但对于病程超过 12 周的慢性鼻炎或鼻-鼻窦炎,病原体感染在发病中的作用还存在争议。感染性鼻炎一般依据其临床表现诊断。病毒感染一般多给予缓解症状的药物；细菌感染一般多为流感嗜血杆菌、卡他莫拉氏菌和肺炎链球菌等，可给予青霉素/克拉维甲酸或头孢菌素类药物。局部给予鼻用糖皮质激素可控制鼻黏膜炎症、缓解症状。

药物诱发的鼻炎

某些药物可以诱发鼻炎的症状，常见的有阿司匹林和其他非甾体类抗炎药物，它们在特定的人群会诱发鼻炎和哮喘，这种现象被称为阿司匹林加重的呼吸道疾病，患者多同时有阿司匹林耐受不良、鼻息肉和哮喘（阿司匹林三联征）。阿司匹林和其他非甾体类抗炎药物可以通过抑制环氧合酶干扰花生四烯酸的代谢，使局部产生过多的半胱氨酰白三烯和前列腺素，导致局部出现显著的嗜酸粒细胞性炎症。患者在服用阿司匹林或其他非甾体类抗炎药物后，3小时内会出现哮喘的发作，同时伴有大量的鼻分泌物、结膜充血、眶周水肿，外周血和局部分泌物中的嗜酸粒细胞计数增多。

药物性鼻炎是指由于长期使用鼻腔减充血剂而导致的反射性鼻塞。药物性鼻炎的病理生理过程并不明确，可能与血管扩张和血管内水肿有关。治疗方面首先要停用局部减充血剂，可以同时给予鼻用糖皮质激素以促进鼻黏膜的恢复。某些减充血剂如萘甲唑啉，由于其显著的副作用，临床建议禁用。

萎缩性鼻炎

原发性萎缩性鼻炎又称"臭鼻症"，是一渐进性、慢性鼻病，它以鼻黏膜萎缩、鼻甲骨吸收、干脓痂形成、鼻塞、嗅觉障碍和恶臭气味为特点。原发性萎缩性鼻炎的发病原因不明，虽然可从鼻腔分泌物或干痂中分离出克雷伯菌、变形杆菌和大肠杆菌等细菌，但这些细菌在发病中的作用并不确定。此外，营养不良、雌激素缺乏、血管异常也被认为和发病有关。继发性萎缩性鼻炎通常源自手术对鼻黏膜过度的损伤。目前尚缺乏完全治愈萎缩性鼻炎的方法，鼻腔冲洗及鼻腔润滑剂（如液体石蜡、复方薄荷油）的使用以及鼻腔缩窄术可以缓解症状。

激素相关性鼻炎

激素水平的变化会导致鼻炎症状的产生,如月经期、孕期以及甲状腺功能低下时。健康妇女在孕期的后 3 个月可能会出现鼻炎症状,其严重程度和外周血中的雌激素水平呈正相关,分娩后症状消失。对于患有鼻炎的妇女,其症状在孕期可能缓解或加重。

职业性鼻炎

由职业环境中的某些物质诱发,如实验动物、木屑、谷物、胶、酶等。相关的刺激物存在于空气中,诱发的反应有一部分可能是变应性的。有时要区分变应性反应和对一般刺激的反应是比较困难的。当患者的症状发作和工作相关时要考虑职业性鼻炎;寻找和确定职业环境中的诱因,对于该病的治疗非常重要。

(刘 争)

第五节 鼻中隔疾病

一、鼻中隔偏曲

鼻中隔偏曲(deviation of nasal septum)是鼻中隔的上下或前后径偏离矢状面,向一侧或两侧偏曲,或者局部形成突起并引起鼻腔功能障碍。若呈尖锥样突起称为棘突,若呈条形山峰样突起称为嵴突,也可以呈多种复杂的混合形态。

【病因】

1. 鼻腔局部发育不均衡。
2. 鼻中隔外伤。
3. 鼻息肉、鼻腔肿瘤或异物堆挤所致。

【诊断】

1. 鼻塞:常为主要症状,可单侧或双侧。
2. 鼻出血:为常见症状,在偏曲的突面、骨棘或骨嵴的顶尖部黏膜易发生糜烂、溃疡、出血。

3. 头痛:偏曲的突出部抵住压迫同侧鼻甲而产生反射性头痛。

4. 鼻内检查:鼻腔可见鼻中隔偏曲以及骨棘或骨嵴。其对侧下鼻甲可代偿性肥大,应注意与鼻中隔黏膜肥厚相鉴别。鼻中隔偏曲患者可并发外鼻畸形,如斜鼻、前鼻孔狭小等。

【治疗】

鼻中隔偏曲诊断明确,且患者有明显的鼻塞、头痛或鼻出血症状,应予治疗。行内镜下鼻中隔矫正术。

二、鼻中隔血肿和脓肿

鼻中隔血肿(nasal septum hematoma)是指鼻中隔软骨膜下或骨膜下积血,可为单侧或双侧。当血肿发生感染时就形成鼻中隔脓肿。原发性鼻中隔脓肿很少。

【病因】

1. 鼻外伤或鼻中隔骨折引起。
2. 鼻中隔手术后并发症。
3. 自发性血肿,在临床上较为少见,以各种出血性疾病(如血液病、血友病等)引起者居多。
4. 血肿一旦有化脓性细菌侵入,则形成脓肿。

【诊断】

1. 典型病史,有鼻外伤或鼻中隔手术史。
2. 持续性双侧鼻塞,鼻梁压迫感伴额部头痛。
3. 鼻内检查,见鼻中隔两侧有半圆形隆起,黏膜暗红或正常,触之柔软,对血管收缩药无反应。
4. 一旦形成脓肿,患者除鼻塞外,尚有畏寒、发热、全身不适,鼻梁及鼻尖部压痛,如黏膜破裂,则有脓液流出。检查见外鼻红肿、鼻梁压痛。鼻中隔两侧对称性膨隆,色暗红,触之柔软有波动感。
5. 鼻中隔血肿与脓肿的区别主要靠鼻中隔穿刺证实,如穿刺抽吸有血,考虑为血肿,穿刺有脓性分泌物则为脓肿。

【治疗】

1. 对较小血肿,可穿刺抽出积血,局部压迫即可。对较大血肿或血肿已形成凝血块时,须在鼻腔表面麻醉下,在血肿下部与鼻底部平行切开黏骨膜,用吸管清除血液或血块。如为鼻中隔黏膜下切除术后发生血肿,可重新分开原切口,清除腔内积血或血块,电凝止血。无论用哪种方法,清除血肿后,需用凡士林油纱条在两侧鼻腔填塞。48小时后取出,以防止再次出血,同时用抗生素预防感染。

2. 鼻中隔脓肿一旦确诊,应及时切开排脓,以防止中隔软骨破坏,引起塌鼻畸形。通常在鼻腔表面麻醉下,于脓肿一侧最下部作一横切口。充分清除脓液及坏死软骨片,用含有抗生素的生理盐水液反复冲洗术腔,置入橡皮条引流。每日换药一次,同时全身使用足量抗生素以控制感染,预防感染的扩散。切记勿在双侧鼻中隔同时作切口引流,否则可能引起鼻中隔穿孔的并发症。

三、鼻中隔穿孔

鼻中隔穿孔(perforation of nasal septum)系指由于各种原因导致鼻中隔的任何部位形成大小不等,形态各异的永久性穿孔,使两侧鼻腔相通。

【病因】

1. 外伤:经常挖鼻,鼻中隔外伤感染形成脓肿,鼻中隔手术损伤。

2. 腐蚀性或刺激性物质长期刺激鼻中隔黏膜(如长期接触铬酸、砷、水泥、石灰等)可引起鼻中隔黏膜溃疡;经常鼻出血、反复应用腐蚀性药物烧灼鼻中隔两侧黏膜进行止血亦可引起。

3. 鼻部特殊感染如麻风、结核或狼疮,可引起鼻中隔软骨部穿孔,梅毒可引起鼻中隔骨部穿孔。

4. 其他:原发于鼻中隔的某些肿瘤累及深层时可直接造成穿孔。恶性肉芽肿多可直接形成鼻中隔穿孔。鼻腔异物或鼻石长期压迫也可致鼻中隔穿孔。

【诊断】

1. 穿孔小而位于前部者,可于呼吸时产生吹哨音;若位于后部,则无明显症状。

2. 穿孔过大者,可伴有鼻塞、鼻内异物感、干燥感及鼻出血等鼻腔黏膜萎缩表现。

3. 梅毒、结核等特异性感染所致穿孔常伴有腥臭味的脓。

4. 根据症状及检查不难诊断,但应鉴别其发病原因。小穿孔易被痂皮覆盖,有时易被忽略,须除去痂皮仔细检查。

【治疗】

1. 保守治疗:尽可能地去除引起穿孔的病因,如避免接触、吸入有害化学物质;针对引起穿孔的原发全身性疾患进行治疗,如抗结核治疗、驱梅疗法等;保持鼻腔湿润清洁,每日用温盐水冲洗鼻腔,穿孔边缘有肉芽组织者,可用10%硝酸银烧灼,然后每日涂以2%黄降汞或10%硼酸软膏,直到穿孔愈合为止。

2. 手术治疗:穿孔较大、反复较大量出血、有明显鼻功能障碍者,可施行穿孔修补术。根据不同情况分别选择黏膜移位缝合修补术,鼻底黏膜翻转移位缝合法,下鼻甲游离黏膜瓣修补术和黏膜片修补法等。

第六节 鼻腔异物

【病因】

鼻腔异物(foreign body in nasal cavity)的常见病因为:

1. 多见于儿童,由于好奇或玩耍将豆类、纸团、砂石及钉子等异物塞入鼻腔。

2. 面部外伤时异物进入鼻腔,或鼻部手术遗留填塞物。

3. 呕吐、进食时打喷嚏呛入,或野外饮水时水蛭进入鼻腔。

4. 睡眠时小动物爬入鼻腔。

【诊断】

1. 多有明确的异物入鼻史。

2. 一侧持续性鼻塞,病程较长者,患侧流血性臭脓涕。

3. 异物在鼻、鼻窦内滞留时间过长,炎性分泌物日久蒸发,浓缩分解出多种无机盐类,逐步沉积于异物表面,以此为核心,逐渐形成结石,称为鼻石。其外壳成分有钙、镁、磷、氯化钠等盐类,因成分不同,鼻石颜色可有差异。

4. 前鼻孔镜或后鼻孔镜检查,仔细清除分泌物后,多可见到异物;或用探针触诊,有助诊断。

5. X线摄片可显示金属异物。

【治疗】

1. 圆形光滑异物,可用小刮匙或钝头异物钩,自其上方超越异物,由后向前取出。

2. 条状或质软异物,可用镊子取出。

3. 异物较大且较深,经前鼻孔难以取出者,令患者取仰卧头低位,将异物推入鼻咽部后经口腔取出。但应特别谨慎,以免异物被吸入下呼吸道而发生危险。

4. 一般不需麻醉,如遇患儿不合作,可考虑在全身麻醉下取出。

5. 异物取出后,应对鼻腔的炎症加以治疗,滴入1%麻黄碱溶液缓解肿胀,维持通气,防止鼻腔粘连。已有粘连者,进行分离后填入凡士林纱条。

6. 异物过大时,需经鼻翼切口或唇龈沟切口取出。

(徐 凯 游学俊)

第七节 鼻-鼻窦炎及相关疾病

一、急、慢性鼻-鼻窦炎

【鼻-鼻窦炎的定义、诊断和分类】

目前对于鼻-鼻窦炎的诊断、分类和治疗策略的选择,主要依据"欧洲鼻-鼻窦炎及鼻息肉的立场性文件"(European position paper on rhinosinusitis and nasal polyps, EPOS),同ARIA

一样,这是一个建立在循证医学基础上的文件。鼻-鼻窦炎是指鼻腔及鼻窦黏膜的炎症性疾病,但某些鼻-鼻窦炎可能还存在鼻窦骨质的炎性改变。目前,鼻-鼻窦炎的诊断主要依据症状学,同时结合体征改变。对于成人,患者要具备2个或2个以上的症状,其中1个必须是鼻塞或鼻分泌物(前/后鼻漏),其他症状包括面部疼痛/压力感和嗅觉障碍。对于儿童,患者也要具备2个或2个以上的症状,其中1个必须是鼻塞或鼻分泌物(前/后鼻漏),其他症状包括面部疼痛/压力感和咳嗽。在体征方面,内镜或CT表现需要具备其中1个表现,内镜表现包括鼻息肉、中鼻道分泌物和中鼻道黏膜肿胀,CT表现包括窦口鼻道复合体(ostiomeatal complex, OMC)或鼻窦黏膜改变。

根据症状持续的时间,鼻-鼻窦炎被分为急性和慢性鼻-鼻窦炎,急性鼻-鼻窦炎(acute rhinosinusitis, ARS)是指症状持续时间小于12周,12周内症状完全缓解;慢性鼻-鼻窦炎(chronic rhinosinusitis, CRS)是指症状持续时间长于12周。ARS包括3个主要类型,急性病毒性鼻-鼻窦炎(普通感冒)指症状持续时间小于10天;急性病毒感染后鼻-鼻窦炎指发病5天后症状加重或症状持续10天以上,但少于12周;急性细菌性鼻-鼻窦炎需具备以下临床症状或体征中的3个:①鼻漏(以单侧为主)和鼻腔脓性分泌物;②局部严重疼痛(单侧为主);③发热(>38℃);④血沉或C反应蛋白增高;⑤发病时的症状在缓解时出现恶化。大多数ARS是病毒性鼻-鼻窦炎,部分患者会迁延成病毒感染后的鼻-鼻窦炎,在病毒感染后的鼻-鼻窦炎中只有少部分会继发细菌感染,成为急性细菌性鼻-鼻窦炎。CRS根据是否合并有鼻息肉,即中鼻道是否可见息肉,被分为伴鼻息肉的和不伴鼻息肉的CRS。

【急性鼻-鼻窦炎的治疗】

急性病毒性鼻-鼻窦炎:多是自限性疾病,主要是对症治疗;鼻用糖皮质激素可以减轻局部炎性肿胀,缓解症状,如丙酸氟替卡松,2喷/鼻孔,一天一次;可辅助抗病毒治疗。

急性病毒感染后鼻-鼻窦炎:对于不合并细菌感染的患者,抗生素治疗不能带来更大的益处,可给予鼻用糖皮质激素喷鼻治疗。

急性细菌性鼻-鼻窦炎:多为流感嗜血杆菌、肺炎链球菌和卡他莫拉菌感染,给予青霉素/克拉维甲酸或头孢菌素类药物。局部给予鼻用糖皮质激素可控制鼻黏膜炎症、缓解症状。对于治疗效果不佳的患者,可考虑细菌培养及药敏检测。出现严重颅内或眶内并发症的患者,在积极全身治疗的同时要考虑手术治疗。

【慢性鼻-鼻窦炎的治疗】

不伴鼻息肉的CRS:根据EPOS的建议,轻度不伴鼻息肉的CRS[主观症状视觉模拟量表(VAS)评分小于等于3分]先行鼻用糖皮质激素+鼻腔冲洗治疗3个月,若治疗失败且患者外周血IgE没有升高时可考虑加用大环内酯类药物治疗3个月,若治疗失败行手术治疗;中重度患者(主观症状VAS评分大于3分)直接行鼻用糖皮质激素+鼻腔冲洗+大环内酯类药物治疗(IgE不高时)3个月,若治疗失败行手术治疗;术后随访,并给予鼻用糖皮质激素+鼻腔冲洗,视情况加用大环内酯类药物。需要指出的是目前对于大环内酯类药物的使用还存在争议,临床证据并不强,在临床中要根据患者病情酌情使用。

伴鼻息肉的CRS:根据EPOS的建议,轻度伴鼻息肉的慢性鼻-鼻窦炎(主观症状VAS评分小于等于3分)先行鼻用糖皮质激素治疗3个月,中度患者(主观症状VAS评分小于等于7分)先行鼻用糖皮质激素治疗和鼻腔冲洗治疗3个月,可使用加倍剂量的糖皮质激素,治疗有效则维持治疗,每半年复诊;若失败则采用和重度伴鼻息肉的慢性鼻-鼻窦炎患者相同的治疗策略。重度患者(主观症状VAS评分大于7分)采用口服激素+鼻用糖皮质激素治疗1个月,治疗若有效则采用鼻用糖皮质激素维持,每半年复诊;若失败行手术治疗,术后随访,并给予鼻用糖皮质激素+鼻腔冲洗,视情况加用口服激素、大环内酯类药物。

二、上颌窦后鼻孔息肉

上颌窦后鼻孔息肉是原发于上颌窦,具有细长蒂,脱垂于鼻腔后段或突入后鼻孔、鼻咽部的息肉,它通常单侧发生,多见于青少年,是一类区别于一般双侧发生的鼻息肉的相对独特的疾病。其发病机制不明,可能和双侧发病的鼻息肉不同。单侧进行性鼻塞是其主要症状。患者先感鼻内有物随呼吸活动,渐觉吸气尚可而呼气不畅。如息肉突入鼻咽腔继续增大,可产生双侧鼻塞和咽鼓管堵塞、分泌性中耳炎。体积巨大者可坠入口咽部而引起异物感。鼻镜检查可于鼻腔后段、后鼻孔、鼻咽部见半透明的息肉样物。鼻内镜下开放上颌窦口,切除息肉,注意清除窦口附近息肉的蒂部,以防止复发。

三、儿童鼻-鼻窦炎

儿童鼻-鼻窦炎主要指发生于 1～14 岁人群的鼻-鼻窦炎。蝶窦在胚胎第 7 周开始发生,新生儿时蝶窦还很小,自 3 岁起生长较快,到 4 岁时蝶窦才真正伸入蝶骨体。上颌窦大约和蝶窦同时发生,新生儿时窦腔已较大,呈窄缝状。第一次出牙开始后,上颌窦逐渐增大,窦底与鼻腔底在同一平面;以后随着换牙,窦腔向下扩展,窦腔底低于鼻腔底。额窦在出生时并不存在,到 1 岁时才开始发生,2 岁以后开始进入额骨水平部,6 岁时只有豌豆大小,11 岁后才开始较快生长,到 20～25 岁时达到它最终大小。筛窦在新生儿时已比较明显,但还很小,以后生长迅速,到 15～18 岁时发育完全。因此,小儿出生后就可患筛窦炎,婴儿期即可患上颌窦炎,而额窦炎和蝶窦炎则多见于 7～10 岁以后。相对成人,儿童性鼻-鼻窦炎的临床和基础研究还非常缺乏,其分类、诊断和治疗依据也多参考成人鼻-鼻窦炎的研究结果;但儿童性鼻-鼻窦炎其病因、症状、诊断和治疗均有相应的年龄特点,与成人不尽相同。在症状方面,嗅觉障碍在儿童较少见,但咳嗽很常见,因此咳嗽取代嗅觉障碍成为儿童性鼻-鼻窦炎的一个诊断标准。腺样体肥大和扁桃体肥大与儿童性鼻-鼻窦炎关系密切。儿童性鼻-鼻窦炎的药物治疗与成人类似,主要包括鼻用糖皮质激素、抗生素、黏液促排剂和鼻腔冲洗等。对药物治疗无效的儿童慢性鼻-鼻窦炎患者,首先要判断是否有腺样体和扁桃体的肥大而导致疾病的难治,如果有,可先行腺样体及扁桃体切除术;儿童性鼻-鼻窦炎,无并发症和息肉严重堵塞鼻腔时一般不要轻易手术治疗。

四、婴幼儿上颌骨骨髓炎

婴幼儿上颌骨骨髓炎多发生于3个月以内的婴儿,尤以新生儿多见。起病急,病情重,发展快,合并症多,应及时诊治。

【致病菌】

以金黄色葡萄球菌为多见,也可为链球菌、白色葡萄球菌、大肠杆菌和铜绿假单胞菌感染。

【病因】

1. 分娩时损伤:新生儿上颌骨尚未发育完全,外形扁而宽,内有两列牙胚。分娩时损伤牙黏膜,产道细菌经损伤处进入上颌骨引起感染。

2. 血源性感染:新生儿上颌骨皮质薄,骨髓丰富,血液循环旺盛,身体任何部位的感染(如脐带或皮肤感染),细菌都可经血液循环引起上颌骨感染。

3. 局部感染直接扩散:使用奶瓶、小匙喂养时,不慎损伤口腔黏膜或牙胚,或患乳腺炎的母亲继续喂乳,感染直接扩散到上颌骨。

4. 鼻源性感染:婴幼儿上颌窦小,窦口相对宽大,鼻腔、鼻窦的感染可并发上颌骨骨髓炎。

【诊断要点】

1. 患儿突发高热、寒战、烦躁不安或哭闹不止、腹泻,或有抽搐、嗜睡、昏迷等全身中毒症状。局部有鼻塞、多脓涕或脓涕带血。

2. 检查见患侧面颊部、内眦部、牙龈和硬腭红肿、脓肿或瘘管,眼睑肿痛。患侧鼻腔黏膜红肿,多脓涕。

3. 影像学检查对早期炎症诊断价值不大,对晚期者可显示患侧上颌骨骨质疏松、破坏或死骨形成。

【治疗】

1. 足量足疗程有效抗生素全身应用,过早停药易致复发,应不用或慎用氨基糖苷类和氯霉素类抗生素。

2. 支持疗法维持水电解质平衡,补充大量维生素和加强营养,贫血者可小量多次输血或血浆,中毒症状严重者应给予类固醇激素,呼吸困难者应及时吸氧。

3. 局部加强鼻腔、口腔清洁。有脓肿时需切开引流或穿刺抽脓。

4. 手术清除死骨和瘘管。

五、齿源性上颌窦炎

齿源性上颌窦炎是牙齿病变引起的上颌窦黏膜的炎性疾病。分急性和慢性两种,多为单侧性,部分患者开始即呈慢性表现。

【病因】

1. 第二双尖牙和第一、第二磨牙根部或牙周炎引起的根端周围感染所致。

2. 龋齿残根坠入上颌窦内,或拔牙时损伤窦壁引起。

【诊断】

1. 牙源性上颌窦炎出现的局部疼痛、上列磨牙不适感乃至牙根胀痛远较鼻源性上颌窦炎重。

2. 一侧鼻腔流臭脓涕。

3. X线片除常规摄片外,需加根尖摄片或 CT 扫描,可明确诊断。

4. 其他临床表现同急、慢性上颌窦炎。

【治疗】

1. 病因治疗,积极治疗牙病,保守治疗无效时,拔除病牙。若残根落入上颌窦内,应予清除。

2. 同急、慢性上颌窦炎的治疗。

(刘 争)

第八节 鼻囊肿

一、鼻前庭囊肿

鼻前庭囊肿(cyst of nasal vestibule)是指发生于鼻翼根部,梨状孔前方,上颌牙槽突表面软组织内的单房性囊肿。患者多为女性,发病年龄在30~50岁。

【临床表现及诊断】

1. 囊肿生长缓慢,初期无症状。
2. 囊肿长大,渐出现单侧鼻翼附着处隆起,使鼻底前方黏膜呈淡黄色,大者鼻前庭部明显突起,鼻唇沟消失。同侧鼻塞,鼻内及上唇局部胀痛,合并感染时疼痛加重。
3. 触诊囊肿柔软,具弹性及波动感,能移动,无压痛。穿刺有淡黄色囊液可确诊。
4. X线摄片见无明显骨质破坏,与上颌骨无明显关系,可与牙源性囊肿相鉴别。

【治疗】

经口前庭切口,完全剥离囊肿,缝合口内切口黏膜,并将鼻前庭处的皮肤切成带蒂瓣膜,填入其下腔,以利引流。有人主张,经鼻腔进路用手术剪或 CO_2 激光去除囊肿顶盖,尽可能切宽,吸净囊液后以油纱条压迫,让囊肿底壁慢慢与鼻底长平而治愈。此法亦称揭盖法,更简便。

二、鼻窦黏液囊肿

黏液囊肿(mucocele)在鼻窦多发于筛窦、额窦,上颌窦、蝶窦较少。囊肿发展缓慢,早期可无症状,一旦鼻窦骨壁破坏,其发展速度增快,可侵及鼻窦邻近器官,如鼻腔、眼眶、颅内,而出现相应的临床症状。此病多见于青年及中年人,多为单侧,囊肿增大时可累及其他鼻窦。

【临床表现】

黏液囊肿增长缓慢,早期可无任何症状,若鼻窦骨壁有破坏,则发展迅速,视其扩展的方向不同而出现相应的临床症状。

1. 眼部症状:囊肿侵入眼眶后,可致眼球移位、流泪、复视、头痛、眼痛等。额窦及筛窦囊肿可致眼球向前、下、外方移位。后组筛窦及蝶窦囊肿压迫可致眼球向前突出,压迫眶尖可致失明、眼肌麻痹、眼部感觉障碍和疼痛等症状,即眶尖综合征。

2. 面部症状:囊肿增大,可致眶顶(额窦囊肿)、内眦(筛窦囊肿)或面颊(上颌窦囊肿)等处隆起。如鼻窦骨壁变薄,但仍完整,则扪诊可有乒乓球感。如骨壁完全被吸收而消失,触诊即有波动感。

3. 鼻部表现:较大囊肿可出现鼻塞、嗅觉减退,有时囊液自鼻内流出,囊肿位于筛窦、额窦者,内眦部或额窦底隆起,质硬,触之可有乒乓球感,鼻内镜下可见中鼻甲移位、筛泡隆起或鼻顶前部膨隆;蝶窦黏液囊肿可在嗅裂后、鼻咽顶后隆起;上颌窦黏液囊肿可见到鼻腔外侧壁内移,面部隆起,硬腭下塌。

【诊断】

1. 依症状及体征。

2. 穿刺诊断可自下鼻道、唇龈沟或病侧内眦,鼻内筛泡隆起处穿刺,抽出黏液。

3. X线摄片、CT检查对囊肿诊断、定位极为重要。CT扫描的典型表现为窦腔扩大,含气腔消失,为液体密度,窦壁均匀变薄,轮廓光滑,呈气球样变。但如长期脱水、浓缩或继发感染,成为脓性黏液,则密度升高,其CT值与软组织很相似,但增强扫描时,囊肿包膜强化,而内容物不增强,可与实性肿瘤相鉴别。

【治疗】

诊断明确后,应进行手术治疗。治疗原则是建立囊肿与鼻腔永久性通路,以利引流,防止复发。随着内镜鼻窦外科应用于临床,所有的囊肿均可经鼻内进路进行。较大囊肿破坏骨壁后,常与硬脑膜、大血管、眼眶等粘连,手术不能强求完全切除囊肿,否则会损伤邻近重要结构,出现严重并发症。只需咬破囊肿,除去部分囊壁,建立永久通道即可。

三、鼻窦浆液囊肿

鼻窦浆液囊肿系指上颌窦黏膜腺体分泌物在腺泡内潴留形成的浆液或黏液囊性变。囊壁极薄。早期无临床症状,往往在行鼻窦 CT 检查中偶然发现。偶有头痛,或间歇从鼻腔流出黄色液体,检查鼻腔正常。上颌窦穿刺可抽出草黄色液体。小的囊肿无需手术;大的囊肿或有明显症状者,可行内镜下鼻窦手术摘除。

四、上颌窦牙源性囊肿

凡上颌部由于牙齿发育障碍或病变所形成的囊肿统称为牙源性囊肿(odontogennic cyst),包括含牙囊肿和根尖囊肿,以后者多见。囊肿体积小时无症状,当囊肿长大时即产生面颊部隆起畸形,鼻腔堵塞,眼球向上移位及视力障碍等。囊肿前骨壁变薄,按之有乒乓球或破蛋壳感,穿刺可抽出黄色黏液。X 线片示窦腔扩大,囊肿阴影内含有牙影,含牙囊肿诊断即可确定。而齿根囊肿 X 线片示病牙根尖部小圆形囊影,其周围有吸收现象。囊肿小者,可采用唇龈沟进路切除;囊肿大者,可采用上颌窦根治术,将囊肿全部取出。对于齿根囊肿,应同时治疗病牙,可拔除病牙或行保守治疗。

第九节 鼻部肿瘤

一、鼻腔及鼻窦良性肿瘤

鼻窦骨瘤

骨瘤(osteoma)是鼻窦常见的良性肿瘤之一,发生于额窦者最多,筛窦次之,上颌窦及蝶窦极少。

依其病理分为两类:

1. 密质型:质硬,体积较小,多有蒂,生长慢,多见于额窦。

2. 松质型：质松软，由骨化纤维组织形成，体积较大，广基，生长较快，表面有较硬的骨囊，常见于筛窦。

3. 混合型：外硬内松，常见于额窦。

【诊断】

1. 骨瘤小者多无症状，常于鼻窦或头颅 X 线摄片检查中偶然发现。大者可妨碍引流，引起鼻窦炎、黏液囊肿。

2. 骨瘤位于额窦，阻塞鼻额管，可引起头痛、感觉过敏；额窦表面隆起变形；发展至眶部，可致眼球移位、眼球突出、视力下降、复视等；发展至颅内，可引起头痛、恶心、呕吐等颅内并发症。

3. CT 或 X 线摄片可见窦内界线清楚之高密度阴影。

4. 需与软骨瘤、外生骨疣、骨肉瘤相鉴别。

【治疗】

1. 骨瘤较小，对功能和外形无影响者，可不必手术。

2. 已发生症状的骨瘤，可经鼻内镜切除之，对于骨瘤较大者可考虑鼻外径路手术。

内翻性乳头状瘤

内翻性乳头状瘤(inverting papilloma)来自鼻腔、鼻窦的 Schneiderian 膜(外胚呼吸上皮)，上皮类型有复层扁平上皮、呼吸上皮和移行上皮。其组织学特点是上皮成分向基质内呈内翻型增生，增生的上皮可呈指状、舌状和乳头状等，上皮细胞以移行上皮为多，基膜完整(为有无恶变的主要鉴别依据)。瘤体较大，质软，色红，常多发，呈弥漫性生长，外观似息肉。

其特点如下：①术后易复发，复发率为 28%~74% 不等。②多次手术易产生恶性变，恶变率为 5%~15%。其中一部分"癌变"的病例，可能一开始就是癌，只是由于分化程度较高而被误诊为内翻性乳头状瘤。③多发性生长并易产生组织破坏。

【临床表现及诊断】

1. 患者一般为单侧鼻腔发病，渐进性鼻塞，多黏涕，时有涕中带血，偶有嗅觉减退、头痛。

2. 常被误诊为鼻息肉而多次手术，检查肿瘤外观呈息肉状,表面不平呈乳头状、桑葚状,基底广,色灰白或粉红,质软易出血。肿瘤多原发于鼻腔外侧壁,邻近的上颌窦和筛窦易受侵犯。

3. CT断层摄影能更清晰地观察肿瘤的病变范围。

4. 病理活检,术前确诊。

【治疗】

1. 肿瘤较小时可于鼻镜或鼻内镜下切除。

2. 肿瘤侵及中鼻道及鼻窦者,需通过鼻侧切开或唇龈沟径路等扩大手术的方式,彻底切除全部肿瘤。对于恶变者切除范围需更广泛。放疗对乳头状瘤本身非但无效,反而有诱发癌变的可能,故不宜采用。

鼻部血管瘤

血管瘤(hemangioma)为鼻腔常见良性肿瘤之一,鼻窦少见。鼻部血管瘤可分为毛细血管瘤和海绵状血管瘤两类。前者多见,常发生在鼻中隔前下部、鼻底等处;后者多发生于下鼻甲及上颌窦内,少数可发生于鼻骨。

【临床表现及诊断】

1. 进行性鼻阻塞及反复鼻出血是主要特点。出血量不多,严重出血者可继发贫血。

2. 肿瘤发展较大时,鼻窦扩大、变形,骨质受压变薄甚至吸收,引起面部畸形、眼球移位、复视、头痛等。

3. 鼻腔检查可见颜色鲜红或暗红、质软、有弹性的肿瘤,多见于鼻中隔或下鼻甲前端。

原发于上颌窦内的海绵状血管瘤,有时可呈出血性息肉状物突出于中鼻道,若误作息肉摘除,可引起严重出血。

【治疗】

以手术切除为主,亦可用冷冻、射频、微波行血管瘤切除术。为减少术中出血,术前小剂量放疗或注射硬化剂,使其变硬、缩小,易于手术切除。大部分血管瘤可选择内镜下切除手术,少数巨大血管瘤可能需要行开放手术。超选择性血管栓塞治疗近来已取得较好疗效。

骨纤维异常增殖症

骨纤维异常增殖症(osteodysplasia fibrosa)是一种发展缓慢、自限性、以骨的纤维变性为特征的骨骼系统病变。颅面骨骨纤维异常增殖症以上颌骨和额骨最易受累,上颌骨骨纤维异常增殖症好发于青少年,以无痛性颌面部膨胀畸形和邻近器官功能障碍为主要症状。

【诊断】

骨纤维异常增殖症是一种病因不明的良性非肿瘤性纤维疾病,多发于儿童和青少年。患者皆因颜面无痛性肿胀畸形而就诊。病程较长,发展缓慢。上颌骨骨纤维异常增殖症常以上颌骨为中心,病变呈膨胀性生长,可累及颧眶部,导致眼球突出、移位及复视;病变累及牙槽骨,导致牙槽突畸形、咬合功能障碍,同时上颌窦腔因骨质增厚、窦腔发育不良而狭窄。因此,颜面部膨胀畸形、邻近器官功能障碍及病程较长是本病的临床特点。骨纤维异常增殖症的鼻窦 CT 表现为患处骨质呈局限或较广泛的囊性膨大变形,膨大处均匀、致密,如磨玻璃样改变,界限不清,窦腔狭窄,并常累及颧骨。

【治疗】

本病发展缓慢,有青春期后停止发展的倾向。症状和面部畸形不明显者可暂不处理。若出现功能障碍或明显面部畸形,可手术刮除病变组织,应注意刮除范围不能过大。但因边界不清,手术不易彻底而导致复发。本病放疗无效。

二、鼻及鼻窦恶性肿瘤

外鼻部恶性肿瘤

外鼻部恶性肿瘤极少见,约占鼻和鼻窦恶性肿瘤的 1%。多数是基底细胞癌,少数为鳞状细胞癌,恶性黑色素瘤及网状细胞肉瘤也有报道。

1. 基底细胞癌多见于中、老年人,好发于鼻翼、鼻尖或鼻背处。初起皮肤呈豆状硬结,表面有鳞屑,不红不痛。逐渐发展形成一溃疡,表面有坏死、结痂,溃疡边缘较硬,与健康皮肤分界明显,有时呈火山口样。若长期不治疗,可广泛破坏周围组织,严重者侵蚀鼻尖、鼻翼、鼻小柱。此种癌肿极少转移。病理检查确诊。

2. 鳞状细胞癌初起似赘疣,呈乳头状或菜花样。癌肿发展较快,出现溃疡后易出血,局部疼痛明显。溃疡破溃呈火山口形,边缘较硬,内卷或外翻,不整齐。常有颈淋巴结转移,病检可确诊。

【治疗】

手术切除,但应保证安全边界。亦可用 CO_2 激光切割,气化肿瘤。切除后的面部皮肤缺损可酌情用附近的皮瓣修复。

鼻腔及鼻窦恶性肿瘤

鼻腔与鼻窦恶性肿瘤较常见,占全身恶性肿瘤的 1%~2%,占耳鼻咽喉科恶性肿瘤的 25%~50%。癌肿大多数发生于 40~60 岁,肉瘤发生者年龄较轻。病理组织学显示鳞状细胞癌居首位,腺癌及腺样囊性癌次之,肉瘤亦有相当比例。原发于鼻窦者较鼻腔多见,以原发于上颌窦者最多,筛窦次之,额窦、蝶窦少见。临床上涉及多个鼻窦的肿瘤并不少见,很难确定其原发部位。

【临床表现及诊断】

1. 单侧少量多次鼻出血或血性涕为最常见症状。

2. 鼻塞初为间歇性,逐渐发展为持续性。此症状系鼻腔恶性肿瘤的早期症状,如为鼻窦恶性肿瘤,则出现在晚期。

3. 嗅觉减退。因对侧嗅觉代偿,患者少有主诉。

4. 肿瘤侵及颅内、颅底,常有顽固性头痛,伴有脑神经麻痹的相应症状。若侵及咽鼓管,可出现耳部症状。

5. 眼部受侵,可出现眼球移位、突眼、复视、溢泪等,有些患者常以首发症状就诊于眼科。

6. 上颌窦癌晚期鼻腔外侧壁内移致鼻道狭窄。肿瘤可侵入鼻腔,瘤体多位于鼻侧壁,表面粗糙,呈菜花状或结节状,质脆,触之易出血,表面有坏死组织附着;侵及前壁有面颊部隆起、疼痛或麻木感;侵及底壁牙槽,可出现磨牙酸胀、松动、疼痛甚至脱落;侵及外后壁至翼腭窝则出现患侧顽固性神经痛、张口困难;向上侵及眼眶可出现眼部症状。如未进入眶尖,视力一般不受影响。

筛窦恶性肿瘤:早期肿瘤局限于筛房可无症状,也不易被发现,肿瘤侵入鼻腔则出现单侧鼻塞、血涕、头痛和嗅觉障碍。当肿瘤增长向各个方向扩大时,最易侵及纸样板进入眼眶,出现眼球移位、复视。

7. 远处转移常见器官有肺、肝等,颈部常为同侧颌下区淋巴结转移。

8. 鼻窦 CT 扫描均为不可缺少的辅助检查。有条件者结合 MRI 检查,能更全面、精确地了解病变情况,尤其是肿瘤侵及后组筛窦、颅底、颅内,或扩展至眶内、颞下窝时显示清晰。

9. 病理活检报告是可靠的诊断依据。鼻腔新生物经鼻内钳取,鼻腔未见新生物,可行鼻内镜检查获得,对已探查病例一经诊断应早处理,以减少肿瘤扩散。如疑为黑色素瘤,不应做活检。

【鼻-鼻窦恶性肿瘤的 TNM 分类】

国际抗癌联盟(UICC)(1997)和美国癌症分期联合委员会(AJCC)(2002)TNM 分类分期比较见表 2-7-1、表 2-7-2。

表 2-7-1 上颌窦癌 T 分级

	AJCC-2002	UICC-1997
T1	肿瘤局限于上颌窦黏膜,无骨质侵蚀或破坏	同左
T2	肿瘤侵蚀或破坏硬腭和(或)中鼻甲骨质,不包括上颌窦后壁和翼板	同左
T3	肿瘤侵及以下组织:上颌窦后壁,皮下组织,眶底或内侧壁,翼窝,筛窦	肿瘤侵及上颌窦后壁,皮下、皮肤、眼眶内壁或眶底壁、颞下窝、翼板、筛窦

续表

	AJCC-2002	UICC-1997
T4	T4a:肿瘤侵犯眶内容前部,颊部皮肤,翼板,颞下窝,筛板,蝶窦或额窦 T4b:肿瘤侵及任何以下结构:眶尖,硬脑膜,脑组织,中颅窝,上颌神经以外的其他颅神经,鼻咽,斜坡	除了已侵及眶底或眶内之外,肿瘤累及眶尖和(或)筛板、颅底、鼻咽、蝶窦、额窦

表2-7-2 鼻腔和筛窦癌 T 分级

	AJCC-2002	UICC-1997
T1	肿瘤局限于任何一个亚区,无骨质侵蚀	同左
T2	肿瘤侵及一个区域的两个亚区或侵及窦口鼻道复合体内的另一个相邻区域,伴或不伴有骨质侵蚀	同左
T3	肿瘤侵及以下组织:眶底或内侧壁,上颌窦,筛板,腭	同左
T4	T4a:肿瘤侵犯眶内容前部,鼻或颊部皮肤,或前颅窝局限受侵,或侵及翼板,蝶窦或额窦 T4b:肿瘤侵及任何以下结构:眶尖,硬脑膜,脑组织,中颅窝,上颌神经以外的其他颅神经,鼻咽,斜坡	肿瘤广泛破坏侵入颅内、眶内、眶尖、蝶窦、前额窦及鼻部皮肤

1. N——颈部淋巴结转移。

Nx:颈部淋巴结不能确定。

N0:无颈部淋巴结转移。

N1:同侧单个淋巴结转移,最大直径等于或小于3cm。

N2:同侧单个淋巴结转移,最大直径大于 3cm,不超过

6cm;或同侧多个淋巴结转移,最大直径均不超过6cm;或双侧或对侧多个淋巴结转移,最大直径均不超过6cm。

N3:淋巴结转移,最大直径大于6cm。

注:中线淋巴结视为同侧淋巴结。

2. M——远处转移。

Mx:远处转移的存在不能确定。

M0:无远处转移。

M1:有远处转移。

3. G——组织病理学分级。

Gx:组织分级不能确定。

G1:高分化。

G2:中度分化。

G3:低分化。

4. 分期

0期:TisN0M0。

Ⅰ期:T1N0M0。

Ⅱ期:T2N0M0。

Ⅲ期:T1N1M0;T2N1M0;T3N0,N1M0。

Ⅳ期A:T4N0,N1M0。

Ⅳ期B:任何TN2M0。

任何TN3M0。

Ⅳ期C:任何T任何NM1。

【治疗】

应根据肿瘤的病理性质、范围及患者的体质而定。当前多主张早期采用以手术为主的综合疗法,包括术前放射治疗、手术彻底切除原发灶,必要时行单侧或双侧颈淋巴结清扫术以及术后放疗、化疗等。手术包括鼻侧切开术、上颌骨部分或全切术、眶内容物剜除术或颅面联合手术等。目前,随着鼻内镜手术的发展,大多数鼻腔鼻窦恶性肿瘤可经内镜手术部分或全部切除,手术的详细介绍见第十五章第五节。

鼻恶性肉芽肿及淋巴瘤

NK/T细胞淋巴瘤既往称为中线恶网,是一类原发于淋巴结外的具有特殊形态学、免疫表型及生物学行为的肿瘤。因肿瘤细胞表达T细胞分化抗原和NK细胞相关抗原,故称之为NK/T细胞淋巴瘤。目前,NK/T细胞淋巴瘤已经被认为是一种独立的临床病理分型,我国是上呼吸道(尤其是鼻腔)NK/T细胞淋巴瘤的高发区。该肿瘤在亚洲其他国家及南美洲地区有较高的发病率,而在西欧及北美地区较少见。

由于本病初期多以反应性炎症改变为主,临床表现多样,缺乏特征性,加上常伴有继发性感染和组织的大片坏死,肿瘤性病变和炎症性病变混杂,病理上极易误诊为炎症。病变始于鼻部,逐渐延及面部中线,是以进行性、坏死性溃疡为特征的一种少见的肉芽肿瘤。本病病情险恶,病因未明,病理检查多为慢性非特异性肉芽组织。

【临床表现及诊断】

1. 前驱期一般为伤风或鼻窦炎表现。间歇性鼻塞,伴水样涕或涕血,有恶臭味,亦表现为鼻内干燥结痂。鼻中隔出现肉芽肿性溃疡。此期持续4~6周。

2. 活动期鼻塞症状加重,恶臭伴脓血涕。全身情况尚可,常有低热,少数伴有高热,用一般抗生素治疗无效。因累及不同器官,可出现声嘶、咳嗽、血尿、蛋白尿和关节痛等。局部检查鼻腔坏死加重,黏膜糜烂、溃疡、呈肉芽状,严重者鼻中隔穿孔,软腭穿孔,面部毁容。此期持续数周至数月。

3. 终末期全身衰竭、恶病质、持续高热(39~40℃)。面中部甚至咽、喉、颅底等均严重广泛破坏,最后因衰竭、出血或并发脑膜炎死亡。

【诊断要点】

1. 凡原发于鼻部和面中部的进行性肉芽肿性溃疡,应首先怀疑此病。

2. 病理检查(在凝固性坏死和多种炎细胞混合浸润的背景上,肿瘤性淋巴样细胞散布或呈弥漫性分布)、免疫组化染色

(肿瘤细胞表达 NK 细胞标记 CD56、T 细胞标记 CD45R0 或胞浆型 CD3 及细胞毒颗粒相关蛋白 TIA-1,不表达 B 细胞标记 CD20)是确诊的依据。

3. 该病由于黏膜坏死严重,有时需反复送病检方可完全确定。病检时应尽量将鼻腔坏死的黏膜和干痂去除,在溃疡基底部及新鲜边缘取多处组织送检。

【治疗】

鼻 NK/T 细胞淋巴瘤预后较差,目前认为以综合治疗为主,即采用化疗与放疗相结合的治疗方法。

嗅神经母细胞瘤

嗅神经母细胞瘤(esthesioneuroblastoma,ENB)属于极为罕见的鼻-前颅底神经源性肿瘤。这种起源于嗅区黏膜神经上皮细胞的恶性肿瘤由于生长部位隐匿、早期症状多不典型,至就医确诊时大多已属晚期。其好发年龄为 30~70 岁,无明显性别差异。10%~30% 的 ENB 可经淋巴或血液途径发生转移,最常发生的转移部位是颈淋巴结,其次为脑、肺和骨。ENB 的复发率为 38%~86%。

【临床表现】

常见的临床症状包括鼻塞、反复鼻出血、头痛、鼻溢和嗅觉下降或丧失,较少见的症状有视力下降、复视、突眼、溢泪或不规则头晕。体检大多能在鼻腔顶部、中鼻道或鼻窦腔内见到淡红色、肉状或息肉样新生物,触之易出血。

【诊断及鉴别诊断】

对有前述症状及体征的患者应想到此病,确诊靠病理学检查,典型的组织学特征表现为假玫瑰结形成的小圆形细胞瘤。

Morita 等所提出的、较为实用的临床分期标准为:A 期,肿瘤仅局限于鼻腔内;B 期,肿瘤已侵入鼻窦腔;C 期,肿瘤超出鼻腔和鼻窦腔,D 期,有转移发生。为了尽可能准确地了解肿瘤组织的浸润范围,术前应行轴位、冠状位和矢状位的 CT 和 MRI 检查。CT 能很好地提示肿瘤组织对其周围骨结构的破坏情况,而 MRI 则能清晰显示肿瘤组织向毗邻软组织,尤其是颅内和眶内的浸润程度。

应注意与生长于前颅底的淋巴瘤、黑色素瘤、浆细胞瘤、腺癌和未分化癌、畸胎瘤以及中线肉芽肿等进行鉴别。为此,通常需借助免疫组化技术。ENB 对波形蛋白、S100 蛋白、神经丝和神经元特异性烯醇酶(neuronspesific enolase,NSE)呈阳性反应。有条件的单位尚可采用分子生物学技术对肿瘤组织进行染色体畸变情况的检测,不仅能辅助鉴别诊断,还能对预后进行评估。

【治疗】

由于 ENB 极为罕见,国内迄今尚无其治疗规范的报道。国外经验认为手术加放疗的疗效最好,为了能将肿瘤组织从周围正常组织的足够安全边缘内切除,多数学者喜欢选择"颅-面整块切除"的术式。按此术式从面部正中或前颅底选择宽阔的径路(如面正中掀翻、鼻侧切开),其缺点除了面部遗留瘢痕和可能导致畸形外,有 26% 的病例尚可引起以下围术期及术后并发症:持续的脑脊液漏、额瓣脓肿、颅腔积气、硬膜下血肿并感染、前额骨盖坏死、额窦黏液囊肿、泪道狭窄和单侧失明。

为了尽量减少前述并发症,多年来,德国富尔达市 Fulda 医院耳鼻咽喉-头颈及面部整形外科根据其联合应用显微镜和鼻内镜经鼻内径路治疗鼻-前颅底疾病方面积累的经验,对 ENB 及其他前颅底恶性肿瘤的手术治疗径路选择提出以下原则:①若病变组织没有浸润至颅内或眶内,采用鼻内径路;②若肿瘤主要向侧向生长并已达翼腭窝,采用面正中掀翻径路;③肿瘤已浸润至脑组织内,采用额下径路;④只对肿瘤已广泛浸润至眶内需同期行眶内容物剜除的病例采用鼻侧切开径路。

经鼻内径路切除前颅底恶性肿瘤具有以下优点:①能非常好地窥视整个筛窦区域,尤其是前筛区和蝶窦;②保留了向外的骨性边界,减少了囊肿形成的可能性,避免了对年轻患者面部、颅骨发育的影响;③自额窦后壁下部至蝶骨平面中部、侧面至纸样板的脑膜缺损均可经此径路于显微镜和(或)内镜下进行修复;④避免了面部瘢痕与畸形。

为了减少术中、术后并发症,术前应与放射科及神经外科医师共同阅片,充分弄清肿瘤组织与邻近重要生命结构(如颈内动脉、视神经等)的关系,制定手术径路和处理可能出现的意外情形的应急措施。

为提高疗效,所有患者术后均应辅以放疗。对做了硬脑膜成形术的患者,至少应于术后 8 周才开始放疗,以避免颅内并发症。

垂体腺瘤

垂体腺瘤绝大多数生长于垂体前叶,发病率较高,占颅内肿瘤的 10% 以上,一般为良性,以中青年人多见,男女无明显差别。包括垂体催乳素(PRL)瘤、生长激素(GH)腺瘤、促肾上腺皮质激素(ACTH)腺瘤、混合性腺瘤及无功能性腺瘤。

【诊断】

其临床表现因肿瘤的类型和大小而异,基本上可分为内分泌症状和压迫症状。

1. 共有症状:双颞部和额部头痛,头痛可因肿瘤大小及侵犯部位不同而有差异,头痛明显时伴恶心、呕吐。早期有视力减退或视野缺损,中晚期则出现单眼或双眼偏盲以至失明。

2. 催乳素(PRL)瘤:女性主要表现为闭经、溢乳、不育三联征。男性表现为阳痿、性欲减退、毛发稀少、生殖器官萎缩等。血中催乳素值升高 $>200\mu g/L$。

3. 生长激素(GH)腺瘤:儿童产生巨人症,成人表现为肢端肥大症。患者全身乏力,性功能减退,或并发糖尿病,血浆 GH 水平升高 $>10\mu g/L$。

4. 促肾上腺皮质激素(ACTH)腺瘤:患者主要表现为 Cushing 综合征,可见向心性肥胖、满月脸、水牛背,腹部和大腿皮肤有紫纹,伴性功能减退、闭经、高血压及糖尿病,血中 ACTH 值升高。

5. 无分泌功能腺瘤:因无分泌亢进症状,故确诊时肿瘤体积均较大,压迫和侵犯垂体较严重,常有性腺、甲状腺和肾上腺皮质功能不良和尿崩症,X 线片上可见鞍上区有斑点钙化特征,典型者呈蛋壳状。

6. X 线摄片:可见蝶鞍扩大、双鞍底、鞍底破坏。

7. 脑血管造影:可见颈内动脉向外推移、大脑前动脉水平段抬高、虹吸部张开。

8. CT 扫描:冠状位可见垂体窝与鞍上池内异常肿块,多为圆形,增强扫描时肿块密度增强,边界清晰。

9. MRI:实质性肿瘤在 T_1 及 T_2 加权像上呈等信号,囊性与坏死区呈长 T_1 与 T_2 信号,微小腺瘤 T_2 加权像上为小结节状高信号区。

【鉴别诊断】

1. 颅咽管瘤:发病年龄偏小,以儿童或青年人多见,主要表现为内分泌障碍,半数病人有侏儒或矮小症、性器官发育不良和尿崩症。X 线摄片可见鞍上区有特征钙化斑,典型者呈蛋壳状。

2. 鞍结节脑膜瘤:肿瘤多偏于一侧,视觉障碍多偏于患侧,一般无内分泌症状,血管造影脑膜瘤有血管供应及肿瘤血管染色。

3. 鞍区异位松果体瘤:多发生于儿童或青春期,垂体前叶及后叶功能障碍,特别是后叶症状比较突出,尿崩症常为首发及长期的唯一症状,蝶鞍多正常。

【治疗】

治疗垂体腺瘤有手术、放射及药物等方法。一般首选手术治疗,术后辅以放射治疗及药物治疗。

1. 手术治疗:常用的手术方式有经颅和经蝶窦两大类。经颅术式适宜于摘除较大的垂体腺瘤,经蝶窦术式适宜于摘除中小垂体腺瘤,此种术式具有病人痛苦少、安全性大、术后反应小、疗效比较好等优点。随着诊断技术的不断发展及内镜和手术显微镜在临床的广泛应用,近年来采用经鼻蝶窦进路术式者日益增多。

2. 放射治疗:对疑有手术残留者,应予以放射治疗,以减少或延迟复发。

3. 药物治疗:针对不同类型垂体腺瘤,选用不同药物,治疗 PRL 瘤及 GH 腺瘤多用溴隐亭或甲麦角林等,治疗 ACTH 腺瘤多用赛庚啶、氨鲁米特等治疗。激素治疗在整个治疗过程中及手术前后均具有相当重要的作用。

4. γ 刀或 X 刀立体定向放射治疗:能使肿瘤发展得以控

制,对较小垂体腺瘤疗效良好。

前颅底脑膜瘤

前颅底脑膜瘤占脑膜瘤总数的 10%~14%。前颅底好发部位有嗅沟部、蝶鞍部和眶顶部,脑膜瘤绝大多数是良性肿瘤,成年人发病多见。脑膜瘤生长缓慢,包膜完整,不浸润脑组织,临床上以慢性进行性颅内压增高为其特点。

【诊断】

1. 慢性头痛、恶心、呕吐、癫痫、肢体无力、嗅觉丧失、尿失禁、共济失调、内分泌障碍。

2. 眼球突出、视力减退、视野缺损、视盘水肿、视神经萎缩。

3. X线平片见前颅底骨质局限性增生、变薄或破坏、病理性钙化,脑膜血管沟增粗迂曲。

4. 脑血管造影特别是采用数字减影血管造影技术可显示瘤周呈抱球状供应的血管和肿瘤染色。

5. CT扫描显示脑实质外均匀略高或等密度的圆形或椭圆形、边界清楚、光滑的肿块及肿块周围组织密度减低的脑水肿带。

6. MRI检查见肿瘤与脑灰质等信号略低。瘤周线状富血管征是诊断脑膜瘤的重要依据。

【鉴别诊断】

1. 颅骨骨瘤:多发于颅盖骨,以青春期前发病较多,一般无明显临床症状。X线片见颅骨外板隆起呈半球形骨瘤致密影,无周围骨质增生、板障血管扩张征。

2. 脑膜脑鼻膨出症:为先天性病变,外鼻可变形膨出,有时可见搏动。压迫两侧颈静脉,肿块可暂时性增大,X线摄片可见颅前窝底有椭圆形骨质缺损。

3. 骨纤维异常增生症:本病为一种原因不明的多发性骨纤维增生性疾病,以青年及幼儿多见,颅骨增生一般向颅外突出,对脑组织不产生压迫。骨质增生密度高,呈象牙状,与脑膜瘤所致的骨质增生与破坏有明显区别。

【治疗】

1. 借助手术显微镜或激光手术刀力求彻底切除肿瘤及受

肿瘤侵犯的脑膜和颅骨。

2. 对脑瘤位于脑深部重要结构(如斜坡、海绵窦区等)不易完整切除者,可行减压性手术,以缓冲颅内压力,剩余瘤体可采用γ刀或X刀治疗。

3. 恶性脑膜瘤手术后需辅以放疗或化疗。

脊索瘤

胚胎3个月时脊索开始退化,正常人除椎间盘的髓核外,若其他部位有脊索残余组织,即可发展为脊索瘤。它是一种先天性的低度恶性肿瘤。

脊索瘤可见于骶尾部(50%)、蝶枕部(35%)、脊椎(15%)。临床可分为蝶鞍型、鼻咽型、颈椎型。好发年龄为10~60岁,男性多于女性(3:1)。肿瘤生长慢。

【临床表现】

1. 头痛。

2. 肿瘤侵犯鼻咽、鼻腔、鼻窦时,可有鼻塞、鼻出血、耳鸣、听力下降等表现。检查可见鼻咽黏膜下、鼻腔后部或后鼻孔肿块,触诊柔软,有囊性感。

3. 肿瘤侵犯蝶窦、颅底,可有视力减退、视野缺损。

4. 侵入颅后窝出现小脑和听神经症状。

5. 多发性脑神经症状,包括第Ⅴ、Ⅵ、Ⅸ及Ⅳ、Ⅹ、Ⅻ等脑神经的损害。

6. 肿瘤生长缓慢,但有局部和远处转移者预后不良,常因向颅内扩展而死亡。

【诊断及鉴别诊断】

1. 依临床表现应想到本病的可能,对位于鼻腔、鼻咽的肿瘤可行活检。

2. CT、MRI或DSA可以显示肿瘤的大小、范围及血供情况,有助于鉴别诊断。

3. 鼻腔内的肿瘤应与脑膜脑膨出鉴别;鼻咽部的肿瘤应与鼻咽癌、鼻咽纤维血管瘤、鼻咽部皮样囊肿相鉴别;鞍旁肿瘤应与垂体瘤相鉴别;而斜坡部的肿瘤应与颅咽管瘤、脑膜瘤及听神经瘤等相鉴别。

【治疗】

1. 手术治疗采用不同的手术途径切除肿瘤,但大多数不能完整切除。

2. 放疗不敏感,术后辅以放疗,或用于无法切除者。

颅咽管瘤

在胚胎 7~8 周时,颅咽管应闭合。若颅咽管封闭不全,残余上皮继续生长,则可形成颅咽管瘤(craniopharyngioma)。它属于先天性肿瘤,约占先天性肿瘤的 60%、儿童颅内肿瘤的 13%~17%。该肿瘤多见于男性,青年和儿童多见。

【临床表现】

1. 生长缓慢,病程长,初期症状不明显。

2. 颅压增高症状,如头痛、呕吐。

3. 压迫视神经、动眼神经,出现视力减退、眼球运动障碍。

4. 下丘脑、垂体功能损害引起的内分泌症状,如多饮、多尿、肥胖、生长发育迟缓、性功能下降、闭经等。

【诊断及鉴别诊断】

1. 临床表现。

2. 影像学检查:CT、MRI 扫描可见蝶鞍扩大、前后突破坏,鞍内或鞍上有钙化斑,肿瘤可向蝶窦或鼻咽部侵犯。

3. 内分泌检查:基础代谢率低,ACTH、T_3、T_4、TSH 均降低,血胆固醇升高,磷偏低,糖耐量呈低平曲线。

4. 病理诊断:颅咽管瘤分为鞍内型和鞍上型两型,肿瘤呈膨胀性生长,与脑组织边界清楚,多为囊性。囊内有含胆固醇结晶的液体。

【治疗】

1. 手术治疗:手术切除后可辅以放疗。

2. 放射治疗或囊内放同位素^{32}P 或^{198}Au,用于内分泌功能严重受损而无法完全切除者。

(徐 凯 游学俊)

第八章 咽部疾病

第一节 咽部异物、灼伤及咽部狭窄和闭锁

一、咽部异物

咽部异物多发生在口咽及喉咽部,鼻咽部异物则较少见。口咽及喉咽异物的常见原因有:

1. 饮食不慎,将鱼刺、肉骨、果核等咽下。
2. 儿童嬉戏,将小玩具、硬币等放入口内咽下。
3. 睡眠、昏迷或酒醉时发生误咽(如义齿脱落)。
4. 企图自杀,有意吞入异物。
5. 老年人咽部感觉较差,牙齿脱落,咀嚼不充分,易发生此病。
6. 头颈部外伤时,弹片等异物存留于咽腔。
7. 手术中止血纱条、棉球、缝针等误留于鼻咽部、扁桃体中。

【临床表现】

口咽及喉咽部异物常有咽喉部的异物感、吞咽困难和部位较固定的刺痛,做吞咽动作或推动喉部时症状加重。尖锐异物可致痰中带血。鼻咽部异物可引起鼻塞,存留时间过久可致腥臭味。口咽及喉咽异物存留过久可致局部感染,形成咽后脓肿、咽旁脓肿及后纵隔炎等。

【诊断】

根据有吞咽异物或外伤、呕吐的病史,结合上述症状,并行仔细的口咽、喉咽及鼻咽镜检,不难做出诊断。部分患者若有

异物史,疼痛症状明显而常规检查未发现异物时,应行表面麻醉后仔细检查。异物刺激喉黏膜,可有发痒、咳嗽,甚至引起喉黏膜水肿、血肿等,如异物过大阻塞喉入口,可引发窒息。

【治疗】

口咽部异物,如扁桃体鱼刺,可用镊子夹出。位于舌根、会厌谷、梨状窝等处的异物,必须行黏膜表面麻醉,在间接喉镜下用喉钳试取,亦可经纤维喉镜取出。必要时小儿患者在全身麻醉下经直接喉镜取出。穿入咽壁而并发咽后或咽旁脓肿者,经口或颈侧切开排脓,取出异物。

二、咽部灼伤

咽部灼伤可分热灼伤和化学灼伤两类。多因误饮沸水或误服强酸、强碱、来苏、石炭酸等化学腐蚀剂所致。4岁以下小儿较常见,由于儿童保护性反射不健全,误饮开水或药液后不会吐出,同时哭闹又将热水或药液吸入喉内或吞下,引起口腔、咽喉以至食管灼伤。亦常见于自杀或精神失常者。火灾、工矿事故、瓦斯爆炸等可发生群集性受伤。

【临床表现】

1. 主要症状为疼痛、吞咽痛、咽下困难、流口水等,若伴发喉水肿,则出现呼吸困难。重度灼伤常有发热、脱水、休克等全身中毒症状。

2. 检查唇、口腔、咽部、会厌等处可见充血、肿胀或溃烂,次日则出现白膜。重度灼伤者在2~3周后则形成瘢痕粘连,发生咽喉狭窄,甚至闭锁。

【诊断】

根据患者有明确的误饮史等、上述临床症状及体检所见不难诊断。

【治疗】

1. 对吸入性灼伤者应密切观察呼吸情况,对伴喉水肿及呼吸困难明显者,应立即行气管切开术,以保持呼吸道通畅。

2. 中和疗法:强碱灼伤可用食醋、橘子水、柠檬水,酸性灼伤可用镁乳、氢氧化铝凝胶中和。

3. 选用有效的抗生素控制感染。

4. 糖皮质激素可以预防水肿和抑制结缔组织增生,特别对同时伴有食管灼伤的病例,对预防日后形成咽喉及食管狭窄具有重要意义。

5. 轻度灼伤可对症治疗,用1%双氧水、多贝液漱口,创面可涂甲紫或喷布次碳酸铋粉末,保护创面。

6. 为了预防日后形成咽部狭窄,必要时应早期插鼻饲管。

7. 咽部灼伤后遗严重咽喉狭窄或闭锁者须施行整复手术。

三、咽部狭窄和闭锁

【病因】

1. 外伤

(1) 咽部受腐蚀剂灼伤后,黏膜广泛坏死和溃疡形成,当咽壁创面相接触时,即成瘢痕性狭窄,甚至闭锁。

(2) 喉外伤时喉体内移与咽后壁粘连形成喉咽狭窄。

(3) 医源性手术并发症:施行腺样体切除术损伤黏膜过多,导致瘢痕性狭窄。

2. 特殊性感染:常由梅毒、麻风、硬结等病引起。

3. 先天性鼻咽闭锁:常和后鼻孔闭锁同时存在。

【临床表现】

1. 鼻咽狭窄或闭锁者经鼻呼吸不畅,说话时有闭塞性鼻音,嗅觉失灵,睡时打鼾,不能擤涕。若病变累及咽鼓管咽口,则有听力下降、耳鸣或并发中耳炎。

2. 喉咽狭窄者会厌与咽后壁粘连,阻碍吞咽,进食呛咳,呼吸不畅。

3. 检查可见口咽腔、鼻咽腔或喉咽腔变得狭小及粘连,重者仅剩小的缝隙甚至几乎完全闭锁。

【诊断】

通过上述症状和检查可确立诊断。X线摄片、CT或碘油造影可进一步明确闭锁部位的范围和厚度。

【治疗】

1. 对特殊感染引起者应先针对病因行对症治疗,待病情稳定后再行整复术。

2. 对外伤引起者应行手术治疗。对轻度狭窄者可行分离、扩张术;对重度狭窄、闭锁者应在切除狭窄后通过转移皮瓣或黏膜瓣行整复重建术。

3. 等离子消融对鼻咽癌放疗继发后鼻孔及鼻咽闭锁可获满意疗效。

(王志斌)

第二节 咽部炎症性疾病

一、急性咽炎

急性咽炎(acute pharyngitis)是咽黏膜、黏膜下组织和淋巴组织的急性炎症。通常由病毒和细菌所致,病毒以柯萨奇病毒、腺病毒、副流感病毒多见,细菌则以链球菌、葡萄球菌和肺炎双球菌常见。在幼儿,急性单纯性咽炎常为急性传染病的前驱症状或伴发症状,如麻疹、猩红热、流感、风疹等。在成人和较大儿童则常继发于急性鼻炎、急性扁桃体炎之后。受凉、疲劳、烟酒过度及全身抵抗力下降均为本病的诱因。

【临床表现】

起病较急,初起时咽部干燥、灼热。继有咽痛,空咽时咽痛往往比进食时更加明显,疼痛可放射到耳部。检查见口咽及鼻咽黏膜呈急性弥漫性充血,腭弓、悬雍垂水肿,咽后壁淋巴滤泡和咽侧索红肿。细菌感染者,咽后壁淋巴滤泡中央可出现黄白色点状渗出物。全身情况一般较轻,但因年龄、免疫力以及病毒、细菌毒力之不同而程度不一,严重者表现为发热、头痛、食欲不振和四肢酸痛等,可并发中耳炎、鼻窦炎、喉炎、气管支气管炎及肺炎。若致病菌及其毒素侵入血液循环,则可引起急性肾炎、风湿热、败血症等全身并发症。

【诊断】

根据病史、症状及局部检查所见,诊断不难。为明确致病因素,可进行咽部细菌培养。应注意是否为急性传染病(如麻疹、猩红热、流感和百日咳等)的前驱症状或伴发症状,在儿童期尤为重要。此外,如在口腔、咽部、扁桃体出现假膜坏死,应行血液检查,以排除血液病。

【治疗】

1. 休息,多饮水,通便。

2. 对症治疗。

3. 以复方硼砂溶液漱口,口含片含服。

4. 选用抗病毒药和抗生素或选用有抗病毒和抗菌作用的中药制剂。

二、慢 性 咽 炎

慢性咽炎(chronic pharyngitis)是咽部黏膜、黏膜下组织的弥漫性慢性感染。通常因急性咽炎反复发作、上呼吸道的慢性炎症刺激、烟酒过度、吸入粉尘气体、齿龈感染、过度清嗓或滥用嗓音所致。此外,多种全身慢性疾病(如贫血、消化不良、胃食管反流、慢性下呼吸道炎症、肝肾疾病)与此病相关。

【临床分型】

1. 单纯型:见咽黏膜层慢性充血,黏膜下结缔组织及淋巴组织增生,黏液腺肥大,分泌亢进。

2. 肥厚型:咽喉壁淋巴组织增生,呈颗粒状隆起,咽侧索亦增生肥厚。

3. 萎缩型:通常与萎缩性鼻炎并存,咽黏膜干燥、发亮,表面覆有黏液。

【症状】

1. 咽部不适感,如异物感、灼热感、干燥感、痒感、刺激感和轻微的疼痛等。

2. 晨起频繁刺激性干咳。

3. 全身症状不明显。

【治疗】

1. 消除病因。
2. 给予复方硼砂溶液含漱,应用各种口含片。
3. 对于干燥性咽炎患者可咽部涂药,如碘甘油。
4. 冷冻、激光或10%硝酸银液等仅适用于处理过度增生的淋巴组织。但不宜处理过深,以防形成萎缩或瘢痕。

三、樊尚咽峡炎

樊尚咽峡炎(Vincent angina)又称溃疡膜性咽炎,为一种急性溃疡性损害,通常累及一侧或双侧扁桃体,并向咽门、软腭和牙龈扩展。致病菌为革兰阴性杆菌,常继发齿垢螺旋体感染。龋齿和溢脓、饮食不良、代谢紊乱、维生素缺乏等是突出的致病因素。

【检查与诊断】

1. 起病突然。
2. 咽痛显著。
3. 口臭。
4. 畏寒、发热(高热)。
5. 颈淋巴结炎。
6. 咽部灰白色膜,清除后,深部溃疡基底易出血。
7. 发病1周左右急性症状消退,但咽部溃疡可持续几周,并有明显口臭。

【鉴别诊断】

樊尚咽峡炎应与白喉、急性链球菌化脓性咽炎、传染性单核细胞增多症、三期梅毒、恶性肿瘤、粒细胞缺乏性咽炎和急性淋巴细胞白血病鉴别。

【治疗】

1. 全身应用抗生素,如青霉素以及甲硝唑静脉滴注。
2. 抗菌含漱合剂。
3. 牙龈、咽门涂布甲紫。

四、咽角化症

咽角化症(keratosis pharyngea)系咽部淋巴组织上皮过度角化所致。多见于年龄在15~40岁的女性,一般认为是一种纤毛菌感染,但尚无定论。口腔不卫生、鼻窦及咽淋巴组织慢性炎症刺激可能与此有关。

【检查与诊断】

此病易被误诊为隐窝性扁桃体炎。多无明显症状,可有咽干、痒及异物感,角化广泛者多有咳嗽、口臭。扁桃体、咽后壁、侧索等处有白色或黄斑点角化物。角化物与组织附着牢固,用力拔除后留下出血面。

【治疗】

1. 无症状者可不处理。
2. 口服多种维生素。
3. 保持口腔及咽部卫生,给予复方硼砂溶液含漱。
4. 局限于扁桃体的角化物可行扁桃体切除术。

五、咽囊炎

咽囊乃胚胎脊索退缩时咽上皮内陷而成,可深达枕骨骨膜。囊管向咽黏膜扩展,位于增殖体或其残余下缘。若囊管阻塞,则形成囊肿[感染后形成的脓肿称咽囊炎(pharyngeal bursitis),又称托伦瓦尔特(Thornwaldt)病]、鼻咽囊肿、鼻咽脓肿及鼻咽中部瘘管。

【检查与诊断】

1. 后鼻孔可见分泌物、结痂,易感冒,有喷嚏、声嘶、口臭、清嗓、咳嗽等症状。
2. 头痛或头颈多部位疼痛,尤其是枕部。
3. 鼻塞、咽痛、鼻音重、颈淋巴结肿大。
4. 可有眩晕、耳鸣、耳痛、听力下降。
5. 鼻咽顶囊管开口肿胀、隆起或积脓。

【治疗】

彻底切除或破坏咽囊内壁黏膜,以防复发。手术刮除囊肿,微波治疗也可取得满意疗效。腺样体残留者一并切除腺样体。

六、急性扁桃体炎

急性扁桃体炎(acute tonsillitis)为腭扁桃体的急性非特异性炎症。此病为常见病,占耳鼻咽喉科门诊病例的35%~65%,多发生在10~30岁,婴儿及50岁以上老人较少见。一般以冬春两季发病较多,常由于劳累、受凉、烟酒过度、潮湿、营养不良而发病,在有全身性慢性疾病,身体抵抗力低下时易患。主要致病菌为乙型溶血性链球菌,葡萄球菌、肺炎链球菌和腺病毒也可引起本病。细菌和病毒混合感染不少见。本病有传染性,潜伏期为2~4天,多通过飞沫、食物或直接接触传染。

【临床表现】

依病理变化可分为两种类型,其临床表现有所不同。

1. 急性卡他性扁桃体炎:病变较轻,炎症仅限于表面黏膜、隐窝内,而扁桃体实质无明显的炎症改变。局部常有咽痛不适,可伴有低热、全身酸痛、食欲不振、乏力等轻度全身症状。检查时可见扁桃体及舌腭弓表面黏膜充血肿胀,扁桃体实质无显著肿大,表面亦无渗出物。

2. 急性化脓性扁桃体炎:炎症起始于隐窝,继而进入扁桃体实质,使扁桃体明显肿胀,重者可出现多发性小脓肿。隐窝口多有渗出物排出。本型起病较急,局部和全身症状都较重。咽痛剧烈,吞咽时疼痛常放射至耳部。下颌角淋巴结肿大,有时伴转头不便。全身常有恶寒、高热,幼儿可因高热而抽搐、呕吐或昏睡。检查时可见扁桃体肿大,周围充血,隐窝口有黄白色脓点,易于拭去,不留出血创面。如扁桃体实质内有化脓病变,可在表面看到黄白色突起。

急性扁桃体炎常由于病变向邻近组织发展而导致扁桃体周围脓肿、咽后脓肿、咽旁脓肿、急性淋巴结炎、急性鼻炎、鼻窦炎、急性喉炎、急性中耳炎等局部并发症。全身并发症包括急性风湿热、风湿性关节炎、急性心肌炎、急性肾小球肾炎、败血症、急性骨髓炎等。

【诊断及鉴别诊断】

急性扁桃体炎一般都具有上述典型的临床表现,故不难诊断。外周血白细胞明显升高。鉴别诊断见表2-8-1。

【治疗】

本病具有传染性,故病人应适当隔离。

1. 一般疗法:注意休息,多饮水,进流质饮食,补充营养,通大便。

2. 因本病多为链球菌感染,因而抗菌消炎仍为主要治疗原则,青霉素应属首选。解热止痛是重要的对症治疗措施。

3. 局部应勤用硼砂溶液漱口,每2~3小时一次。给予度米芬喉片或地喹氯铵片含化,亦有清洁口腔、消炎止痛之功效。

4. 如多次反复发生急性扁桃体炎,特别是已有并发症者,应待急性炎症消退后施行扁桃体切除术。

七、慢性扁桃体炎

慢性扁桃体炎(chronic tonsillitis)多由急性扁桃体炎反复发作或因隐窝引流不畅所致,也可因窝内细菌、病毒感染而演变为慢性炎症。患急性传染病(如猩红热、麻疹、流感、白喉等)后亦可引起本病。鼻腔、鼻窦感染亦能引发本病。发病年龄以7~14岁者最多,青年人次之,老年人(50岁以上)很少见。主要致病菌为乙型溶血性链球菌,金黄色葡萄球菌、绿色链球菌、肺炎链球菌及流感嗜血杆菌和腺病毒亦可诱发本病。本病的病理改变主要在隐窝,依其程度及病期的不同,临床分为增生型(肥大型)、纤维型(萎缩型)和隐窝型三型。

表 2-8-1 急性扁桃体炎的鉴别诊断

	咽痛	咽部所见	淋巴结	全身情况	化验检查
急性扁桃体炎	咽痛剧烈，吞咽困难	两侧扁桃体表面白色或黄色点状渗出物。有时连成膜状，易擦去	下颌角淋巴结肿大，压痛	急性病容，高热，寒战	涂片：多为链球菌，葡萄球菌，肺炎球菌 血液：白细胞明显增多
咽白喉	咽痛轻	灰白色假膜常超出扁桃体范围，可累及腭弓、软腭、咽后壁等。假膜坚韧，不易擦去，强剥易出血	颈部淋巴结有时肿大，呈"牛颈"状	精神萎靡，低热，面色苍白，脉搏微弱，呈现中毒症状	涂片：白喉杆菌 血液：白细胞一般无变化
猩红热	咽痛程度不一	咽部充血，灰黄色假膜，易擦去	颌下淋巴结肿大	急性病容，高热，典型皮疹，可有杨梅舌	涂片：溶血性链球菌 血液：白细胞增多，中性及嗜酸性粒细胞增高
樊尚咽峡炎	单侧咽痛	一侧扁桃体覆有灰色或黄色假膜，擦去后可见下面有溃疡。牙龈常见类似病变	患侧颈部淋巴结有时肿大	全身症状较轻	涂片：梭形杆菌及樊尚螺旋体 血液：白细胞稍有增多

续表

	咽痛	咽部所见	淋巴结	全身情况	化验室检查
单核细胞增多症性咽峡炎	咽痛轻	扁桃体红肿，有时覆有白色假膜，易擦去	全身淋巴结多发性肿大，有"腺性热"之称	高热，头痛，急性病容。有时出现皮疹，肝脾肿大等	涂片：阴性或查到呼吸道常见细菌 血液：异常淋巴细胞，单核细胞增多可占50%以上。血清嗜异性凝集试验（+）
粒细胞缺乏症性咽峡炎	咽痛程度不一	坏死性溃疡，被覆深褐色假膜，周围组织苍白，缺血。软腭，牙龈有同样病变	无肿大	脓毒性弛张热，全身情况迅速衰竭	涂片：阴性或查到一般细菌 血液：白细胞显著减少，分类则粒性白细胞锐减或消失
白血病性咽峡炎	一般无咽痛	早期为一侧扁桃体浸润肿大，继而表面坏死，覆有灰白色假膜，常伴有口腔黏膜肿胀，溃疡或坏死，牙龈肿胀，苍白	全身淋巴结肿大	急性期体温升高，早期出现全身性出血，以致衰竭	涂片：阴性或查到一般细菌 血液：白细胞增多，分类以原始白细胞和幼稚白细胞为主

【临床表现】

本病的特点是常有急性发作病史,而平时多无明显自觉症状。患者常感咽内发干、发痒、异物感,有刺激性咳嗽、口臭等轻微不适。当扁桃体过度肥大时,可出现呼吸、吞咽或语言共鸣障碍。炎性分泌物不断咽下,刺激胃肠,或隐窝内细菌、毒素等被吸收引起全身反应,导致消化不良、头痛、乏力、低热等。检查可见扁桃体、前后柱及咽后壁充血,扁桃体隐窝口可见黄、白色干酪样点状物,用压舌板挤压舌腭弓时能由窝内排出。扁桃体大小不定。儿童、青年多属增生型,扁桃体肥大;成人扁桃体多已萎缩变小,但表面可见瘢痕,凹凸不平,与周围组织常有粘连。下颌角淋巴结常肿大。

人体受扁桃体隐窝内细菌和毒素的影响,出现变态反应,可产生风湿性关节炎、风湿热、心脏病、肾炎、长期低热等并发症。

【诊断及鉴别诊断】

根据反复急性发作的病史及以上局部检查所见,不难做出诊断。值得强调的是,扁桃体的大小可有生理性、遗传性及炎性改变,故不能单以扁桃体的大小作为判断炎症程度的标准及诊断依据。

本病应与以下疾病相鉴别:

1. 扁桃体角化症:角化症为扁桃体隐窝口上皮过度角化所致,可出现白色尖形砂粒样角化物,触之坚硬,不能擦去,一般无特别不适。

2. 扁桃体肿瘤:一侧扁桃体迅速增大或扁桃体肿大而有溃疡均应考虑肿瘤的可能,必要时可行活检确诊。

【治疗】

1. 保守疗法:对不能施行手术者,可试用下列疗法。

(1) 冲洗或吸引扁桃体隐窝,清除隐窝内积存物,以减少细菌繁殖的机会。

(2) 用5%乙醇普鲁卡因溶液或10%~30%硫代硫酸钠液2ml注入扁桃体的不同部位行灌洗治疗。

(3) 基于慢性扁桃体炎是感染-变应性状态的观点,治疗不应仅限于抗菌药物,而应考虑免疫疗法或抗变应性措施考虑在内,并应用各种增强免疫力的药物,如注射人胎盘丙种球蛋白、转移因子等。

2. 手术疗法:扁桃体摘除术是现代治疗慢性扁桃体炎较为彻底的方法。

八、病灶性扁桃体炎

病灶性扁桃体炎是扁桃体的慢性炎性疾病。作为一种病灶,在每次炎症发作时,均会引起其他脏器的病理性改变。发病年龄以 20~60 岁较为多见。常见致病菌及病理改变同"慢性扁桃体炎"。

【临床表现】

1. 咽部的症状基本与"慢性扁桃体炎"相似。

2. 作为病灶可能诱发的症状

(1) 心血管系统:患者感觉心悸不适。心电图检查可见心律失常,如房性期前收缩,有时可出现二联律或三联律。伴发心肌炎时,心肌酶谱异常,X 线片显示心脏扩大,病程长者可致心功能不全。

(2) 泌尿系统:患者感觉腰部胀痛不适。尿常规提示有尿蛋白、管型及红细胞。

(3) 运动系统:表现为四肢大关节疼痛、酸软乏力。实验室检查可出现抗链球菌溶血素 O(ASO)、红细胞沉降率(ESR)升高。

3. 局部检查:病灶型扁桃体炎常见有舌腭弓充血、粘连或瘢痕形成,表面凹凸不平,小窝浅小,挤压有脓栓或脓液溢出。扁桃体一般较小而深藏,颌下淋巴结肿大有压痛,小窝的细菌培养以溶血性链球菌占多数,占 10%~70%,其他致病菌仅占小部分。

【诊断】

根据详细的病史询问、上述临床表现、辅助检查结果(血象、ESR、心电图、尿常规等)并排除各脏器本身器质性病变后综合分析而考虑本病。可通过激发试验辅助诊断,即用局部机械的、物理的(包括超短波、超声波、低频、X线等)和酶类等直接或间接刺激炎性扁桃体,然后观察所引起的一系列反应。其中以血液中的细胞计数和ESR的变化最重要,体温变化次之。其他则按不同的继发病变特点进行重点检查,如风湿病的疼痛反应、肾炎的尿蛋白和红细胞管型等改变以及心血管系统的心电图变化等。

【治疗】

一经确诊,应在控制扁桃体炎症及相应脏器病理症状的基础上行手术摘除。值得强调的是,某些症状及检查结果(如期前收缩、ASO及ESR升高、蛋白管型及血尿等)术前可能不会完全消失或恢复正常,只要较发作时有所控制即应适时进行手术。对诱发心血管疾病者,术中应密切监护,最好有心内科医师参加手术,以便必要时能及时用药救治。

九、舌扁桃体肥大

舌扁桃体肥大是咽部淋巴组织舌扁桃体及腭扁桃体反复感染的结果,或腭扁桃体摘除后舌扁桃体代偿性肥大,又称慢性舌扁桃体炎。多发生在40岁以上,儿童少见,与喜食刺激性食物及烟酒过度有关。病理表现为舌扁桃体淋巴滤泡增生,淋巴细胞、浆细胞增多。

【临床表现】

患者常觉咽部有异物感、堵塞感、刺痒感,常做吞咽动作,希望能解除以上感觉。常有刺激性干咳。讲话稍多以上症状明显。用压舌板重压一侧舌根或行间接喉镜检查,可见舌根部扁桃体肥大,表面呈颗粒状或分叶状分部于舌根两侧,显著者可扩大至会厌谷。

【诊断及鉴别诊断】

根据患者的主诉及局部检查所见不难做出诊断,但应与以下疾病相鉴别:

1. 舌甲状腺肿块位于舌盲孔与会厌之间的舌根中线上,

呈半圆形隆起,表面为正常黏膜覆盖,质实而有弹性,用同位素^{131}I扫描可确定是否为甲状腺组织。

2. 舌根囊肿位于舌盲孔处,为甲状舌管上端发育异常所致,可见舌根正中线上有一半圆形隆起,呈半透明状,质软有波动,穿刺可抽出液体。

【治疗】

对于引起症状较重者可使用等离子或用CO_2激光灼烧肥大的舌扁桃体组织。

十、急性腺样体炎

腺样体自幼年起逐渐增大,但到10岁以后开始萎缩,故急性腺样体炎(acute adenoiditis)为儿童期疾病。本病常和咽炎、扁桃体炎、上呼吸道感染同时发生。由于腺样体位置较隐蔽,易被忽视。病因与急性扁桃炎同,可能因细菌或病毒感染而起。

【临床表现】

患儿常突起发热,体温高达40℃,鼻塞严重,用口呼吸,哺乳困难,可有咽痛。炎症若向两侧咽鼓管咽口蔓延,可有耳内闷胀、耳痛、听力减退等症状,重者可导致化脓性中耳炎。用小儿鼻咽镜检查见腺样体充血肿大,表面覆有渗出物,咽后壁有下流的分泌物黏附。

【治疗】

患儿应卧床休息,多饮水。高热患者可用退热药。重症患者可选用抗菌药物治疗,以控制感染和预防并发症,鼻部局部可用0.5%~1%麻黄碱生理盐水滴鼻。

十一、腺样体肥大

腺样体肥大(adenoid hypertroph)为腺样体因炎症的反复刺激而发生的病理性增生。本病常与慢性扁桃体炎合并存在,最多见于儿童。本病有遗传因素,与鼻咽部反复炎症有关,慢性鼻咽炎、鼻炎或慢性鼻窦炎患者易发此病,患有急性传染病、变态反应性疾病的儿童也多有腺样体肥大。

【临床表现】

1. 局部症状：儿童鼻咽部狭小，如腺样体肥大，堵塞后鼻孔及咽鼓管咽口，可引起耳、鼻、咽、喉的相应症状。

（1）耳部症状：咽鼓管咽口受阻，并发非化脓性中耳炎，可致听力减退和(或)耳鸣。

（2）鼻部症状：常并发鼻炎、鼻窦炎，有鼻塞及流鼻涕等症状。说话时常有闭塞性鼻音，睡眠时打鼾。

（3）咽喉与下呼吸道症状：因分泌物下流，刺激呼吸道黏膜，常引起咳嗽，易并发支气管炎。

（4）由于患者长期张口呼吸，致使面部骨骼发育障碍，上颌骨变长，腭骨高拱，牙列不齐，上切牙突出，唇厚，缺乏表情，即所谓的"腺样体面容"。

2. 全身症状：全身发育及营养状况差，常有夜惊、磨牙、遗尿、反应迟钝、注意力不集中等反射性神经症状。

【诊断】

主要根据患儿家属主诉、临床表现以及以下检查所见做出诊断：

1. 患儿张口呼吸，大多数呈上述"腺样体面容"。
2. 口咽检查硬腭高而窄，齿列不整，常伴腭扁桃体肿大。
3. 鼻部检查：鼻孔小，鼻唇沟平，充分收缩鼻腔黏膜后可在鼻咽部见到红色块状隆起。
4. 纤维鼻咽镜检查：在鼻咽顶部和后壁可见表面有纵行裂隙的分叶状淋巴组织，像半个剥了皮的橘子。
5. 触诊：用手指做鼻咽触诊，在鼻咽顶及后壁可扪及柔软块状物。
6. 摄X线鼻咽侧位片有助于诊断。

【治疗】

对具有上述症状的腺样体肥大儿童应行手术切除。手术常与扁桃体切除术一并施行。若扁桃体无明确手术指征，亦可单纯切除腺样体。手术一般采用全身麻醉，将腺样体刮匙沿后壁放入鼻咽顶后部，将腺样体切除。也可在45°内镜辅助下采用动力系统进行切割或用等离子进行消融。

十二、扁桃体周脓肿

扁桃体周脓肿(peritonsillar abscess)为扁桃体周围间隙内的化脓性炎症。扁桃体被膜与咽缩肌之间的结缔组织疏松,急性扁桃体炎时,由于扁桃体隐窝(尤其是上隐窝)被堵塞而引流不畅,感染扩散到深层穿透扁桃体包膜,进入扁桃体周围间隙引起扁桃体周围疏松结缔组织的感染,初期称扁桃体周围炎,脓肿形成后称扁桃体周脓肿,一般发生于一侧,多发生于青壮年,秋冬季易患。常见致病菌有金黄色葡萄球菌、乙型溶血性链球菌、甲型草绿色链球菌等。可引起咽旁脓肿、喉水肿和败血症等并发症。白齿或智齿周围炎症亦可并发此症。

【临床表现】

1. 扁桃体急性感染3~4日后,咽痛转向一侧伴有畏寒、高热、咽痛剧烈,可致吞咽及张口困难、流涎、说话含糊不清。

2. 急性重病面容表情痛苦,颈部假性僵直,头倾向患侧,患侧颈淋巴结可肿大并有压痛。

3. 根据脓肿的部位可分为两型。

(1) 前上型:脓肿位于一侧软腭前上部,咽部黏膜红肿,扁桃体充血,向内下推移,覆有渗出物,悬雍垂水肿。

(2) 后上型:脓肿位于一侧扁桃体和咽腭弓之间,扁桃体向前下推移,咽腭弓红肿,软腭及悬雍垂并无肿胀。

4. 外周血白细胞计数明显升高并有核左移。

5. 扁桃体周围穿刺可抽出脓液。

【诊断及鉴别诊断】

1. 依症状及体征。

2. 急性扁桃体炎经一般药物治疗无明显缓解即有扁桃体周脓肿的可能。发病逾4~5日,局部隆起明显,咽痛剧烈,穿刺抽脓可确定诊断。

3. 鉴别咽后壁脓肿与咽侧壁脓肿:咽侧壁脓肿虽有咽部炎症及牙关紧闭,但患侧咽壁及扁桃体各向内移,颈部有肿胀。

冠周炎常因阻生牙而起病,多发生于下牙槽的内侧,牙冠上覆盖肿胀组织,红肿可延展到舌腭弓,但扁桃体及悬雍垂一般不受波及。咽后壁脓肿以两岁以下患儿较多,成人患者常为颈椎结核或异物所引起,X线摄片可资鉴别。

【治疗】

1. 卧床休息,多饮水,进易消化食物。给予镇静止痛退热药。

2. 给予大剂量抗菌药物静脉滴注。青霉素为首选药,重症患者可选用头孢菌素类,连续用5~10日。

3. 给予含漱药,如复方硼砂溶液,保持咽部清洁。

4. 穿刺抽脓:以明确脓肿是否形成及脓肿的部位。穿刺部位用2%普鲁卡因液浸润黏膜麻醉。穿刺时应注意方位,进针不可太深,以免伤及咽旁隙内血管。粗针进入脓腔即有脓液抽出。

5. 切开排脓:在局部麻醉下切一弧形黏膜切口,用长弯血管钳插入切口,沿扁桃体被膜外方进入脓腔充分排脓。术后第2日复查伤口,必要时可再次撑开切口排脓。

6. 多次脓肿发作的患者应在炎症消退两周后行扁桃体切除术。

十三、咽后脓肿

咽后脓肿(retropharyngeal abscess)为咽后隙的化脓性炎症。根据发病机制的不同,可分急性型和慢性型两类。急性型多因口、咽、鼻腔鼻窦的感染,或因咽后壁损伤(如异物刺伤及其他外伤)引起咽后淋巴结化脓,脓液蓄积于口咽后方咽后隙一侧。此型多见于3岁以下幼儿。慢性型者多由颈椎结核引起。

【临床表现】

1. 急性型者起病急骤,症状为发热、烦躁、咽痛、拒食。说话及哭声含糊不清(如口内含物),睡时打鼾,呼吸不畅,头常偏向一侧。脓肿较大或炎症侵入喉部可致呼吸困难。

2. 慢性型多为结核性冷脓肿,病程长,全身有结核病症状,咽部症状不明显,常在3周后才有喉咽部梗阻感和吞咽不畅感。

3. 局部检查可见咽后壁一侧隆起、充血,脓肿较大时可将患侧咽腭弓及软腭向前推移。因异物或外伤引起的脓肿多发生于喉咽,大多需行间接喉镜检查才能发现,有时尚能查见异物。一侧或双侧颈淋巴结肿大。在慢性型,脓肿常位于咽后壁中央。

4. 咽后脓肿常因脓肿自行破溃,脓液涌入下呼吸道引起窒息可致死亡;或脓肿向下蔓延,可引起喉炎、喉水肿、纵隔炎等;若脓肿向外扩展,可引起咽旁脓肿;如脓肿侵蚀大动脉,可导致致命性的大出血。

【诊断及鉴别诊断】

根据上述病史和局部检查所见易于诊断。但应注意与扁桃体周脓肿和咽旁脓肿鉴别。前者多见于成人,张口困难,脓肿多位于扁桃体前上方,扁桃体红肿,被推向内下方,悬雍垂红肿被推向健侧。后者多见于较大儿童或成人,患侧颈部肿胀,压痛明显,扁桃体及咽侧壁被推向咽腔。

【治疗】

1. 急性咽后脓肿:诊断一经明确,即应马上切开排脓。取仰卧头低位,在直接喉镜下看清脓肿位置后先抽脓,尽量抽完后在脓肿最低位做一垂直切口。术后应用抗生素控制感染。3日后复查切口,如有积脓,应再用血管钳撑开切口排脓。

2. 若为结核性脓肿,应慎重抽脓,注入抗结核药。积极治疗肺、颈椎结核,增强机体抵抗力。

十四、咽旁脓肿

咽旁脓肿(parapharyngeal abscess)为咽旁间隙的化脓性炎症,早期为蜂窝织炎,进而发展成为脓肿。多见于成年人。本病多继发于扁桃体周脓肿、咽后脓肿、腮腺脓肿、颌下间隙脓肿或耳源性颈深部感染扩展至咽旁间隙而成。致病菌多为溶血性链球菌。咽侧壁外伤或咽部手术时,行局部麻醉时针头将细菌带入咽间隙也可诱发本病。

【临床表现】

本病多有发热、寒战、出汗、头痛及纳差等全身症状。局部则感咽痛、耳痛、吞咽困难。若感染侵及翼内肌则可致牙关紧闭。局部检查可见患侧咽侧壁隆起、充血,扁桃体及咽腭弓被推向中线,但扁桃体本身未见病变。患侧颌下区及下颌角后方肿胀,触之坚硬且有压痛。有脓肿形成时皮肤发红,晚期可出现波动感。

咽旁脓肿向周围扩展可引发喉炎、纵隔炎;沿颈动脉鞘可进入颅内,引发脑膜炎、脑脓肿、海绵窦血栓等;若侵蚀颈内动脉,可发生致死性大出血;颈内静脉受到侵犯时则出现败血症和脓毒血症等。

【诊断及鉴别诊断】

根据前述临床表现及检查所见不难诊断。鉴别诊断方面应注意与扁桃体周脓肿及咽后脓肿相鉴别。

【治疗】

若脓肿尚未完全形成,应积极行抗感染治疗。一旦脓肿形成,须经颈外径路切开排脓。手术多在局部麻醉下进行,以下颌角为中点,在胸锁乳突肌前缘做一纵行切口,用血管钳钝性分离软组织进入脓腔。排脓后可行过氧化氢液冲洗,置入引流条,部分缝合切口。术后应大量使用抗生素进行抗感染治疗。

(徐 凯)

第三节 咽的神经和精神性疾病

一、运动性障碍

咽麻痹

较为常见的为软腭麻痹,发生原因可能为中枢性或周围性。前者见于各种原因引起的延髓病变,如肿瘤、出血或血栓形成、多发性硬化、延髓性麻痹、脑炎等。引起软腭麻痹的周围性病变常为多发性神经炎,多伴有感觉性障碍。颈静脉孔附近的占位性病变如原发性肿瘤、血肿、转移性淋巴结等所引起的软腭麻痹,常合并出现第Ⅸ、Ⅹ和Ⅺ等脑神经麻痹(颈静脉孔综合征)。

【临床表现】

单侧麻痹常无症状,双侧麻痹症状明显。

1. 鼻咽不能闭合,患者说话出现开放性鼻音。

2. 进流质食物时食物逆流入鼻腔。

3. 不能完成吹哨或鼓气动作。

4. 咽肌麻痹时,吞咽功能障碍。病变之初进流质有困难,而进固体食物无阻挡;逐渐发展,食物停滞在喉咽部,有误入呼吸道的危险。

5. 检查可见软腭缺乏张力,发"啊-啊"音时,软腭向健侧移动,患侧不能上抬。若两侧麻痹,软腭松弛下垂,完全不能上抬。如同时有咽肌麻痹,则梨状隐窝中可见唾液或食物潴留。

【诊断】

根据上述临床症状及检查不难诊断。致病原因往往需内科和神经科协同才能弄清。

【治疗】

主要是针对病因治疗。

1. 对周围性麻痹患者,可用抗胆碱酯酶类药物(如加兰他敏)或神经兴奋药(如士的宁)以及维生素 B_1 治疗。

2. 咽肌麻痹进食困难者宜插鼻饲管,以维持营养和防止吸入性肺炎的发生。

3. 针刺疗法常用穴位有风池、大椎、少商、廉泉、天枢、曲池等。

咽痉挛

【临床表现】

咽痉挛常可见两种表现:强直性和阵挛性咽痉挛。前者常见于狂犬病、破伤风、癫痫、脑膜炎和癔病等。轻者有吞咽障碍、咽内不适、干呕等，重者伴有牙关紧闭、张口困难等症状。阵挛性咽痉挛为软腭或咽缩肌的不随意而有节律的收缩运动，每分钟可达60~100次或以上，患者本人和他人可听到咯咯声响。多为中枢脑干病变所致。

【诊断及鉴别诊断】

诊断应特别注意，因咽痉挛往往是一些严重疾病的表现，故应请神经科医生会诊，以共同确定诊断，而不能简单地诊断为癔症。

【治疗】

须耐心向病人讲明病情，以解除病人的思想顾虑，减轻病人的精神负担。缓慢进食无刺激性的食物。对强直性咽痉挛，可用镇静、解痉药物，如氯丙嗪、苯巴比妥钠、地西泮等；病情较重者，可用肌肉松弛剂，如司可林等。癔症病人可采用暗示或精神疗法。若为器质性病变导致的咽肌痉挛，则应针对病因来治疗。节律性咽痉挛，可试用针刺疗法，可选用廉泉、人迎、天突、太冲、合谷等穴。此外，可试用镇静剂或暗示治疗。

二、咽感觉性障碍

咽感觉减退或缺乏

诱发本病的原因常为癔病或中枢神经、周围神经病变。中枢性疾病包括脑肿瘤、多发性硬化、脊髓空洞症和脑膜炎等。周围神经病变有流感、白喉性神经炎、颅底外伤和肿瘤、舌咽神经病变等。

【临床表现】

1. 咽感觉完全丧失时，咬破舌头或颊黏膜而不觉疼痛，口腔黏膜常有糜烂。

2. 如同时有喉感觉丧失，食物常被咽入气管，引起吸入性支气管炎和肺炎。

3. 用压舌板触试腭弓或咽后壁，反射功能明显减退或消失。

【诊断】

诊断要点为反射功能明显减退或消失。诊断不困难,查找病因有时须与神经科医师协同检查。

【治疗】

病因治疗为主。对症治疗同咽麻痹。

咽感觉异常

咽感觉异常是临床上经常遇到的症状,可能为一些器质性病变所引起,但多数为非器质性疾病所致,以30~40岁女性多见。

【临床表现】

1. 患者常能指明部位在口咽和胸骨上窝之间,以喉咽部较多。

2. 咽唾沫时有堵塞感,而进食并无阻挡,饭后症状又出现。

3. 有时感到咽部有贴叶感、虫爬感、瘙痒感、痰黏着感,或有小球在咽部上下活动感。

4. 多无疼痛,或仅有轻度咽痛。

5. 检查咽部多无明显异常,但应仔细检查鼻咽、口咽及喉咽,了解有无黏膜充血、肿胀、淋巴组织增生、干燥、萎缩、瘢痕或肿瘤等,同时了解颈部有无畸形、瘢痕、肿块、淋巴结肿大等。必要时需行X线片检查茎突或颈椎,以及行食管钡剂X线片检查。

【诊断及鉴别诊断】

根据病史、症状以及对检查的全部资料加以分析,在排除咽部、颈部、上呼吸道、上消化道等部位的器质性病变后,才可诊断为官能性感觉异常。应注意与茎突或舌骨大角过长综合征相鉴别,后者通过X线片检查可辅助诊断。

【治疗】

1. 病因治疗对明确病因者最为重要。

2. 对症治疗

(1) 清淡饮食,必要时用镇静药。

(2) 颈上神经节封闭疗法。

(3) 中医、中药及针刺疗法。

舌咽神经痛

舌咽神经痛(glossopharyngeal neuralgia)为发作性一侧咽部及扁桃体区的疼痛。本病与三叉神经痛相似,病因尚不清楚。近来不少报道认为,舌咽神经在颅内受邻近血管袢的压迫可激发本病。

【临床表现】

1. 突然出现疼痛,可放射到同侧舌和耳深部。痛起突然,为针刺样剧痛,可放射到同侧舌和耳深部,持续数秒至数十秒,伴有唾液分泌增加。

2. 吞咽、说话或舌运动时均可激发疼痛。

3. 以丁卡因麻醉咽部可制止发作。

根据上述临床表现,并排除鼻咽、喉咽部的恶性肿瘤,咽部其他炎症及茎突过长即可做出诊断。

【治疗】

1. 应用镇痛药、解痉药均可减轻疼痛。

2. 局部封闭或于扁桃体下极注射5%酚甘油也有止痛效果。

3. 对频发或症状剧烈者,可行颅内段或高位颈侧进路舌咽神经切断术。

第四节 咽 肿 瘤

一、鼻 咽 肿 瘤

鼻咽血管纤维瘤

鼻咽血管纤维瘤(angiofibroma of nasopharynx)常发生于10~25岁男性青年,瘤体中含有丰富的血管,容易出血,故又名"男性青春期出血性鼻咽血管纤维瘤"。男女性别之比为(14~20):1,发病原因不明。本瘤多起源于鼻咽顶部枕骨结节及蝶骨翼突内板的骨膜部。除纤维组织外,瘤中血管丰富。这种血管管壁薄,缺乏弹性,损伤后不易收缩,常引起大出血。瘤体增大时可压迫邻近骨壁,侵入鼻窦、眼眶、翼腭窝、颞下窝甚至破坏颅底进入颅腔等。故此瘤在病理上虽属良性,但在临床上可能引起严重后果。

【临床表现】

1. 出血:出血为一重要症状,常反复出血,多为鼻出血或由口中吐血。时间过久可致贫血。

2. 堵塞及压迫症状:肿瘤长大后堵塞后鼻孔引起鼻塞,开始为一侧性,逐渐发展为两侧。若压迫咽鼓管咽口,可出现耳鸣及听力减退。若侵入眼眶、翼腭窝或颞下窝,则可致眼球突出、颊部或颞颥部突起。向后上破坏颅底及压迫脑神经,则有头痛及脑神经麻痹。向下发展可致软腭膨隆,部分患者在口咽部可见肿瘤。

3. 检查:前鼻镜检查(部分患者需在收缩下鼻甲后)有时在鼻腔后部可见到红色肿物;间接鼻咽镜检查更为清楚,可见表面光滑、圆形或呈结节状的肿瘤,表面富含血管纹。手指触诊时感肿物坚韧而易出血。

【诊断及鉴别诊断】

根据症状及检查结果,结合患者的年龄及性别特征多能做出诊断。由于本瘤极易出血,故一般不做活检。必要时可从侵入鼻腔部分取材活检,以便填塞止血。行 X 线摄片可了解肿瘤的范围,施行颈动脉造影术可观察肿瘤供血来源及向颅内扩展情况,以供手术时参考。

虽然本病具有特征性临床表现,但应注意与鼻咽部的其他疾病相鉴别。

1. 后鼻孔息肉有蒂,灰白色半透明,质软,可随呼吸活动,不易出血。

2. 腺样体肥大在咽顶后壁正中,有纵沟,质软,不易出血,多发生在幼儿。

3. 鼻咽部畸胎瘤多发生在婴幼儿,为灰白色肿物,光滑,有蒂,活动度大,表面可被覆皮肤样上皮,触之软,不出血。

4. 鼻咽癌有少量吸涕带血,可出现头痛、耳聋、颈淋巴结肿大、脑神经症状。鼻咽顶咽隐窝内有增生肿物,不规则,质脆。细胞学及病理检查可资鉴别。

5. 颅咽管瘤来源于颅咽管残留的复层扁平上皮,发生在蝶鞍部,形成实质性肿瘤,亦可部分液化为多房囊肿,向上发展可进入颅内,向下发展可达鼻咽顶后壁隆起,亦可沿鼻中隔达鼻腔,X 线片可诊断。

【治疗】

治疗主要为手术切除,根据肿瘤的范围及部位,通常采用经鼻、经腭或两者结合的进路。手术中出血多,术前必须做好大量输血的准备。手术前可先行颈外动脉栓塞或结扎术,或术时采用控制性低血压麻醉,术中加压冷冻术等可减少出血。

近年来,华中科技大学同济医学院附属同济医院耳鼻咽喉科采用鼻内镜下微波治疗鼻咽血管纤维瘤 30 余例,术中视野清晰,摘除肿瘤彻底,术中出血少,均在 100~300ml,不需输血。患者痛苦小,无需输血,复发少,深受患者欢迎。

鼻咽癌

鼻咽癌(carcinoma of nasopharynx)为我国最常见的癌瘤之一,尤以南方发病率最高,占头颈部肿瘤发病率首位。男性多于女性,男女之比为(2~3):1。好发年龄以 40~50 岁年龄组为最多,发病年龄在 20 岁以后随年龄增长而上升,50 岁以后则下降。

【病因】

尚未明确,但与下列因素有关:

1. **遗传因素**:本病具有一定的种族易感性和家族聚集性,并与免疫遗传标记有关。

2. **病毒因素**:主要为 EB 病毒,20 世纪 70 年代以来发现 EB 病毒与鼻咽癌有密切关系。

3. **环境因素**:鼻咽癌发病率高可能与自幼儿时开始习惯吃有亚硝胺化合物类的食物有关。

【临床表现】

常见症状有:

1. **出血**:早期即有易出血倾向,最常见者为吸鼻后痰中带血,或擤出带血鼻涕。

2. 鼻部症状:肿瘤阻塞后鼻孔出现鼻塞,多为单侧性,瘤体增大时可能双侧受阻。

3. 耳部症状:肿瘤堵塞或压迫咽鼓管咽口,可致该侧耳鸣、耳闷塞感及听力下降,或出现鼓室积液。

4. 颈淋巴结肿大:早期可出现颈淋巴结转移,首先常发生在颈深部淋巴结上群,开始为一侧,继而发展为双侧。肿块无痛,质较硬,活动差,迅速增大且固定,并成为患者就诊的首要症状。其后,颈侧中、下群淋巴结相继受累,并相互融合成巨大肿块。

5. 头痛:肿瘤破坏颅底,并在颅内蔓延累及三叉神经所致。部位偏于患侧的颞、顶、枕部,早期为间歇性,部位不固定,晚期为持续性剧痛,部位固定。

6. 脑神经症状:肿瘤经破裂孔进入颅内,常先侵犯第Ⅴ及第Ⅵ、Ⅳ、Ⅲ及Ⅱ脑神经,除头痛外,还可出现面部麻木、复视、视物模糊、睑下垂、眼外肌麻痹,甚至眼球固定或失明。颈部包块可压迫穿出颅底的第Ⅵ、Ⅹ、Ⅺ及Ⅻ对脑神经,出现软腭麻痹、吞咽困难、声嘶、伸舌偏斜等。

7. 远处转移:晚期肿瘤可转移至身体其他部位(如肺、肝、骨骼等处)而致相应症状。

8. 检查:鼻咽癌好发于咽隐窝及鼻咽顶后壁,间接鼻咽镜或纤维鼻咽镜检可见局部黏膜粗糙不平,有结节状及菜花状肿物,可呈结节型、溃疡型或黏膜下型等不同临床类型。X线颅底摄片有助于了解骨质有无破坏。CT扫描可显示鼻咽黏膜变化,对早期鼻咽癌的诊断颇有帮助。

【诊断及鉴别诊断】

遇到上述症状者,首先应在思想上重视,仔细检查鼻咽部。对可疑病例需及时施行活检,必要时可重复进行。对多次活检阴性、临床上又高度怀疑者,应行内镜检查,仔细检查可疑部位,对可疑部位在鼻内镜下行活检,以提高活检的阳性率。

鉴别诊断方面参见"鼻咽血管纤维瘤"部分。

【治疗】

以放射治疗为主,应用^{60}Co或电子加速器放射。颈部转移淋巴结宜用深部 X 线照射。

放疗前后可辅以中医辨证治疗、化疗、免疫过继治疗等,以提高疗效,改善全身情况和减轻放射反应。

下述几种情况的鼻咽癌可行手术切除:
1. 放疗后局部复发或尚有残存的病灶。
2. 对放疗不敏感的肿瘤,如腺癌。
3. 放疗无效的颈部局限性肿块。

二、口咽肿瘤

良性肿瘤

口咽良性肿瘤不多见。比较容易见到的有:
1. 纤维瘤:常发生于软腭、悬雍垂、腭弓游离缘或扁桃体上,呈圆形突起,表面光滑,质地较硬。
2. 乳头状瘤:多由于病毒感染所致,好发部位与纤维瘤相似,呈灰白色或淡红色乳头状。
3. 潴留囊肿:黏液腺的潴留囊肿可发生于咽后壁、咽侧壁、会厌谷或会厌游离缘及舌面。
4. 神经鞘瘤:源于颈深部的神经鞘膜,可在咽侧壁黏膜下出现椭圆形隆起。

【临床表现】

视肿瘤的大小、部位而定。小者多无任何自觉症状。如肿瘤长大,除有异物感外,还可因压迫、阻塞而致吞咽、呼吸或发音等功能障碍。

【治疗】

小的肿瘤可手术切除。乳头状瘤可用激光疗法。为预防复发,术后宜用 50% $AgNO_3$ 液烧灼其创面。神经鞘瘤若较大或在颈部也能触及,选择颈部切口较为安全。

扁桃体恶性肿瘤

扁桃体的恶性肿瘤常见的有鳞状细胞癌、淋巴肉瘤、网织细胞肉瘤及血管内皮瘤等,以鳞状细胞癌较多见,好发于 40 岁以上的病人;肉瘤常发生于青年人,儿童也可见到。

【临床表现】

1. 鳞状细胞癌常原发于扁桃体上极,早期咽部不适,有异物感。

2. 随着肿瘤的增大,溃破后可向腭弓和软腭浸润扩展,出现咽痛,可放射至同侧耳及面部。

3. 肿瘤向深层浸润,可累及咽弓、软腭、舌根、咽鼓管,出现发音障碍、吞咽困难、呼吸不畅、耳痛、耳鸣和耳聋,并可致伸舌及张口困难。

4. 淋巴肉瘤发生于扁桃体黏膜下,可出现一侧扁桃体明显肿大,发展迅速可引起吞咽和呼吸困难。

5. 检查单侧扁桃体肿大,早期患处的白色突起变硬,继而增大,形成中心溃疡,边缘呈肉芽状或菜花状,浸润周围有充血区。肿瘤组织脆嫩,触之硬,易出血。无论是癌或淋巴肉瘤,早期都有淋巴结转移,常位于下颌角下方。

【诊断及鉴别诊断】

根据上述症状和检查所见,排除炎性病变后应考虑是否为扁桃体恶性肿瘤,必要时予以活检确诊。

应注意与以下疾病鉴别:

1. 良性扁桃体肥大无疼痛和淋巴结转移。

2. 各类急性扁桃体炎有疼痛、发热,经抗感染治疗短期消退。

3. 扁桃体结核或梅毒等特异性炎症细菌检查、血清等检查、病理检查可以鉴别。

【治疗】

主要治疗方法为放疗,化疗可作为辅助治疗。

对疑为扁桃体恶性肿瘤而多次活检未能证实者,可将扁桃体切除后送病检。确诊后必要时可加以放疗。

三、喉咽肿瘤

除会厌舌面和会厌谷常见潴留囊肿外,喉咽良性肿瘤很少发生,而恶性肿瘤却非常罕见,一般女性多于男性,好发于老年人。根据发生部位可分为：①咽后壁癌，常发生在颈椎水平的下咽部。②环状软骨后癌，常因部位较隐蔽，早期不易被发现。③梨状隐窝癌，可发生在梨状隐窝的内壁和外壁或交界处。由于下咽癌的解剖部位较隐蔽，早期不易发现，病人常待疾病已达到一定程度才来就医，此时肿瘤常已侵及喉及食管，造成呼吸、吞咽和发音困难。再者，由于该区域血运和淋巴管比较丰富，扩散及转移亦较早，尤其是当肿瘤侵及食管入口时，可给手术根治带来极大困难。其病理大多属鳞状细胞癌、腺癌、平滑肌肉瘤；神经纤维瘤恶性变等均较少见。

【临床表现】

1. 早期常无症状，偶有梗塞感、压迫感，继而出现咽痛，逐渐呈持续性加剧。

2. 咽后壁肿瘤常致咽后壁向外突出，表面增生呈菜花状，继而溃破，向下扩展可侵入食管入口附近，较早有颈部淋巴结转移。

3. 环状软骨后癌，除侵犯食管入口外，常压迫喉和气管，引起吞咽困难和呼吸困难。

4. 梨状隐窝癌向外常破坏甲状软骨，亦可经杓会厌皱襞穿过喉室进入喉腔内，使声带及室带受浸润，发生水肿，声带运动受限或固定。早期可发生颈部淋巴结转移。

5. 下咽癌晚期可出现声嘶、咯血、呼吸困难和吞咽困难。若肿瘤累及大血管，发生浸润、糜烂，可发生大出血。

6. 患者可有口臭、多痰、颈部淋巴结肿大，甚至可出现原因不明的高热，有时晚期可出现远隔脏器转移的症状，如关节痛、肝区痛、便血、腹痛等。

7. 检查早期往往无特殊发现，或仅有下咽局部饱满。晚期则可在间接喉镜下见到癌肿，呈菜花状、肉芽状或溃疡性浸润。由于该区域解剖部位深，对在间接喉镜下检查可疑的患者（如双侧梨状隐窝不对称，一侧大量唾液或分泌物潴留，环状软骨极处黏膜增生肿胀，下咽后壁黏膜局限性隆起、肿胀等改变）应进一步行纤维喉镜或食管镜检，对可疑部位取组织送活检以明确诊断。对临床上高度怀疑而病理上未获确诊的患者应定期随诊观察,必要时行 X 线片、CT、MRI 等检查,力争早期发现,早期确诊,获得较好的预后。

【治疗】

由于该区的癌肿大多发现较晚,至确诊时肿瘤范围已较广泛,故多采用综合疗法。即术前先行放疗,然后对合适患者施行手术切除,并根据切除范围选用适合类型的转移瓣(如颈部或肩胸皮瓣、胃肠、带血管肠管等)进行修复,尽量恢复正常的咽喉功能。

(陈观明)

第五节 茎突综合征

茎突的长度、方位、形态多变,平均长度约为 2.5cm,最长者达 4~6cm。茎突综合征(styloid syndrome)又称茎突过长或 Eagle 综合征,为茎突过长或其方位、形态异常,刺激邻近的血管、神经、肌肉或韧带,引起咽部异物感、咽痛或反射性耳痛及头颈痛等症候群。

【病因】

1. 部分或全部茎突韧带骨化,可与舌骨小角呈骨性愈合,骨化中间亦可形成假关节。

2. 茎突胚胎连接成分的异常骨化,导致茎突形状弯曲和许多茎突韧带附着处新骨形成。

3. 茎突软骨成分的存留连接到颞骨,然后骨化成骨。

【临床表现】

1. 咽痛:可以发生在扁桃体区、舌根部、或者舌骨区。咽痛性质因人而异,可有钝痛、胀痛、刺痛,也有剧烈疼痛,如撕裂痛、刀割痛;可以是阵发性、闪电性疼痛,也可以是持续性发作,症状可因吞咽、说话、转动颈部而激发或加重。

2. 咽部异物感或梗阻感:异物感或梗阻感可致频繁吞咽,空咽时异物感加重。有些患者经历扁桃体切除后,则有咽部刺痛感或慢性咳嗽、腭痛、味觉改变、牙痛、流涎、声嘶、气促等症状。

3. 颈部下颌角部位疼痛：颈部可有胀痛、钝痛、刺痛、牵扯痛、压迫感等。疼痛可以牵扯到颌下部至肩部、锁骨区，甚至胸部，有的还引起颈后痛，甚至扭曲颈部引起暂时性失明、失语等。

4. 头痛：包括颞部、眶部、颊部、额部或枕部的疼痛，多为胀痛、搏动性痛、钻痛。症状可因头部转动、吞咽、冷风刺激而诱发或加重，也可有眩晕感、漂浮感等。

5. 耳痛或乳突区痛：症状单一或可与舌咽神经痛同时出现，或为突发性、搏动性痛。有时仅为耳内异物感或堵塞感。

6. 耳鸣：常为持续性或搏动性，有时可因压迫颈动脉或头位变化而有所改变。

7. 舌痛：可有舌痛、舌发硬运动不便，多发生在单侧，也可双侧。或伴味觉改变或流涎等。由此长期刺激，可致失眠和神经衰弱等。

【检查】

咽部检查可以在扁桃体区或前后弓触及条索状或刺状突起，并有压痛，在下颌角、颈上部、肩部可扪及压痛点，转动头部疼痛加重，咽部指诊可以诱发疼痛或加重症状。茎突尖端大多位于扁桃体窝的中、下部。

【诊断】

凡20岁以上的患者，根据相关症状、扁桃体窝触及茎突，X线片可作出诊断，茎突CT三维重建可显示茎突长度、角度、形态异常，目前已成为广泛采用的影像学诊断技术。国内有关诊断标准通常为：①具有前述7种临床症状之一；②影像学检查茎突长度≥2.5cm；③扁桃体区触及茎突；④扁桃体窝周围用1%利多卡因封闭，能暂时消除或减轻症状；符合其中3条则诊断为茎突综合征。

【治疗】

1. 保守治疗：可以采用治疗骨质增生或缓解症状的药物治疗，例如颈痛灵、骨刺丸、新癀片、吲哚美辛等药物治疗，服药后症状缓解可以保守治疗。针对颈部局部的超短波、红外线、磁疗设备等理疗或可减轻症状。

2. 手术治疗:为主要手段,但症状不显著者一般不做手术,除非患者强烈要求。

茎突截短术包括:

(1) 经口途径手术,常适用于咽部指诊可触及茎突者。

(2) 经颈部途径手术,主要适用于咽部指诊难以触及茎突者。

(王志斌)

第六节 阻塞性睡眠呼吸暂停低通气综合征

阻塞性睡眠呼吸暂停低通气综合征(obstructive sleep apnea hypopnea syndrome, OSAS)一般是指成人 7 小时的夜间睡眠时间内,至少有 30 次呼吸暂停,每次发作时,口、鼻气流停止流通大于 10 秒或更长时间;或呼吸暂停指数(apnea index, AI)(即每小时呼吸暂停的平均次数)大于 5。OSAS 可引起严重的并发症。由于产生 OSAS 的解剖部位与耳鼻咽喉科关系密切,不少人首先求诊于耳鼻咽喉科。

【病因】

正常呼吸时,外界空气进入肺泡进行气体交换。使气流通畅地进入气管、支气管的关健部位是喉以上的呼吸道。如果某种原因使这段气道受阻,就可导致阻塞性睡眠呼吸综合征。主要发病原因如下:

1. 上呼吸道狭窄或阻塞:鼻和鼻咽部阻塞,如鼻中隔偏曲、鼻息肉、鼻甲肥大、鼻腔肿瘤、腺样体肥大和鼻咽肿瘤等;口咽和软腭是 OSAS 时出现阻塞最常见的部位,如扁桃体肥大、口咽狭小、悬雍垂过长、咽肌麻痹;其他疾患,如舌体肥大、颌骨畸形,会厌后肿瘤,喉部或颈椎畸形等。

2. 肥胖:严重 OSAS 者有 70% 体重超过正常。

3. 内分泌紊乱:如甲状腺功能减退出现黏液性水肿、肢端肥大症引起舌体增大。

4. 老年性变化:老年期组织松弛,肌张力减弱,致使咽壁松弛,塌陷而内移,引起 OSAS。

【症状】

1. 白天症状:晨起头痛,困倦易疲劳,白天嗜睡,往往在谈话间不自觉入睡,记忆力减退,注意力不集中,工作效率下降。还可有情绪和行为的变化。

2. 夜间症状:几乎所有病人睡眠后都有高调鼾声,影响同室人休息。睡眠后憋气、失眠、躁动多梦、遗尿、阳痿等,还可出现呼吸、循环系统的继发症状,如心律失常、高血压、慢性阻塞性肺病等。其中,心律失常是睡眠过程中发生猝死的主要原因。

【检查】

除病史询问和一般体格检查外,可选择下列检查方法:

1. 纤维鼻咽喉镜检查:可在清醒和睡眠时分别进行,清醒状态检查时可结合 Müller 动作进行,即嘱患者捏鼻、闭口,用力吸气,以模拟上气道阻塞状态下咽腔塌陷情况。二者结合是临床评估上气道阻塞部位最为常用的手段。

2. 多导睡眠检测(polysomnogram,PSG)是诊断 OSAHS 的金标准。从多导睡眠图来分析睡眠分期、呼吸暂停类型及发作次数和持续时间、上呼吸道狭窄和心肺功能状况等。其诊断标准为 7 小时的夜间睡眠时间内,至少有 30 次呼吸暂停,每次发作时,口、鼻气流停止流通大于 10 秒或更长时间;或呼吸暂停指数(即每小时呼吸暂停的平均次数)大于 5。

3. 上气道持续压力测定:用含有微型压力传感器的导管自鼻腔插入,经上气道并达食管,该导管表面含多个压力传感器,分别位于鼻咽、舌根上口咽、舌根下口咽、喉咽、食管等部位,正常吸气时全部传感器均显示一致的负压变化,如气道某一部位发生阻塞,阻塞平面以上的传感器则无压力变化,据此可判定气道阻塞的部位,是目前认为最为准确的定位诊断方法。

4. 其他:影像学检查,如头颅 X 线测量、CT、MRI,听性脑干反应测听等。

【治疗】

1. 非手术治疗:主要针对一些轻度鼾症病人。

(1) 调整睡眠姿势:改仰卧为侧卧或俯卧位,可能减轻或消除鼾声。

(2) 减肥:可采用各种方法,如应用药物、控制饮食、加强活动等,以减轻体重,常可取得一定效果。

(3) 药物治疗:睡前服用抗忧郁药普罗替林 5~30mg,对较轻的 OSAS 可能奏效。睡前应避免服用酒精、安眠药等中枢神经系统抑制剂。

(4) 鼻腔持续正压通气(nasal continuous positive airway pressure,NCPAP):通过面罩导入气流,压力维持在 5~15cmH$_2$O。

(5) 气道保持疗法:可采用舌保持器、鼻-咽通气管、鼻瓣扩张器等。

2. 手术治疗:依气道阻塞的部位,可选择性采用鼻部、咽部、舌部、下颌骨、舌骨手术及气管切开术或气管造口术。

(1) 鼻部手术:如鼻中隔偏曲矫正术、鼻息肉摘除术、下鼻甲部分切除术等。

(2) 咽部手术:如扁桃体或腺样体切除术、悬雍垂腭咽成形术(uvulopalatopharyngoplasty, UPPP)或腭咽成形术(palatopharyngoplasty, PPP),是近年来常用的治疗 OSAS 手术方法。

(3) 舌部手术:对舌体肥大者行舌缩小成形术。

(4) 下颌骨前移手术:使用于先天性或后天性颌后缩者。

(5) 舌骨手术:适用于下咽气道狭窄者。

(6) 气管切开术或气管造口术

(甄宏韬)

第九章 喉部疾病

第一节 喉的先天性疾病

一、先天性喉蹼

出生时喉腔内即有膜样组织,称先天性喉蹼(congenital laryngeal webs)或喉隔。膜样组织可连接两声带之间,两室带之间或声门下,可厚可薄,可大可小,多数位于声门和喉前部。

【临床表现】

1. 婴幼儿先天性喉蹼的临床表现因喉蹼的大小和位置而异。

(1) 喉蹼较大时,可引起新生儿窒息以致死亡。

(2) 喉蹼中等大者,可有声音嘶哑、平静时有吸入性呼吸困难、吸气性软组凹陷。

(3) 喉蹼较小者,平静时一般无症状,哭闹时可有喉鸣、呼吸困难或哭声弱小。

2. 成人和儿童喉蹼一般无明显症状,偶有声嘶或发音时易疲倦,剧烈活动或呼吸道感染时可有呼吸困难。

【检查】

1. 可见吸气性呼吸困难及软组织凹陷,发声嘶哑。

2. 电子喉镜检查

(1) 喉蹼多呈白色或淡红色,后缘弧形整齐,少数呈三角形。

(2) 吸气时喉蹼拉平,发音时声门闭合蹼向下隐藏,或向上突起似声门肿物。

(3) 呼吸困难严重者,在喉镜检查前应做好气管切开准备。

【诊断和鉴别诊断】

1. 根据症状和电子喉镜检查可明确诊断。

2. 根据气道阻塞的程度可将喉蹼分为Ⅳ级(Cohen grading scale)。

Ⅰ级:气道阻塞小于30%,且蹼薄。

Ⅱ级:气道阻塞30%~50%,伴有声门下狭窄。

Ⅲ级:气道阻塞50%~75%,伴有声门下明显狭窄。

Ⅳ级:气道和声门下完全阻塞。

3. 本病应与声门下梗阻、先天性喉鸣、先天性气管畸形、先天性胸腺肥大、先天性纵隔大血管畸形鉴别。

4. 儿童和成人患者应与白喉、狼疮、梅毒、结核、外伤等引起的后天性喉蹼鉴别。

【治疗】

1. 婴幼儿先天性喉蹼发生窒息者,应紧急插入婴儿型支气管镜,吸净呼吸道内分泌物并给氧、做人工呼吸。

2. 婴幼儿先天性喉蹼无呼吸困难者亦应尽早治疗。可在显微支撑喉镜下用喉剪、喉刀或 CO_2 激光切除薄膜。

3. 成人或儿童蹼较厚者,可分次分侧切开蹼膜,酌情使用喉扩张管。

4. 一般来讲,Ⅰ级和Ⅱ级喉蹼,可经喉内途径治疗。Ⅲ级和Ⅳ级可经开放式气道重建,也可根据具体情况选择 CO_2 激光喉内切除。

二、先天性喉囊肿和喉气囊

先天性喉囊肿(congenital laryngocele)又称喉膨出、喉憩室、喉气囊,为喉室小囊的病理性扩张,内含气体。

【病因】

喉膨出的形成有先天性及后天性两种。其病因有:①喉室小囊起自喉室的前端,位于甲状软骨与会厌软骨根部之间。婴幼儿喉室小囊较大,一般为6~8mm,少数可达10~15mm。若小囊先天性异常扩张,可形成先天性喉膨出。②喉室小囊具有先天性发育异常,加之长期用力屏气,喉内压增高,如慢性咳嗽、吹号、吹玻璃、举重等,使喉室小囊内压力增大,逐渐扩张所致。③喉室小囊口水肿狭窄,形成单向性活瓣,进气后不易逸出,使小囊扩大,形成喉膨出。

【临床表现】

喉膨出分喉内型、喉外型和混合型三型。

1. 喉内型:自喉室突出,可使室带推向内上,遮盖声带;也有自杓会厌襞突起,推向喉腔。气囊肿小者多无症状,大者可有声嘶、咳嗽及呼吸困难。若有感染,则有疼痛。喉镜检查可见一侧室带膨出,遮盖同侧声带,可阻塞部分声门,其体积随呼吸而改变,吸气时缩小,用力鼓气时增大。

2. 喉外型:气囊肿自喉室小囊向上穿过甲状舌骨膜喉上神经和血管处,膨出于颈部。其主要症状为颈部有一圆形囊性肿物,时大时小,用手挤压可渐缩小。

3. 混合型:喉内和颈部皆有气囊肿隆起,于甲状舌骨膜处有峡相连。具有以上两型的症状。

【诊断】

喉内型需与喉室脱垂相鉴别。喉室脱垂多为喉室黏膜炎性水肿或肥厚,自喉室脱出,不随呼吸而改变。喉外型气囊肿必须与鳃裂囊肿、甲状舌管囊肿相鉴别。喉膨出时大时小,用手挤压可缩小,穿刺有气体,即可诊断。

【治疗】

多主张手术切除。喉内型较小者,可在内镜下或喉裂开切除;对较大的喉内、喉外及混合型,采取颈外径路,剥离囊肿,结扎切除。

三、先天性喉软化症

先天性喉软化症(congenital laryngomalacia)是新生儿喉喘鸣最常见的原因。在所有先天性喉喘鸣的婴儿中,45%~75%是由喉软化所致。

其病因可能为神经肌肉发育不成熟、喉软骨发育不良、胃食管反流。

【临床表现】

出生后两周内发生吸入性喉鸣是其特征性表现。吸气时声门上软组织向喉腔塌陷导致气道狭窄、喉鸣、呼吸困难。严重者有喂食困难、发绀、窒息。6个月达高峰。

无麻下直立位电子喉镜检查可见会厌软骨柔软、卷曲,或两侧杓会厌襞短小,吸气时声门上软组织塌陷。

根据检查分为三型：Ⅰ型,杓状软骨黏膜脱垂。Ⅱ型,杓会厌襞短。Ⅲ型,会厌后多。

【诊断】

出生后不久出现吸入性喉喘鸣,喉镜检查主要观察声门上区后部,侧部和前部有一个区域以上的喉软化表现。

【治疗】

大多数患儿大约在1岁半左右可自例汤,严重者需行手术干预。

四、先天性喉裂

喉发育不良,有一裂隙存在,称为先天性喉裂(congenital cleftlarynx),多发生于喉后部。喉裂的程度不同,轻者仅在两侧杓状软骨间有一裂隙,重者则整个喉后部甚至气管上端都完全裂开。其发生原因尚不甚明了,可能与喉组织先天性接合不良有关,遗传也为可能的因素。

【诊断】

轻度喉裂一般无症状。重度喉裂常有喉鸣、吞咽困难、食物易进入气管内引起呛咳、呼吸困难和发绀等症状,若不及时诊断常因导致肺炎、肺不张而死亡。

直接喉镜检查时,应注意杓状软骨间的情况,仔细检查喉部是否有裂隙存在。

【治疗】

轻度喉裂,特别是喉括约肌功能良好者,无需特殊治疗,但饮食不可过急,注意预防呼吸道感染。

重度者,应用鼻饲喂养,确诊后尽早进行手术缝合,并做预防性气管切开术。

五、先天性喉闭锁

出生时喉腔闭锁不能通气者为先天性喉闭锁(congenital laryngeal atresia)。为胚胎期喉发育异常所致。有膜性闭锁和软骨性闭锁两种,无论何种闭锁,其喉后部常有一小孔,名咽气管导管。

【症状】

1. 患儿出生后无呼吸,无哭声。
2. 可见锁骨上窝、胸骨上窝、胸骨、肋下缘、上腹部随呼吸凹陷,但无空气吸入。
3. 刚出生时患儿颜色正常,但结扎脐带后不久即发绀。

【体征】

直接喉镜检查可见喉部闭锁或声门下闭锁。

【治疗】

1. 发现新生儿无哭声,有呼吸动作,但无空气吸入时,应立即在直接喉镜下将婴儿型支气管镜穿破膜性闭锁进入气管内,给氧及人工呼吸。
2. 支气管镜不能伸入气管内者,应立即行气管切开术,争分夺秒救治婴儿。

六、先天性声门下狭窄

正常时婴幼儿声门下直径为 5.5~6mm,小于此直径便为先天性声门下狭窄(congenital stricture of subglottic),且可有声门下腔壁一侧或两侧隆起,多为弹性圆锥发育异常所致,亦可由环状软骨畸形引起。

【临床表现】

1. 严重者引起新生儿窒息。
2. 常见婴儿出生后呼吸有响声,但哭声正常。
3. 依声门下腔梗阻情况不同而有程度不等的呼吸困难。
4. 此种患儿易患呼吸道感染或有反复发作的喉炎,易被误诊为急性喉气管支气管炎。

【检查】

1. 电子喉镜检查

(1) 声门以上喉结构及声带正常,声门下狭小,有时直径只有2~3mm。

(2) 有时外观颇似声门下蹼,但触之较硬,为增厚组织或软骨增生。

2. 颈部CT扫描加三维重建可见声门下区狭窄。

【鉴别诊断】

1. 先天性喉蹼。

2. 先天性胸腺肥大、先天性纵隔肿物或大血管畸形等引起的气管梗阻。

【治疗】

1. 轻度狭窄无明显症状者,可不予治疗,喉发育增大后,梗阻将逐渐消失。

2. 有呼吸困难者,应做较低位的气管切开术,并在直接喉镜下反复多次扩张。

七、先天性声带沟

声带沟(ditch of vocal cords)是指膜性声带表面近内侧缘一条与游离缘相平行的沟状凹陷,实际为一开放的囊肿,沟底上皮脱屑堆积,可位于双侧或单侧声带,其长度、深浅不一。为声带发育的先天性畸形。

【临床表现】

发声低沉,易嘶哑。易患声带疾病。

【检查】

电子喉镜检查:膜性声带内侧缘一条与游离缘相平行的沟状凹陷。声门闭合差。

【治疗】

声带沟的治疗,仍是一个很大的挑战。

喉显微手术声带成形:①黏膜下分离自体脂肪注射

术。②黏膜切开挖槽自体脂肪填充术。③声带沟切除术。

(黄红彦)

第二节 喉 外 伤

一、单纯性喉外伤或闭合性喉外伤

单纯性喉外伤(simple injuries of larynx)系指颈前皮肤软组织无伤口的喉外伤,包括挫伤、挤压伤和扼伤等,所以又常称为"喉挫伤"。常由直接外来暴力作用于颈部而引起,如运动场上相互撞击、工伤、交通事故、枪伤等。出现强烈张口与剧烈咳嗽,偶尔可发生环甲关节、环杓关节移位。

【症状】

根据挫伤情况不同,可有下述症状:

1. 喉痛咀嚼及吞咽时加重,唾液增多,疼痛可向耳部放射。

2. 声嘶声带、室带黏膜出血、水肿可引起,声带运动障碍亦可引起。

3. 咯血黏膜破裂可引起较小出血,软骨断裂伤及血管时可有较严重的出血。

4. 呼吸困难外伤导致的喉水肿、血肿、气肿、软骨骨折等均可引起,呈吸入性呼吸困难。

5. 喉及颈部肿胀皮下血肿、皮上气肿可导致颈部肿胀,有时不易从外部查出。

【体征】

1. 颈前皮肤有肿胀和瘀斑。

2. 有皮下气肿者可触及皮下捻发音。

3. 喉镜及电子喉镜检查

(1) 喉黏膜充血、水肿,有时可见黏膜破损。

(2) 声带活动受限,声门狭窄变形。

(3) 如有喉返神经损伤,可见声带固定不能活动。

【治疗】

根据伤情,可采取如下措施:

1. 首先判断有无呼吸困难。如果没有呼吸困难则按一般外科挫伤治疗给予消炎、止血、止痛及止咳药。喉外伤病人还应观察呼吸及皮下气肿等情况。

2. 出现呼吸困难则即应做气管切开术,一般不采用经喉气管插管术,以免加重喉损伤。

3. 喉软骨复位术,可在直接喉镜下实施,有时需行喉裂开术,术腔留置扩张管。

4. 术后应用激素及抗生素治疗,对避免发生喉狭窄有帮助。

5. 术后1周内应给予鼻饲。

二、开放性喉外伤

开放性喉外伤(open injuries of larynx)包括喉切伤、喉刺伤、喉裂伤及刎颈等,通称喉切伤。受伤创面常经皮肤、皮下肌肉等软组织累及喉软骨、软骨间筋膜以至穿通喉内。锐器切伤可伤及颈动脉、颈内静脉而发生致命性大出血。枪、炮、弹片、爆炸中的碎片由前向后可伤及颈椎。常见致伤原因有战伤、工伤、交通事故及精神失常的自伤等。

【症状】

1. 如果是他伤(被人切伤)常以眼示意,如系自伤多闭目不语。

2. 出血多来自喉动脉、面动脉、甲状腺动脉及甲状腺。

3. 皮下气肿多因咳嗽引起,可扩展至面颊、胸及腹部。

4. **呼吸困难**

(1) 可由软骨骨折、黏膜出血、肿胀、喉腔缩小所致。

(2) 可因血液流入下呼吸道,气管、支气管内血液潴留,有效气体交换面积缩小造成。

(3) 可因气胸、纵隔气肿引起。

5. 声嘶由于声带或喉返神经损伤而有声音嘶哑,重者可致失音。

6. 吞咽困难常因咽喉疼痛导致。

7. 咽瘘伤口穿通咽部、梨状隐窝或食管上端者,可有唾液、食物自伤口流出。

【体征】

1. 颈前伤口的大小、形态、数目不同,与致伤器物、致伤原因有关。

(1) 利刃切伤:皮肤裂口较大,边缘整齐,常为单一切口。

(2) 剪刀、匕首或其他尖锐利器的刺伤:皮肤伤口小,为多发切口,常有严重皮下气肿,可扪及皮下捻发音。

(3) 枪弹、炸伤、爆炸事故:多为不整齐伤口,常于软组织内遗留碎片。

2. 穿通喉腔者,呼吸时自颈前伤口漏气,出现血性泡沫。

3. 血液流入气管可有咯血及程度不等的呼吸困难体征。

4. 因大出血、疼痛等引起的休克。

【治疗】

1. 急救:首先应处理出血、呼吸困难、休克三大危急情况。

(1) 休克处理:即时和反复测量脉搏和血压,尽快从静脉输入高渗葡萄糖、高分子右旋糖酐或全血,必要时给予镇痛药。

(2) 伤口处理

1) 检查伤口,寻找出血点,用止血钳止血。如出血点位置很深不易发现,可暂用纱布在喉气管两侧填塞止血。

2) 喉气管有穿透伤者,可用吸引器经伤口吸出其中的血液、血凝块,以保证呼吸通畅,必要时可暂时切开的伤口插入气管套管,吸净血液,给氧。

3) 已穿透的喉腔伤口,切忌用敷料掩盖外加绷带包扎,这样会引起窒息死亡。可轻盖一单层湿纱布。

(3) 其他处理:给予抗生素及止血药物治疗,注射吸附精制破伤风类毒素 1500~3000U。

2. 手术治疗

(1) 手术准备:患者取仰卧位。

1) 对伤后时间短、污染轻、切口整齐的患者,用生理盐水洗净皮上血迹后,即可用碘酒、乙醇消毒后铺消毒巾,进行手术。

2)伤后 24 小时以上,污染严重的伤口,须先用肥皂水洗涤其周围皮肤,然后用 3% 过氧化氢液、生理盐水反复冲洗。遇有出血,立即用止血钳夹住,再消毒铺巾。

(2)气管切开术

1)凡穿透喉腔的切伤,应行气管切开术,吸净腔内血液等分泌物。

2)一般在喉外伤伤口修复前行低位气管切开术。

(3)止血要求细致、彻底、牢靠

1)详细检查伤口动脉残端,注意不忽略切断后缩入肌纤维内的血管。

2)出血点用丝线结扎或缝扎牢固。

3)如颈动脉、颈内静脉破裂者,要严密缝合修补。

(4)修复伤口应尽量保留破碎软骨和软组织,尽力恢复喉原形,分层缝合。应尽最大努力保留喉的正常功能,减少术后并发症。

(5)关闭喉腔伤口前,在直视下置入鼻饲管。

(6)对伤后 24 小时就诊或污染严重的伤口,可剪除 1mm 左右的边缘,并用抗生素溶液冲洗伤口。在缝合皮肤之前,于伤口内置引流条,次日抽出一半,48 小时后全部取出。

三、喉插管损伤

喉插管损伤(injuries of laryngeal intubatton)为喉气管插管术引起的喉腔内损伤,轻者能自愈,重者可有失音、呼吸困难。

【病因】

1. 气管插管术者技术不熟练,操作粗暴。

2. 插管器械选用不当,如选用导管太粗、管芯太长、套囊充气过多或导管质量差。

3. 麻醉太浅,术中反射性咳嗽,致使导管与喉气管壁摩擦造成损伤。

【症状及体征】

临床上将喉内部伤分为三类。

1. 溃疡及假膜形成常为黏膜损伤并感染所致。

(1) 病变多位于杓状软骨的声突处。

(2) 可见局部黏膜溃疡,表面有假膜。

(3) 患者有声嘶、喉痛、咳嗽和痰中带血。假膜面积大不能咳出,阻塞声门者可有呼吸不畅。

2. 肉芽肿出现喉黏膜溃疡和假膜后,如继续发声,患处不断受摩擦或振动,发生炎性细胞及浆细胞浸润,大量成纤维细胞及血管内皮细胞增生,经过一段时间后形成肉芽肿。

(1) 患者自觉喉内不适,发声嘶哑、咳痰带血,经久不愈。

(2) 喉镜检查:见声门后段呈灰白色或淡红色,表面光滑,软如息肉的新生物,也称为息肉样肉芽肿。

(3) 肉芽肿较大影响声门闭合者,则出现失音,甚至有程度不等的呼吸困难。

3. 环杓关节脱位与声带瘫痪

(1) 患者拔除插管后即出现声嘶,严重时有发声易疲劳、呼吸不畅感。

(2) 环杓关节脱位者:两侧杓状软骨、杓会厌襞不对称,患侧杓状软骨部红肿,突于声门之上,掩盖声门后部。

(3) 若杓状软骨无红肿移位,而声带固定不动者,应考虑声带瘫痪。

(4) 动态喉镜检查:环杓关节脱位者,声带黏膜振波存在;声带瘫痪者,声带黏膜振波消失。

【治疗】

1. 在插管术后次日发现声嘶者,要做喉镜检查,发现喉内损伤者,应嘱病人少说话,禁烟酒,不做屏气用力动作。清洁口腔,应用抗生素、激素及维生素 B_2 等药。

2. 有溃疡与假膜形成者,除上述方法外,假膜不易脱落有碍呼吸时,应在直接喉镜下细心去除,注意不要造成新的黏膜损伤。

3. 有肉芽形成趋势者应禁声,经常观察喉部,经月余之后,待其根蒂形成,在直接喉镜下切除。

4. 环杓关节脱位者,应及早进行复位,以免关节瘢痕形成及纤维化不利于复位成功。

5. 喉麻痹者,可应用维生素 B_1、维生素 B_{12} 及激素,喉部理疗,以使喉返神经功能有所恢复。

四、喉烫伤及烧灼伤

喉烫伤及烧灼伤(scald and burn of larynx)是指喉黏膜接触化学物或热力刺激后引起的充血、水肿以致组织坏死等。

【病因】

1. 热液、热蒸气喷入或吸入咽、喉内。

2. 误吞或吸入强酸、强碱、酚类等化学腐蚀剂。

3. 火灾时,在密闭场所内吸入咽尘和氧化不全的刺激物等。

4. 遭受战用芥子气、氯气等毒剂。

【症状及体征】

临床上可分为三型:

1. 轻型

(1) 有声音嘶哑、喉痛咽干、唾液增多、咳嗽多痰。如吸入烟尘致病,常见痰中有碳粒或带血迹。

(2) 检查见伴有头面部皮肤烧伤,鼻毛烧焦,口、鼻、咽喉部黏膜充血、肿胀、起小疱、发白、有溃疡及假膜等。

(3) 吞食腐蚀剂或灼烧液者,可见口周皮肤烫伤、起疱,亦可出现食管、胃部烫伤及全身中毒表现。

2. 较重型除上述症状外,根据烧伤的严重程度可有以下症状:

(1) 在伤后 20 分钟至 2 日内,出现喉水肿,导致吸气性呼吸困难,以致出现窒息、发绀、昏迷、死亡。

(2) 常伴有呼吸道烧伤,可后遗喉、气管瘢痕狭窄,预后不良。

3. 严重型除有较重型喉烧伤症状外,还可出现以下症状:

(1) 患者呼吸较急促,咳嗽剧烈。

(2) 听诊心音较远,肺呼吸音减弱。

(3) 两日后部分肺叶可闻干音、哮鸣音。

(4) 伤后 3~4 日可咳脓、血痰及坏死脱落的气管黏膜。

(5) 吞腐蚀剂者,可致气管食管瘘。

(6) 烧伤面积广泛者,伤后 24 小时内常可发生严重呼吸困难及肺水肿,有血性泡沫痰。伤后 6 日左右,支气管黏膜坏死脱落,常持续 3~4 日,可致严重、广泛的阻塞性肺不张、支气管肺炎,引起进行性昏迷死亡。

【治疗】

轻型喉烧伤一般在伤后 24 小时后黏膜水肿开始消退,2~3 周内康复。

1. 创面早期处理及中和疗法:喉、呼吸道烧伤一般采用雾化法,将药吸入黏膜面。

(1) 强酸烧伤,除用水冲洗口腔、咽喉部外,可用氧化镁乳剂、2%~5% 碳酸氢钠溶液或牛奶、豆浆、鸡蛋清涂创面或吞服中和,碳酸氢钠溶液可做雾化吸入。

(2) 强碱烧伤,除用水冲洗外,可用醋、1% 盐酸、醋酸、枸橼酸或 5% 氯化铵溶液等涂创面、吞服或雾化吸入。

(3) 酚类烧伤,宜先用稀乙醇,然后用水冲洗创面。

(4) 化学毒气烧伤,应戴上防毒面具,离开毒污染区,用 2% 碳酸氢钠溶液、0.1%~0.05% 高锰酸钾溶液或 0.2%~0.5% 氯胺溶液或清水冲洗口、鼻、咽腔。

(5) 热液烫伤,早期口含冰块或冷开水漱口,颈部冷敷。

(6) 经上处理后,可用 1% 麻黄碱生理盐水溶液喷入喉、咽部以减轻黏膜充血、水肿。

(7) 注意口腔、喉咽部卫生,定期做口腔清洁护理,用硼砂溶液、3% 过氧化氢液或 1% 呋喃西林溶液漱口,每日用抗生素溶液加激素喷雾吸入咽喉部。

2. 防治喉阻塞须严密观察呼吸情况,喉部及全身应用抗生素及激素类药物,一旦出现喉阻塞或下呼吸道阻塞均应行气管切开术。

3. 保持呼吸道通畅

(1) 经常吸出口腔、喉腔、气管内的分泌物。

(2) 痰液黏稠时可酌情选用化痰药物：①复方安息香酊蒸气吸入。②气化吸入糜蛋白酶溶液，每毫升溶液含 0.5mg 糜蛋白酶。③1% 碘化钾溶液滴入气管套管内。④有支气管痉挛者，可静脉注射氨茶碱 0.25g 和异丙嗪 25～50mg，每隔 4～6 小时交替使用，好转后逐渐减量至停用。也可酌情应用泼尼松等激素静脉滴注。

4. 全身治疗

(1) 防治感染：应用吸附精制破伤风类毒素及大剂量抗生素，特别要注意肺部感染、肺水肿的防治。

(2) 有休克、严重脱水、吞咽困难或中毒症状者，均需经静脉补足液体，并给大量维生素 B 及维生素 C，进行解毒及对症治疗。

(3) 要仔细检查身体其他部位有无烧伤，并做相应处理。

五、喉部放射线损伤

喉部放射线损伤(radiodamnification of the larynx)系喉与甲状腺恶性肿瘤或颈淋巴结转移性恶性肿瘤患者用 X 线、镭或其他射线治疗所发生的喉部创伤。也可由其他情况，喉部受放射线直接辐射造成，如原子弹爆炸等的辐射损伤。这种损伤亦称为放射性喉炎。

【症状】

喉部黏膜对放射线的反应有早期反应和主要反应两种。在照射 1～2 日内出现的为早期反应，主要反应发生在 3 周以后。后遗症为干性咽喉炎，表现为黏膜萎缩、毛细血管扩张和黏膜硬化。晚期的损害为放射性坏死，但以早期或晚期的软骨膜炎较严重，因为喉软骨部肿胀可导致窒息和剧烈疼痛。

1. 黏膜反应：主要黏膜反应出现于放射治疗后 2～3 周。局部肿胀、充血，以后有黄色假膜覆盖，患者有不同程度的疼痛。经 6～8 周后，随肿瘤消失而消退。也有经数月以至数年以后黏膜仍略较正常者厚,并有毛细血管扩张,喉黏膜干燥易生痂皮,对刺激性气体较为敏感,对炎症的抵抗力也降低。

2. 喉水肿:在喉肿瘤治疗中,喉水肿几乎是难免的,常在放射剂量超过 45Gy(4500rad)以后发生。多需做气管切开术以解除呼吸困难。

3. 软骨坏死:最危险的后果为喉软骨坏死,多因放射治疗不恰当所致。软骨未受癌肿侵犯、无炎症或外伤等损害,均能耐受放射线治疗,不致发生坏死。凡软骨已受感染,或为肿瘤细胞所侵害,则很容易发生坏死。

喉软骨放射性坏死可发生于放射治疗的过程中,也可能在放射治疗结束后 6 个月至 3 年内发生。

【治疗】

1. 在咽喉颈部的放射治疗过程中,要加强口腔卫生,进食后应漱口,以减少感染的机会。

2. 每次放射量不可过高,宜自小剂量开始。

3. 照射区域应根据癌肿的大小进行调整,使用正确的小照射野治疗。

4. 避免外来刺激,严禁烟酒,也不宜多说话。

5. 经常做间接喉镜检查,早期发现喉水肿等情况,并及时处理。发现喉水肿时,可用激素或肾上腺素喷雾剂(气溶剂)(1:1000),以求迅速消除。严重而有呼吸困难者,应及时做气管切开术。

6. 给予抗菌药物及中草药抗菌消炎治疗,特别是对有软骨膜炎者,须用足量。除癌肿位于会厌与舌骨以上、侵犯局限于会厌上部者外,喉软骨受癌肿侵犯者不宜做放射治疗,应用手术切除喉部等。

7. 对放射治疗后复发的喉癌,宜用手术治疗。

关于原子防护,应按正规操作实施。

六、喉 异 物

喉异物多发于儿童,常在进食时或意外情况下突然发生。

喉腔是上呼吸道最狭窄的部位,若较大的异物堵塞是很危险的。尤其是幼儿或儿童在进食或是哭闹时进食易将各种花生米、豆类或是小玩具等吸入喉部。成年人最常见喉部异物是各种鱼骨和肉骨,尤其是鱼刺。

【临床表现】

较小的异物或尖细的异物可因喉痉挛而停留在喉部,引起声嘶、疼痛及呼吸和吞咽困难。较大的异物堵塞会突然发生剧烈咳嗽、呼吸困难及发绀,可发生窒息甚至死亡。

【治疗】

间接和电子喉镜检查能看到声门上的异物。成年人在检查配合的情况下,利用电子喉镜基本可以找到喉部异物,检查者在电子喉镜下尤其重点注意腭扁桃体下极、舌根淋巴滤泡间会厌谷和梨状窝区域,这些地方是喉异物易于存留之处。成年人可在间接喉镜下取出,细小鱼刺可以在电子喉镜下通过喉镜活检钳取出。小儿或成人较困难的异物可在直接喉镜下取出。已发生呼吸困难,估计难以在直接喉镜下取出时,应先行气管切开术,待呼吸缓解后再于喉镜下取出。

(褚汉启)

第三节 喉感染性疾病

一、急性会厌炎

急性会厌炎(acute epiglottitis)是以声门上区的会厌为主的急性炎症,又称声门上喉炎,中医称急喉痹。全年均可发病,以早春、秋末为多。起病急,病情进展迅速,是急性上呼吸道炎症中引起窒息的一种重要疾病。炎症常局限于会厌舌面,或延及杓会厌襞、杓状软骨及室带,但声带及声门下部很少侵及。

【病因】

本病最常见的病因为 B 型流感嗜血杆菌、葡萄球菌、链球菌、肺炎链球菌、卡他布兰汉菌、类白喉杆菌等以及与病毒的混合感染。变态反应引起的继发感染、异物创伤、刺激性食物、误吞化学药物、吸入热气或有毒气体以及各种射线损伤等理化因子刺激亦是本病的致病因素。

【症状】

1. 起病急骤,婴幼儿患者常于夜间发病,病史很少超过6~12小时,半夜突感咽喉剧痛或呼吸梗阻,病情进展非常迅速。

2. 发冷、发热,成人病前可有畏寒、乏力,多数患者体温在37.5~39.5℃,少数可达到40℃以上,伴烦躁不安。

3. 吞咽困难首先表现为喉痛、吞咽费力、唾液外流,拒食。咽痛可向下颌、颈部、耳部及背部放射。

4. 进展迅速的呼吸困难:会厌充血,高度肿胀变形,使喉入口变小,常引起吸气性喉鸣、呼吸困难,可在4~6小时内引起喉阻塞、窒息。此病患者发音多正常。

5. 昏厥、休克。

【体征】

患者呈急性病容,口咽黏膜常正常。

1. 病人多坐位或半卧位,头部稍向前屈。病情严重者,在颈前皮下出现红肿,在甲状舌骨膜处有触痛。

2. 最重要的临床特征是肿胀。喉镜检查会厌舌面黏膜高度充血、水肿,会厌变形呈马蹄样或圆球状,活动障碍,声门不能窥及。如有脓肿形成,则常见局部肿胀发亮,有黄色脓点。

3. 化验检查:血常规白细胞高,常在 $10 \times 10^9/L \sim 25 \times 10^9/L$,中性粒细胞增多,核左移。

4. X线检查可见会厌肿大,喉咽腔缩小,界限清楚。

【鉴别诊断】

本病应与急性喉气管支气管炎、喉水肿、白喉、喉异物等鉴别。

【治疗】

本病需早期诊断、早期治疗。

1. 抗感染常采用足量的抗菌药物与激素联合应用。给药途经有全身用药(从静脉输入)及局部用药(雾化吸入或用喷雾器喷入咽喉内)。

2. 切开排脓,注意不要伤及舌根血管。

3. 气管切开术,应严密观察呼吸。出现喉阻塞者,应当机立断行气管切开术。

4. 注意口腔清洁及病因治疗。

二、急性喉炎

急性喉炎(acute laryngitis)是喉黏膜的急性炎症,冬、春两季多发。一般认为先有病毒入侵,而后继发细菌感染。

【病因】

1. 吸入过多生产性粉尘、有害气体;使用嗓音较多者,如发音不当或使用声带过度时,易发此病。

2. 外伤、异物、器械等损伤后易发病。

3. 烟酒过多、受凉、疲劳使机体抵抗力下降,易诱发本病。

4. 可与急性传染病(如流感、麻疹、百日咳、伤寒、天花等)同时发病。

【症状】

多继发上呼吸道感染,病初有畏寒、发热、全身不适等。

1. 声嘶:轻者音质变差,重者声嘶甚至失音。

2. 喉痛:可有喉部干燥不适、异物感,发音时疼痛加重。

3. 咳嗽多痰:初起干咳无痰,晚期咳脓痰,常不易咳出。

【体征】

喉镜检查可见:

1. 喉黏膜弥漫性充血,声带呈红色,有时可见声带黏膜下出血。

2. 声带黏膜肿胀呈梭形,导致发音时闭合不严,声带黏膜表面及声门间可有黏稠分泌物。

3. 室带、杓会厌襞亦明显充血肿胀。

【治疗】

1. 最主要的是声带休息,防止以耳语代替发音。

2. 使用抗生素控制感染,肿胀者加用激素类药物。

3. 咽喉局部用药,可用喷雾法或蒸气吸入法,给予抗生素溶液、激素以及溶解黏稠分泌物的混合药液。

三、小儿急性喉炎

小儿急性喉炎(acute laryngitis in children)常见于6个月至3岁的婴幼儿。由于小儿喉部的解剖特点,发炎后易发生喉阻塞。小儿咳嗽功能差,呼吸道分泌物不易排出,可加重呼吸困难。本病多继发鼻炎、咽炎、上呼吸道感染,可为多种传染病的前驱疾病。

【症状】

1. 起病较急,多有发热、咳嗽、声嘶等。

2. 发作初期除犬吠样"空-空"咳嗽,其他症状类似于普通感冒。很快出现声嘶,哭闹时有喘声,夜间症状重。

3. 病情较重者出现吸气性喘鸣、吸气性呼吸困难、吸气性软组织凹陷。

4. 严重患儿嘴唇苍白和发绀,表现为低氧血症,呼吸音减弱,最后循环、呼吸衰竭,甚至出现昏迷、抽搐、死亡。

【体征】

喉镜检查可见:

1. 喉黏膜充血、肿胀,声带亦充血呈红色,并可见扩张的血管。

2. 声门常附有黏稠的脓性分泌物。

3. 声门下黏膜肿胀,使喉腔狭窄。

【鉴别诊断】

本病需与呼吸道异物、喉白喉、喉痉挛等相鉴别。

【治疗】

1. 解除喉梗阻:及早使用有效、足量的抗生素,加用激素,肌内注射或静脉滴注2mg/(kg·d)。

2. 超声雾化。

3. 加强支持疗法,静脉点滴补液。吸氧。

4. 药物治疗不能解除喉阻塞者,应及时行气管切开术。

5. 尽量使患儿安静休息,但不应当使用镇静剂。

四、小儿急性喉气管支气管炎

小儿急性喉气管支气管炎(acute laryngotracheobronchitis in children)为上下呼吸道均发生急性弥漫性炎症的一种严重疾病。从3个月至50岁均可发病,但多见于5岁以下儿童,以两岁左右婴幼儿发病率最高,占25%~46%。其特点为:喉部黏膜肿胀,上呼吸道黏膜发炎,并有黏稠分泌物。在麻疹、流感、猩红热、百日咳等急性传染性疾病流行期发病率更高。

【症状】

本病比小儿急性喉炎发病更急,症状更重,病情凶险,预后不良。

1. 常有高热、精神萎靡、皮肤苍白、脉速弱等全身中毒症状。

2. 呼吸困难呈混合型。

3. 有下呼吸道黏稠分泌物阻塞可并发肺炎。

【体征】

1. 小儿急性喉炎的体征。

2. 两肺呼吸音粗糙,有干、湿啰音。

【治疗】

住院治疗。急性喉气管支气管炎为全身性疾病,喉部症状仅为其中的一部分,因此需与儿科医生共同治疗。

1. 保持呼吸道通畅

(1) 调节室内空气,使温度保持在22~24℃,相对湿度在90%左右。

(2) 随时吸出咽、喉部的分泌物。

(3) 给予氧气吸入,根据病情间断吸氧。

(4) 气管切开术:出现Ⅲ度呼吸困难,药物治疗效不佳者,应立即行手术治疗。术后要注意:①随时从气管内吸出分泌物,必要时行支气管镜检查,吸出稠厚脓液,或钳出脓痂,使下呼吸道通畅。②采用蒸气吸入雾化疗法,提高室内饱和湿度,气管内滴入消毒生理盐水、抗生素溶液、1%碘化钾溶液、糜蛋白酶、乙酰半胱氨酸等,使分泌物稀释,易于咳出或吸出。

(5) 插管术,采用鼻气管插管术可避免气管切开,可维持 5~7 日以至更长时间。

(6) 人工呼吸器的应用,患儿衰弱或没有自动呼吸时可用。

2. 足量、有效抗生素的应用。

3. 激素的应用,特别是对有过敏因素的病例效果更好。

4. 支持疗法,特别要注意防止脱水。

5. 忌用阿片制剂及阿托品类药物。

五、喉关节炎

喉关节炎(arthritis of larynx)系指环杓关节、环甲关节炎症。风湿、类风湿、痛风、感染性关节炎,喉内伤及喉外伤均可引起一侧或双侧关节炎。

【症状】

1. 急性发作期与风湿性关节炎症状相似。

2. 常有咽喉异物感和喉痛,吞咽和说话时咽痛加重,可放射至耳部。

3. 可因关节功能障碍而有声嘶。

【体征】

1. 环杓关节

(1) 杓部轻度充血、肿胀,声带闭合或外展活动受限。

(2) 触压杓部可有剧痛。

(3) 环杓关节固定者,声带居旁中位或中间位。

2. 环甲关节

(1) 发音时声带松弛。

(2) 炎症限于一侧者,可见声门偏斜。

(3) 双侧环甲关节活动障碍者,声门闭合时呈梭形裂隙。

3. 血象改变,血沉可加快,也可正常。类风湿因子试验常为阳性。

4. 颈部相应关节局部可有压痛。

【鉴别诊断】

应与声带麻痹相鉴别。

【治疗】

1. 发作期应禁声。

2. 用水杨酸制剂止痛,颈外侧局部以 2% 水杨酸钠溶液电离子透入。

3. 因炎症引起,可用抗生素及激素治疗。

4. 遇有声带固定迹象者,应适时做顿挫性发音锻炼和深呼吸,以促使关节活动。

5. 双侧声带固定者,可行杓状软骨移位术或杓状软骨黏膜下切除术。

六、慢 性 喉 炎

慢性喉炎(chronic laryngitis)为单独或合并的喉黏膜、喉肌、喉部的末梢神经、喉软骨膜、喉软骨以及软骨间的关节等组织的慢性非特异性炎性反应。因病程不同可分为慢性单纯性喉炎、肥厚性喉炎、萎缩性喉炎。

【病因】

1. 急性喉炎反复发作或迁延不愈所致。

2. 用声过度、发声不当。

3. 吸入有害气体,如吸烟等。

4. 邻近器官的感染。

5. 下呼吸感染。

【症状】

慢性喉炎最常见的症状:

1. 咽喉异物感,由于病变的轻重不同、部位不同,病人咽部异常感觉也不相同。从轻微的异物感、干燥感、烧灼感到相当严重的疼痛感。少则数周,一般数月,长则数年,呈间歇性或时重时轻出现。

2. 发声功能的改变

(1) 声音变低沉、粗糙,晨起症状较重,咳出喉部分泌物后逐渐好转,次晨又变差。

(2) 禁声后声嘶减轻,多讲话后症状加重。讲话后喉内疼痛称为声痛;只是声音轻弱而喊叫无力者称声弱;个别病人可发出双声;严重者可失音。

(3) 多讲话后严重疲倦可在一些病例中出现,多因声门闭合不全、发声漏气、较长时间后血中二氧化碳浓度降低所致。患者可有长时间发音后异常疲倦不能呼吸感,并伴有手足发麻、头晕、出虚汗等现象。

3. 喉部分泌物增加、黏稠,每次说话以前均需清除喉部的分泌物。

【体征】

喉镜检查所见:

1. 慢性单纯性喉炎喉黏膜弥漫性充血、肿胀。声带失去原有的珠白色,呈粉红色。声带边缘变钝。黏膜表面可见黏稠分泌物,常在声门间连成黏液系。

2. 肥厚性喉炎喉黏膜肥厚,以杓间区较明显;声带也肥厚,有的呈梭形,向中线靠拢时不能紧闭声门;室带肥厚时常遮盖部分声带,杓会厌襞亦可增厚。

3. 萎缩性喉炎喉黏膜干燥、变薄而发亮。杓间区、声门下常有黄绿色或黑褐色干痂,如将痂皮清除,可见黏膜少量渗血。声带变薄,张力减弱。

4. 应仔细观察一侧环甲关节运动障碍引起的发声时后联合向患侧偏斜;两侧环甲运动系统受限时,发声期可出现梭形缝隙的声门裂。环杓关节运动障碍者,可有发声时声带外展或内收功能不全的种种表现。

【鉴别诊断】

应与慢性咽炎、癔病性失音、声带麻痹等鉴别。

【治疗】

1. 注意声带适当休息,减少发声,禁止大声喊叫,纠正发音方法。

2. 除去刺激因素,戒除烟酒。

3. 治疗鼻、咽、下呼吸道感染,减少邻近器官病变的分泌物对喉部的影响。

4. 酌情应用雾化吸入法。

5. 喉部理疗可用离子透入、短波透热等法。

6. 应用金嗓散结丸、金嗓开音丸、铁笛丸等中成药。

七、萎缩性喉炎

萎缩性喉炎(atrophic laryngitis)又称干燥性喉炎,其特征是喉黏膜及黏膜腺体明显萎缩。常在鼻、鼻窦、鼻咽部患化脓性炎症、萎缩性炎症(臭鼻症)、梅毒等之后发生。喉部放疗后、长期慢性单纯性喉炎亦常发生。

【症状】

1. 患者常诉咽喉发干、发黏,需咳嗽以清除黏痰。

2. 咳嗽和声嘶在晨起时严重,可咳出痂皮,偶继有咯血,咳出痂皮后声嘶可好转。

3. 说话时感觉疼痛。

【体征】

喉镜检查:

1. 喉黏膜干燥发亮、粗糙,常有痂皮,多在杓间,呈黄绿色或带黑色。

2. 喉内、声门下可有少量绿色黏痰。

3. 将痂皮除去可见黏膜有渗血创面,但少见溃疡面。

4. 声带变薄,张力减退。

【治疗】

本病以对症治疗为主,用喷雾法润湿喉部,可用以下药物配方:

1. 以生理盐水配制,含 6% 甘油,6% 乙醇(其浓度为 70%),玫瑰水 10 滴。

2. 用碱性溶液或复方薄荷油。

内服碘化钾 30mg,每日 3 次,有刺激残留腺体分泌功能的作用。

八、声带小结

声带小结(vocal nodules)又称结节性喉炎,多位于声带前、中 1/3 的交点,即声带膜部的中点。原因有:

1. 用声过度:如尖叫、大声讲话,或职业因素如老师、歌唱家、销售人员等。
2. 易感因素:喜叫喊或好讲好斗性格。
3. 急性因素:过敏、上呼吸道感染、鼻窦炎。
4. 加重因素:吸烟和喝酒。

【症状】

主要为声音嘶哑。

1. 早期时发高音破裂,用声易疲劳不能持久,发低音无变化。
2. 以后逐渐加重,发多数音破裂而嘶哑。
3. 从间歇性声嘶发展到持续性声嘶,病人难以歌唱,不能高声说话。

【体征】

喉镜检查见:

1. 双侧声带前、中 1/3 交点的游离缘对称性点状突起。
2. 早期为红色、柔软的息肉样;病程长者呈苍白小突起,表面光滑。
3. 两侧小结不一定等大,妨碍声带闭合,双侧声带边缘不能靠拢。

【治疗】

1. 禁声,使声带休息,早期小结常能消失。
2. 发音方法及不良习惯的纠正。
3. 喉雾化吸入。
4. 金嗓散结丸等中成药应用。
5. 手术治疗
(1) 适用于经药物治疗不能消失的患者。
(2) 有条件者最好在显微喉镜下手术切除。

(3) 术后需有一定时间的发音休息,一般在 1 个月以上。

九、喉 水 肿

喉水肿(edema of larynx)为喉黏膜下松弛处有组织液浸润所致。

【病因】

1. 变态反应可由药物、食物引发。

2. 遗传血管性喉水肿为染色体显性遗传病,常反复发作喉水肿。

3. 喉部急性感染、理化损伤等。

4. 心、肾、肝等全身性疾病。

【症状】

发病甚速,变应性、遗传血管性者发展更快。患者常于数分钟内发生喉喘鸣、声嘶、呼吸困难甚至窒息。感染者可有喉痛。

【体征】

喉镜检查可见喉黏膜弥漫性水肿、苍白。感染者黏膜呈深红色水肿、发亮。

【治疗】

1. 有重度喉阻塞者应及时行气管切开术。

2. 给予足量的激素,喉局部可用 1:2000 肾上腺素溶液或 1% 麻黄碱溶液喷雾。

3. 感染者给予抗生素,已形成脓肿者可行切开排脓术。

4. 病因治疗。

十、声 带 息 肉

声带息肉(polyp of vocal cord)又称喉息肉,常发生于一侧声带的前、中 1/3 处的边缘。多由于长期发音不当,或始于一次强烈发音之后。亦可继发于上呼吸道感染之后。

【症状】

主要是声嘶,其程度视息肉大小和类型而异。

1. 小的局限性声带息肉仅有轻微的声音改变,基底广的息肉声嘶较重。

2. 声调低沉而单调,不能唱歌,甚至失音。

3. 大息肉可致喉喘鸣和呼吸困难。

【体征】

喉镜检查:

1. 局限性声带息肉多在一侧声带的前、中 1/3 交点处,基底小而有蒂,自声带边缘长出。

2. 蒂较长者可随呼吸上下活动,有时可悬于声门下,在呼气时才窥及。

3. 广基型可见基底宽广,在显微喉镜下可见明显界限。

4. 息肉呈半透明淡红色或灰白色圆形或半圆形,表面光滑。常发于一侧,两侧者少见。

【治疗】

1. 早期息肉应禁声,药物雾化吸入及超短波理疗或消失。

2. 形成息肉后,应在喉镜下切除。

3. 细小的息肉,广基息肉可在显微喉镜下切除,以尽量保护正常的声带组织。

4. 有些双侧息肉者需分次手术,防止粘连。

5. 术后禁烟,纠正不良的发音习惯。

十一、喉淀粉样变性

喉淀粉样变性(amyloidosis of the larynx)亦称喉淀粉样瘤,但非真性肿瘤,而是一种淀粉样物质均匀地沉积在细胞间。局限性淀粉样变性常见于呼吸道,特别是喉部,其中尤以声带、喉室及声门下腔多见,好发年龄为 40~70 岁。

病因不明,可能与喉部慢性炎症、局部血和淋巴循环障碍、蛋白质代谢紊乱和组织退行性变有关,亦有人认为与全身性免疫缺陷有关。一般可分为原发性和继发性两类。其病变表现为:①弥漫性上皮下浸润或局限性肿块;②在原有喉病变或良性肿瘤的基础上发生淀粉样变性。此病尚未见有恶性变的报道。

【诊断】

主要症状为声嘶、干燥感和刺激性咳嗽。病变广泛者可有呼吸困难。

喉镜下可见声带、喉室、室带或声门下区有暗红色肿块,亦可呈弥漫性上皮下浸润,声门明显变窄。经活组织检查可确诊。

【治疗】

肿块小者可在喉镜下激光切除,基底广者行喉裂开术。亦有用糖皮质激素或放射治疗者,但效果尚不肯定。

十二、喉角化病

喉角化病(keratosis of larynx)是喉黏膜上皮生长异常、过度角化而堆积形成的病变。其病因可能与慢性炎性刺激有关。主要病理变化为局部复层扁平上皮角化亢进,堆积成白色小的三角锥形或圆锥形突起,周围黏膜有炎症反应,而黏膜下层正常,可发生于喉黏膜的任何部位。

【病理】

喉角化病上皮变化范围很大,以棘细胞层增生、不全角化和过度角化为最常见。病理性角化增生并不经常出现。最明显的病理性变化是异形上皮(也称为恶性异形角化增生)、假性上皮瘤样增生和上皮下炎症。

1. 异形上皮有细胞间变,但有正常基膜层,可与原位癌鉴别。喉部角化病而有细胞间异形上皮,极似癌肿,据此认为属癌前期病变或可疑为癌肿。事实上大量喉角化病患者病理切片示细胞间上皮异形,仅有极少数发生癌肿。

2. 假性上皮瘤性过度角化,喉黏膜上皮显著增生,可出现于各种慢性炎性病变中,发生棘细胞层增生和不全角化,在特殊性炎症(如梅毒、结核、麻风等)病例中亦可见到。组织学表现为生发层上皮网足明显肥大,并有一些间变细胞,基膜完整。这一型属良性病变,但常难与肿瘤鉴别。

3. 上皮下炎症反应型的病理性角化增生现象,这是一种侵袭型的上皮变化,可以侵入基底细胞层,易与恶性病变相混淆。

【诊断】

主要症状是喉部异物感、不适感及声嘶。

喉镜检查见喉黏膜慢性充血,表面有白色点状锥形突起,其周围有一较红的充血区,拭之易脱落,但易再生。确诊应根据疾病的过程、治疗反应、定期随访观察和反复活检来决定。

【治疗】

1. 戒烟和其他致病因素。喉角化病为良性病变,应劝患者禁吸烟,勿用声过度,去除口腔、鼻窦和扁桃体等处的病灶可以治愈,长期服用维生素 A 可有一定作用。

2. 抗反流治疗,给予 H_2 受体拮抗剂或质子泵抑制剂。

3. 手术切除。

4. 定期复查。

十三、喉白斑病

喉白斑病(leukoplakia of larynx)是一种癌前病变,是指喉黏膜表面微凸起的白色扁平斑点,表面光滑,境界分明。多发生于声带,常位于声带表面或其边缘,多在中段和前 1/3 部位,也见于喉的其他部位,这一名词常和喉过度角化病、角化不良、喉厚皮病等混合使用。对其认识尚有分歧。有人认为喉白斑病属于声带的良性病变,并不一定发展为癌;另有人将喉白斑病视为癌前期角化不良的黏膜上皮改变。喉白斑病一般为慢性长期刺激所引起,可发生于上呼吸道感染、肺或支气管疾病,用声过度,嗜酒、吸烟或有害气体刺激等情况中。以男性较多见,近年来女性的发病率也有增加趋势。病变发生在黏膜层,由于上皮增生和角化物堆积形成白色斑块。黏膜变厚,上皮细胞增生,细胞大小和形状不规则,有核分裂象及幼稚角化现象,表面细胞角化不全,上皮下有炎性变化,但基膜还完整,有时上皮细胞向黏膜间质呈不规则突出。

【诊断】

主要症状是声嘶,随病变发展而加重。

喉镜检查在临床上可分为两类:

1. 扁平型(扁平白斑):较常见,表面光洁,呈灰白色,一般为形小而散在的不规则斑点,有时成片如糕点上的酥皮,或黏在上面的碎屑白纸。

2. 疣状型(角化性刺状白斑):白斑隆起,表面粗糙,白色或淡红色,呈疣状。黏膜上先出现红色颗粒状区,渐变混浊,以后上皮增厚,色灰白,边缘明显,渐呈乳白色、银色或珍珠色,表面出现皱纹;最后隆起变厚、变硬,有时呈绒毛状,或为白色刺状突出。这是一种更易于癌变的类型,声带表面或其边缘有一层微凸而表面平整的发白斑片,范围局限,不易拭去。声带运动良好。

【治疗】

1. 喉镜检查和切除:手术显微镜下清除病变,也可行喉CO_2激光手术。对迅速进展者可行声带撕皮术。

声带撕皮术:支撑喉镜下暴露声门,显微镜下以显微喉刀与病变周围切开黏膜,以喉钳咬住病变一端与声带平行,将黏膜剥离。须注意勿伤及深部声韧带,如为双侧病变,应分为两期手术或将声带前端与前联合黏膜适当保留,以免形成粘连影响术后发声。

2. 去除病因。

3. 定期复查:喉白斑病是一种癌前期病变,应采取认真负责的态度,密切随访观察,以免延误治疗时机。有些患者喉白色到红色的病变反复复发,需要反复切除。存在恶变的危险,恶变率较低 10%~25%。反复的声带剥离可至声音音质改变(损坏)。

十四、喉 囊 肿

喉囊肿分为喉膨出与喉黏膜囊肿。而喉膨出又分为先天性和后天性两种。喉室小囊系先天性异常扩张而形成的先天性囊肿,而当喉室小囊发育异常,后因长期用力和屏气,喉内压上升(如咳嗽、吹号、举重等),使小囊扩张而成喉膨出。喉黏液囊肿是由于各种原因引起黏液腺管堵塞而形成的潴留性囊肿。由于会厌舌面多腺体,故喉囊肿多发生于此。

【诊断】

1. 小囊肿一般无症状,多因偶然因素而发现。较大的囊肿可出现咽喉梗阻不适感,呼吸不畅。较大的囊肿可累及声门,出现声嘶、咳嗽和呼吸困难。若有感染可有疼痛。

2. 会厌舌面有光滑、半球形肿物,黏膜可呈淡红色或白色。穿刺可有液体。

【治疗】

1. 很小的囊肿无须治疗,仅做定期观察。

2. 有症状或是囊肿较大,可手术治疗。

(1) 于喉镜下,用喉咬钳将囊壁大部分咬除,并以20%~30%硝酸银溶液烧灼根基部。也可用激光烧灼根基部,以防止复发。

(2) 大的喉囊肿、巨大舌根会厌囊肿必要时可行颈部横切口,剥离囊肿,结扎切除。

(3) 舌根及会厌舌面富含血管,易于出血,故手术中及术后应注意妥善止血。

十五、喉 狭 窄

由不同原因所引起的喉部瘢痕组织形成,导致喉腔变窄,可产生喉的呼吸和发音功能障碍或消失。任何病变若破坏了喉部组织和喉软骨支架,有瘢痕形成者,均可产生喉狭窄。其病因有外伤、喉部创伤性手术及食入腐蚀性物质及严重感染(如梅毒、麻风、喉硬结病、狼疮等特异性感染)。

【临床表现】

主要为声嘶、喉鸣、咳嗽、呼吸困难,重者出现发绀或窒息等。

【诊断】

1. 仔细询问病史。

2. 体检:包括颈、喉及咽部。

3. 内镜检查:内镜下可见喉部瘢痕组织,声带固定,声门狭窄变形、粘连,甚至闭锁。

4. 影像学检查:结合喉侧位 X 线片、CT 断层及 MRI 提示的狭窄部位、范围和程度以及相关的解剖,更有助于了解狭窄范围。

【治疗】

呼吸困难较严重者应先行气管切开术,然后行喉裂开术、喉气管成形术,轻者可在内镜下激光手术。

第四节 喉神经及精神性疾病

一、喉感觉神经性疾病

喉感觉过敏及感觉异常:

1. 喉感觉过敏,喉黏膜对普通刺激特别敏感,常引起呛咳及喉痉挛。

2. 喉感觉异常,喉部发生不正常感觉,如异物感、瘙痒、烧灼、干燥等异常感觉。

喉感觉过敏和感觉异常与贫血、神经衰弱、烟酒过度、急慢性喉炎、癔病、绝经期等有关,也可为鼻、咽、牙、食管等疾病通过迷走神经反射所致。

【临床表现】

1. 症状:患者有喉部不适、刺痛、灼热、瘙痒、异物感等,好做咳嗽、吐痰及吞咽等动作。

2. 喉镜检查:喉部常无明显异常,可有程度不等的慢性咽炎、气管炎体征。

【诊断】

依据临床表现及喉镜检查的结果做出诊断。应注意排除喉咽部、舌根、环后隙、食管上段的肿瘤。

【治疗】

去除病因,增进健康,中西医结合治疗及心理调整。

二、喉 麻 木

喉麻木为喉上神经本身及周围病变所致。

【临床表现】

1. 单侧喉麻木可无症状。
2. 两侧喉麻木,进食时可出现误吸、吞咽困难、感觉异常等。

【诊断】

1. 临床表现。
2. 用探针触及喉黏膜可发现喉黏膜反射减退或消失。

【治疗】

1. 轻症者采用糊状稠食物进行吞咽锻炼。
2. 重症者行鼻饲。
3. 病因治疗。
4. 给予维生素 B_1、维生素 B_{12} 等。

三、喉运动神经性疾病

喉麻痹是指喉肌的运动神经损害或受牵拉、压迫所引起的声带运动障碍。除环甲肌受喉上神经支配外,其余喉内肌均受喉返神经支配。当喉返神经受损时,外展肌最早出现麻痹,其次为声带张肌,最后为内收肌麻痹。

【临床表现】

有以下四型麻痹:

1. 喉返神经不全麻痹:外展肌麻痹,内收肌正常。

(1) 单侧麻痹:症状不明显,曾有短暂声嘶,随即恢复,无呼吸困难。检查可见吸气时患侧声带居旁中位,发音时声门能闭合。

(2) 双侧麻痹:呼吸困难为主要症状。检查可见侧声带均居旁中位,但发音时声门仍可闭合。

2. 喉返神经完全麻痹:外展肌、内收肌均麻痹。

(1) 单侧麻痹:声嘶,说话有漏气感,后期代偿后发音好转。检查见患侧声带固定于旁中位,出现代偿后健侧声带内收,超越中线向患侧靠拢。

(2) 双侧麻痹:声嘶无力,说话费力如耳语声,自觉气促,但无呼吸困难。易误呛,排痰困难。检查可见双侧声带固定于旁中位。

3. 喉上神经运动纤维麻痹:单独发生麻痹少见。患者不能发高音,声音粗而弱。检查见声带皱缩,但外展、内收正常。单侧喉麻痹可无症状,双侧者易发生误呛、吞咽困难及吸入性肺炎。

4. 混合性喉神经麻痹:外展肌、内收肌、声带张力肌均麻痹。

(1) 单侧麻痹:声嘶,咳嗽功能差,后期健侧代偿后发音稍好转。检查见患侧声带固定于中间位。

(2) 双侧麻痹:发音困难,漏气,咽部感觉缺失,易误呛、咳嗽、排痰困难,易发生吸入性肺炎。检查可见双声带固定于中间位。

【诊断】

1. 以患者的症状和喉镜检查的结果做出诊断。
2. 病史的追问。
3. 声带固定应与环杓关节炎和环杓关节脱位相鉴别。

【治疗】

1. 病因治疗:1/4~1/3 的患者临床上未能查出病因,这可按一般的神经麻痹治疗。
2. 用维生素 B 族(如维生素 B_1、维生素 B_{12})和代谢药物(如 ATP 等)治疗。
3. 早期无禁忌者可给予类固醇激素治疗。
4. 应用理疗、针刺、按摩等疗法。
5. 手术治疗

(1) 双侧麻痹、声带固定在正中位、有呼吸困难者需行气管切开术。

(2) 6~9 个月局部和全身治疗无效时,依患者的具体情况可考虑采用内镜下声带内注射术、声带移位术、CO_2 激光杓状软骨切除术,或神经吻合术及神经肌瓣移植术等。

四、喉痉挛

小儿喉痉挛

小儿喉痉挛是喉肌痉挛性疾病,以 2~3 岁小孩多见,男孩多于女孩,可能与血钙过低、营养不良有关。消化道或呼吸道疾病也易诱发此病。

【临床表现】

1. 多于夜间突发呼吸困难、吸气性喉喘鸣、面色发绀,好似将要窒息;但在呼吸最困难时做一次深呼吸,症状立即消失,患儿又入睡。发作时间短,患儿次晨醒来往往又如正常。

2. 喉镜检查多无异常发现。

【诊断及鉴别诊断】

依上述典型的发作史、喉镜检查无异常发现可做出诊断。应与喉异物、喉白喉、先天性喉畸形等相鉴别。

【治疗】

1. 发作时解松患儿衣服、击拍背部或以冷毛巾覆盖面部都可使症状消失。有条件者可吸氧。

2. 平常应多晒太阳,给予维生素 A、D,改善营养,增强体质。

成人喉痉挛

成人喉痉挛是支配声带或喉入口运动的肌肉痉挛,或两者均发生痉挛,以局部刺激引起的反射性痉挛最常见。器质性痉挛也可以是喉麻痹的前驱症状。此外,与中枢或周围器官的病变、精神因素等都有关。

【临床表现】

突发呼吸困难,伴吸气性喘鸣,常在做一深吸气后停止,呼吸正常,发作时间短。有下列几种方式出现:

1. 痉挛性咳嗽阵发性短促哮吼性咳嗽,无咳痰及声嘶。

2. 喉晕厥先咳嗽,后出现喉痉挛,继而病人晕倒,但不久即苏醒。无抽搐和意识障碍。

3. 痉挛性失声痉挛发生于欲说话或正在说话时,突然失声。停止说话,痉挛停止。

【诊断】

本病依典型的临床表现做出诊断。

【治疗】

1. 发作时嘱患者闭口,用鼻缓缓呼吸,颈部冷敷,有条件者可吸氧。

2. 气管切开术,严重的器质性喉痉挛,病因一时不能解除,需行气管切开。

3. 对因治疗,心理调整。

五、癔症性失音

癔症性失音又称功能性失音,系喉的发音功能暂时障碍,是癔症的一种喉部表现,以青年女性多见,多有精神刺激史。

【临床表现】

1. 突然的发声障碍,但很少完全无音,而咳嗽、哭笑声正常,呼吸亦正常。

2. 发声能力可骤然恢复正常,但在某种情况下又突然复发。

3. 有时伴有不同程度的精神症状,如精神不振、淡漠。详细询问病史,部分患者可有近期精神刺激因素。

4. 喉镜检查声带在吸气时能外展,但发"衣"时声带不能内收闭合,而患者咳嗽或发笑时声带可向中线靠拢。

【诊断及鉴别诊断】

1. 患者的癔症史、精神刺激史。

2. 有上述典型的临床表现。

3. 排除器质性病变引起的发声障碍。

4. 应与真性内收肌瘫痪相鉴别。

【治疗】

1. 暗示疗法可采用颈前注射、针刺、理疗等方法。

2. 心理治疗。

(陶雁玲)

第五节 喉肿瘤

一、喉部上皮源性良性肿瘤

喉乳头状瘤

喉部上皮源性良性肿瘤主要为喉乳头状瘤(papilloma of larynx),它是喉部最常见的良性肿瘤,占喉部良性肿瘤的85%~90%。可发生于任何年龄,往往10岁以下的儿童更多见,性别分布无明显差异。成人患者近来有增多趋势,单发多见,有恶变倾向。儿童患者以多发性居多,生长较快,且易复发,一般不恶变。广泛散在性分布于呼吸道的良性上皮乳头状增生,又称为复发性呼吸道乳头状瘤病(recarrent respiratory papillomaosis,RRP)。

【病因】

病因目前尚难明确。可能与病毒感染有关,尤其是人类乳头状病毒感染有关。目前研究较多的是HPV6和HPV11。此外喉部慢性刺激和内分泌失调为其诱因。儿童患者还可能与细胞免疫缺陷有关。

【病理】

喉乳头状瘤是一种上皮瘤,由复层鳞状上皮增生而成。上皮向外生长,形成单个或多个分支状乳头,表层可有过度角化和角化栓。上皮棘突也可向间质生长,但基底膜完整,棘细胞增生,无异形性。

【临床表现】

常见症状为进行性声嘶,乃至失音。肿瘤大者可引起喉喘鸣和呼吸困难。成人型一般病程较缓慢,而儿童型生长较快,易发生喉阻塞。

喉镜下见肿瘤成灰色或淡红色,表面不平,乳头状。肿瘤位于声带者最多,其次为声带、声门下等部位。成人型以单蒂较多,而儿童型基底广,可蔓延到气管或咽部。肿瘤不影响声带活动。

【诊断】

喉乳头状瘤的确诊依据直接喉镜或间接喉镜下的活检。由于喉鳞癌表面有时有乳头状增生或喉乳头状瘤恶变时,活检取材浅表可表现为乳头状瘤。因此,病理诊断要结合临床,必要时应重复取材。

喉CT扫描能更详细地判断肿瘤的部位和范围。对儿童型用三维重建的仿真CT喉镜,对声门下和气管内肿瘤蔓延的范围有很好的显示。这都有助于喉乳头状瘤的诊断和指导治疗。

【治疗】

应依据病人年龄,肿瘤部位大小及范围综合考虑,原则为切除肿瘤,最大限度地保持喉的基本解剖结构和功能。

1. 手术治疗:在支撑喉镜或间接喉镜下切除肿瘤,适合单发的局限性病变。对范围较广,或超过青春期后多次多发者,可行喉裂开术,切除肿瘤后,可用鸦胆之油局部涂布。术前术后需配合气管切开术。但儿童型者,气管切开有导致病变播散危险,应尽量避免。

2. 激光治疗:在显微喉镜下用CO_2激光治疗,具有准确无出血、损伤小、缓解期长,气管切开率低的优点,是目前治疗喉乳头状瘤的有效方法。

3. 激光动力学治疗:光动力学疗法(PDT)是用血卟啉衍生物(双血卟啉醚)作为光敏剂,使肿瘤局部光敏化,再用波长630mm的红光照射,达到破坏肿瘤目的。其主要机制是单态氧的产生,使局部血液迅速淤滞,最终发生血管与肿瘤的破坏(Abrasmson,1994)。

4. 免疫治疗:应用干扰素(α-IFN)配合外科治疗,对乳头状瘤有肯定的抑制作用,已成为治疗乳头状瘤的有效辅助手段。但α-IFN应用疗程长,可引起致热原反应,贫血、白细胞和血小板减少,转氨酶升高等并发症,且突然停药可导致疾病反跳加重。因此促使另寻新的用药途径,如重组型人IFN的直肠用栓剂坐药,被认为使用简单、无副作用,尚需进一步研究。

5. 其他治疗:如应用阿昔洛韦,被认为能减轻RRP的病情程度。放射治疗,多数学者认为其易导致癌变,在儿童致喉支架软骨发育障碍,已放弃。

腺瘤

喉腺瘤(adenoma of larynx)为喉的良性上皮性肿瘤,为增生的腺体所构成。如腺腔扩张呈囊状,伴有囊壁内衬上皮的乳头状增生者为乳头状囊腺瘤。如瘤细胞胞浆丰富,含有大量嗜酸性颗粒,伴有囊状扩张则称为嗜酸性颗粒细胞囊腺瘤。

喉腺瘤多位于腺体分布丰富的声门上区的喉室和室带,生长缓慢,男多于女,是一种罕见的病变。

【症状】

早期可无症状,增大可阻塞喉腔,引起喉阻塞,病变涉及声带,可引起声嘶。喉下见单个灰白色向表面突出的息肉样物,表面光滑。

【治疗】

一般在直接喉镜下切除,如有困难,可行喉裂开术。

二、喉部非上皮源性良性肿瘤

纤维瘤

喉纤维瘤(fibroma of larynx)为起源于结缔组织的肿瘤,较少见。好发于成年男性,多位于声带的前中段或前联合,也可位于声门下。小者如米粒,蒂长者可垂入声门下甚至阻塞呼吸道。肿瘤组织主要由纤维细胞和纤维束组成,血管较少,与周围组织有明确的分界和包膜。该病进展缓慢,不发生恶变。

【症状】

主要症状为声嘶,肿瘤大者可引起气喘、吸气性呼吸困难等喉阻塞症状。喉镜下见肿瘤表面光滑、质较硬,色灰白或淡红,有蒂或广基。如发生黏液样变性,则柔软、灰白,如息肉。

【治疗】

小肿瘤可以在直接喉镜下切除,较大者可以经喉裂开术切除。手术完整切除后不复发。

血管瘤

喉血管瘤(hemangioma of larynx)较少见,分为毛细血管瘤和海绵状血管瘤两种类型,其中以毛细血管瘤多见。毛细血管瘤由成群的薄壁血管构成。间有少许结缔组织。若纤维组织多时,则称为纤维血管瘤。海绵状血管瘤由窦状血管构成,柔如海绵,漫布于黏膜。成人喉血管瘤常位于室带、杓会厌皱裂等处,小儿多位于声门下。女孩多见。

【症状】

依肿瘤的位置、大小而不同。位于声带者,较早出现声嘶。可伴有咳嗽,有损伤时可咯血,亦可无症状。血管瘤较大时,可引起喉阻塞。喉镜下见血管瘤突出于黏膜,高低不平,红色或紫红色,结节状或肉芽状。

小儿声门下血管瘤为一少见的先天性疾病,约半数可同时伴有头颈部皮肤多发血管瘤样结节。在出生时或出生后半年内出现气喘,吸气期喉喘鸣,呼吸困难,声嘶,咯血等症状。此类血管瘤一般在1岁前生长快,2~3岁后明显减缓并可能消失。

【治疗】

无症状、小的血管瘤,可以观察,暂不处理,有症状且较局限的血管瘤可以在直接喉镜下用激光或电烙术治疗,或注射硬化剂。对出血严重者则需行气管切开术和喉裂开术或咽切开术下切除肿瘤。

小儿声门下血管瘤,若无症状可暂不治疗。若有喉阻塞,应行气管切开术。喉阻塞解除后应尽早用糖皮质激素、激光、冷冻、硬化剂等方法综合治疗声门下血管瘤。近年来研究认为CO_2激光手术应作为首选方法。此外近有报道干扰素对进行性、且激素治疗无效的血管瘤是一种有效的药物。小儿声门下血管瘤不宜行放射治疗,这可能导致喉软骨支架发育障碍和诱生甲状腺肿瘤。

淋巴管瘤

淋巴管瘤(lymphangioma)是淋巴系统发育过程中的局部畸形,多见于2岁以下的儿童。而且大部分发生于头颈部,有突然扩展增大倾向。组织学上分为毛细淋巴管瘤、海绵状淋巴管瘤及囊性水瘤三种亚型,同一肿块也可存在三种亚型。但喉部的淋巴管瘤罕见,一般位于会厌、杓会厌皱襞及喉室等淋巴管较丰富的区域。

【症状】

早期可无临床症状,肿瘤增大后可出现声嘶、呼吸困难、吞咽困难等。应注意肿瘤可能突然增大而引起急性喉阻塞。

喉镜下见肿瘤呈海绵状,色灰白或淡红,基底宽,受压瘤体可缩小。

【治疗】

首选手术切除,由于淋巴管瘤有不断增大和侵犯周围的倾向,应早期治疗和干预。基底窄、局限的肿瘤可在直接喉镜下切除;而基底宽、较大的肿瘤可行喉裂开术或颈侧切开术切除肿瘤。其他治疗,如注射硬化剂、透热法、放射治疗等均获有限疗效。儿童行放射治疗还可能影响喉支架骨的发育。

粒细胞成肌细胞瘤

粒细胞成肌细胞瘤(granular cell myoblastoma)在喉部是少见肿瘤,其组织来源有不同意见,有学者认为本瘤不是真性肿瘤,而是局部的横纹肌变性。而近来的组织化学和电镜观察认为该瘤来源于施万细胞。

【症状】

本病多见于中年男性,声嘶为其主要症状。肿瘤大者可有气喘,呼吸困难。喉镜下见单个结节状肿物,表面光滑、呈灰白色。肿瘤半数以上位于声带,也可见于杓会厌皱襞、会厌等部位。

需要注意的是,本病表面被覆鳞状上皮而发生假性上皮瘤样增生,而易误诊为鳞状上皮瘤或鳞癌。有学者提出 PAS 反应呈阳性,三铬染色瘤细胞呈均匀红色或褐红色,有助于本病诊断。

【治疗】

一般在直接喉镜下切除,不易复发,预后良好。

脂肪瘤

脂肪瘤(lipoma)发生于头颈部者,约占 13%,但喉部并不常见。喉脂肪瘤由脂肪组织和结缔组织构成,分为外生型和内生浸润型,大多表现为外生型。内生浸润型有两种组织类型:①由无包膜、血管少、成熟脂肪组织构成的浸润型或异型性脂肪瘤;②血管占优势的血管脂肪瘤。

【症状】

该病多见于 60～80 岁,临床表现视肿瘤大小和部位而定。小者常无症状,大者可有声嘶、呼吸困难或吞咽困难。

喉镜下,外生型脂肪瘤表面光滑,色微黄或略带红色,质软而有弹性,有蒂或无蒂。而内生浸润型表现为表面覆盖有正常黏膜的黏膜下肿块。喉肌动度无改变。肿瘤好发于会厌、杓会厌皱襞及室带。

CT 扫描示低密度(65～125Hu)块影。

内生浸润型脂肪瘤应与脂肪肉瘤相鉴别,其鉴别要点在于前者无成脂肪细胞和核深染表现。

【治疗】

治疗为手术切除,有蒂较小者可在直接喉镜下切除。无蒂或蒂大者可经喉裂开术、咽侧切开术或舌骨下咽切开术等手术径路切除。由于内生浸润型脂肪瘤与周围组织混杂在一起,易局部复发。

软骨瘤

喉软骨瘤(chondroma of lanynx)是喉部少见肿瘤,约占喉部良性肿瘤的 0.5%。可起源于正常软骨或软骨外的胚胎残余。有恶变可能。其发病原因不明,一般发生于成年人,男多于女。

喉软骨瘤分为内生性和外生性。肿瘤由透明软骨构成,在瘤内如有骨质形成,则称为骨软骨瘤。肿瘤大多起源于环状软骨(约占 70%),甲状软骨、杓状软骨及会厌软骨等次之。肿瘤常为单发,少数亦为多发,既可位于同一软骨,也可在不同软骨同时发生。

【症状】

内生性和外生性在临床表现方面有差异。

内生性软骨瘤,较早期出现声嘶,肿瘤增大阻塞喉腔,可出现吸气性喉喘鸣、呼吸困难。若压迫食管,可引起吞咽障碍。喉镜下可见半圆形基底宽的肿瘤,灰白色、表面光滑、覆有正常黏膜。它对正常软骨有破坏作用。

外生性软骨瘤,早期症状不明显,待肿瘤增大出现颈部包块。累及环杓关节并压迫喉返神经时才引起声嘶。检查颈部包块,质硬、无压痛,与喉软骨不能分开并随吞咽活动。

X线检查或CT扫描约有75%的软骨瘤边缘或中央有不规则的钙化点,是此病的特点,有助于诊断。确诊靠组织病理学检查,但由于肿瘤质硬,活检取材往往表浅,不一定能反映肿瘤的主体,即可有活检时表现尚属良性,切除后呈交界性或低度恶性的软骨肉瘤。

【治疗】

手术切除是最主要的方法,注意应尽可能保留正常的喉软骨支架,但切除不彻底可以复发。喉内生性者,原发于杓状软骨或会厌软骨上的小软骨瘤,可在直接喉镜下切除。中等大小者可行喉裂开术或咽侧切开术切除肿瘤。发生于甲状软骨者,选用喉外径路,在黏膜下切除而不进入喉腔。

喉外性软骨瘤一般采用颈外径路切除。

此瘤对放疗不敏感。

神经纤维瘤

神经纤维瘤(neurofibroma)来自施万细胞和纤维母细胞。肿瘤内有许多增生的神经轴索与受累的神经之间无界限,因而在肿瘤切除时,需同时切断受累的神经。该病比神经鞘膜瘤更少见,大约10%可恶变。

【症状】

喉神经纤维瘤除发生于声带外,还可见于喉其他部位。早期可无症状,也可出现声嘶。肿瘤增大后可阻塞喉腔,引起呼吸困难。喉镜下见肿瘤光滑,表面覆有正常黏膜,但无包膜。质地较硬,带蒂或广基,单发或多发,与喉纤维瘤外表相似。

喉神经纤维瘤的确诊靠活检。与神经鞘膜瘤不同在于,本瘤常多发,并且常与全身性神经纤维瘤(Von Recklinghausen

瘤)并见,可恶变。

【治疗】

手术切除。

化学感受器瘤

化学感受器瘤也叫副神经节瘤(paraganglioma or chemodectoma),为起源于副神经节细胞的肿瘤。喉副神经节瘤多为非嗜铬性副神经节瘤,是神经类型的神经内分泌肿瘤,发病年龄在 40~50 岁,无性别差异。

镜下为上皮样细胞排列成团或腺状,周围有丰富的血管围绕,间质纤维组织少。

【症状】

依肿瘤的位置和大小不同,病程中可出现声嘶、咽喉疼痛、咯血、咽下困难、喘鸣等。约 3% 的患者出现因儿茶酚胺分泌所致的高血压和心动过速。有学者认为约 3% 有恶性表现。

喉镜下见肿瘤呈圆形、淡红色肉样肿物,边界清,有包膜,肿瘤大多位于声门上的杓会厌皱襞和室带,与血管瘤难以鉴别。

由于肿瘤血管丰富,活检易导致出血。术前动脉血管造影对证实其为血管丰富性病变和血供来源有重要诊断价值。喉 CT 或 MRI 有助于判断肿瘤的大小范围。

【治疗】

首选手术治疗。颈外进路手术比内镜手术更可取。有条件,术前采用数字减影血管造影(DSA)和超选择性血管栓塞术,栓塞肿瘤的供血动脉后再切除肿瘤,可减少术中出血,降低手术风险。

三、喉部癌前病变

喉角化病、喉黏膜白斑病、喉黏膜上皮不典型增生、喉乳头状瘤、喉广基息肉等均与喉癌有直接或间接的联系,可视为喉的癌前病变。除治疗外,应定期随诊,必要时做活检。

喉角化病

喉角化病(keratosis of larynx)是喉黏膜上皮生长异常,过分角化而堆集形成的病变。常与咽角化症同时存在,可能与慢性刺激有关。

【临床表现】

1. 喉部异物感,声嘶。

2. 喉镜下见喉黏膜上有多个小点状白色锥形突出。

【诊断】

喉镜下取白色点状物送病检。

【治疗】

1. 避免喉部的刺激因素,如烟、酒、有害气体,注意口腔、咽部卫生。

2. 支撑喉镜下清除角化物或显微 CO_2 激光手术。

3. 维生素、微量元素。

喉白斑病

喉白斑病(leukoplakia of larynx)指喉黏膜上片状角化增生的病变,多见于声带。

【临床表现】

1. 声嘶,渐进性加重。

2. 喉镜见声带表面或边缘有白色片状突起,不易除去。

【诊断】

1. 临床表现。

2. 喉镜下清除病变送病检。

【治疗】

1. 禁烟、酒,治疗慢性喉炎,定期随访。

2. 维生素 A、B_2、C、E。

3. 支撑喉镜下清除病变或显微 CO_2 激光手术,必要时行喉裂开术。

四、喉部恶性肿瘤

喉癌

喉癌(carcinoma of larynx)占全身肿瘤的 1%~2%,多见于 50~70 岁,男性较多。病因尚难确定。喉癌中约 90% 为鳞状细胞癌,2% 为腺癌,未分化癌、肉瘤等少见。

【临床表现】

1. 声门上型,发病率约占 30%,早期觉喉部异物感,咽部不适,侵及声门则有声嘶、呼吸困难,晚期血痰,该肿瘤发展快,易向颈深上组淋巴结转移。

2. 声门型,约占 60%,渐进性声嘶,阻塞声门,有喉喘鸣和呼吸困难,晚期有血痰。不易向颈淋巴结转移。

3. 声门下型,约占 6%,早期可无症状,以后发生咳嗽,血痰,阻塞声门下区有呼吸困难。

4. 喉镜下见肿瘤呈菜花样,溃疡状,结节状和包块状等。早期声带可运动,以后声带受限或固定。

【诊断与鉴别诊断】

1. 声嘶超过 4 周,年龄超过 40 岁;或咽喉不适,异物感,喉痛的病人,均须作喉镜检查。

2. 活检是喉癌诊断的主要依据。高度怀疑的病人一次活检呈阴性,需多次活检。

3. 直接喉镜、显微喉镜、纤维喉镜检查。

4. 动态喉镜用于检查声带早期病变,如发声时一侧声带振动消失或异常振动,常示有早期声带癌可能。

5. 影像学检查、喉体层拍片、造影检查。喉 CT、MRI 扫描能有助于判断癌肿的部位和浸润范围,尤其对声门旁型肿瘤或黏膜下浸润生长的肿瘤更有意义。

6. 激光诊断,激光激发喉癌组织自身荧光诊断。

7. 肿瘤酶标,用于辅助诊断,复查。

8. 喉癌应与喉乳头瘤、喉白斑病、喉角化病、喉结核等相鉴别。

【治疗】

1. 手术

(1) 支撑喉镜下显微 CO_2 激光手术:适用于 Tis、T1 病变单侧喉癌及部分 T2 病变。

(2) 喉垂直部分切除术:适用于 T1、选择性 T2、T3。

(3) 喉水平部分切除术:适用于声门平面以上的肿瘤,

T1、T2。

（4）3/4 喉或 7/8 喉切除术：适用于选择性 T2、T3。

（5）全喉切除术：适用于 T3、T4。在具备的条件下，可进行发声重建术。

（6）依病人的情况，进行功能性或根治性颈廓清术。

2. 放射治疗

（1）单纯放疗：Tis、T2，剂量 60~70Gy，或姑息性治疗。

（2）术前放疗：对病变范围广者，可行术前放疗，^{60}Co 术前放疗剂量是 4 周内照射 45~50Gy，放疗结束后 2~4 周时行手术治疗。

（3）术后放疗：喉部分切除术或全喉切除术后 2~4 周放疗。

（4）术后放疗和术前放疗效果相近。

（5）Tis，可在支撑喉镜下行撕皮术或显微 CO_2 激光手术，术后放疗。

3. 化疗：主要用于晚期癌肿的姑息疗法，也可用于术前的辅助治疗。

4. 免疫治疗。

5. 激光光敏疗法：现代喉癌的治疗，应采用综合治疗。

喉原位癌

喉原位癌（carcinoma in situ）指局限于上皮层中发生的癌变，基底膜未受侵犯，是浸润癌的前期。由于取材的局限性，虽一次病检报告原位癌，并不能反映病变的真实情况。

【治疗】

1. 全程放疗。

2. 支撑喉镜下撕皮术，术后放疗；或支撑喉镜下显微 CO_2 激光手术。

3. 喉裂开术。

喉疣形癌

喉疣形癌（verruca carcinoma）占喉癌的 1%~2%，这指一种起源于鳞状上皮，生长缓慢，具有局部侵袭性，而在组织学方面又缺乏恶性肿瘤特征的新生物。以长期吸烟的老年男性为多。

【临床表现】

1. 声嘶。

2. 喉镜下见新生物多位于声门区,向喉腔生长。

【诊断】

活检确诊。

【治疗】

1. 手术,首选方法。

2. 放疗,对放疗不敏感。

喉腺样囊性癌

腺样囊性癌(adenoid cystic carcinoma)又称圆柱瘤。声门上、下含有丰富的小唾液腺型浆液性混合腺,故腺癌多见于声门上、下,约占喉癌的2%。在喉小唾液腺癌中最常见者为腺样囊性癌,它是一种低度恶性肿瘤,以40岁左右为高发人群。

【临床表现】

多发于声门上、下,一般不发生在声带,喉镜下肉眼所见无特征性。该肿瘤容易浸润神经周围的淋巴管导致喉痛。

【治疗】

1. 手术:首选方法,术后辅助放疗。

2. 放疗:单独放疗效果不佳。

附 国际抗癌协会(UICC)TNM分期方案(2002年)

(一) 解剖分区

1.声门上区

(1) 舌骨上会厌(包括会厌尖,舌面,喉面)。

(2) 构会厌襞,喉面。

(3) 构状软骨。

(4) 舌骨下部会厌。

(5) 室带。

2. 声门区

(1) 声带。

(2) 前联合。

(3) 后联合。

3. 声门下区

(二) TNM 临床分类

1. 原发肿瘤 (T)

Tx：原发肿瘤不能估计。

T0：无原发肿瘤证据。

Tis：原位癌。

2. 声门上型

T1：肿瘤限于声门上一个亚区,声带活动正常。

T2：肿瘤侵犯声门上一个亚区以上、侵犯声门或侵犯声门上区以外位置(如舌根黏膜、会厌谷、梨状窝内壁黏膜),无喉固定。

T3：肿瘤限于喉内,声带固定,和(或)下列部位受侵：环后区、会厌前间隙、声门旁间隙、和(或)伴有甲状软骨局灶破坏(如内板)。

T4a：肿瘤侵透甲状软骨板和(或)侵及喉外组织(如气管、颈部软组织、带状肌、甲状腺、食管等)。

T4b：肿瘤侵及椎前间隙,包裹颈总动脉,或侵及纵隔结构。

3. 声门型

T1：肿瘤侵犯声带(可以侵及前联合或后联合),声带活动正常。

T1a：肿瘤限于一侧声带。

T1b：肿瘤侵犯两侧声带。

T2：肿瘤侵犯声门上或声门下,和(或)声带活动受限。

T3：肿瘤局限于喉内,声带固定和(或)侵犯声门旁间隙,和(或)伴有甲状软骨局灶破坏(如内板)。

T4a：肿瘤侵透甲状软骨板或侵及喉外组织(如气管、包括舌外肌在内的颈部软组织、带状肌、甲状腺、食管)。

T4b：肿瘤侵及椎前间隙,侵及结构,或包裹颈总动脉。

4. 声门下型

T1：肿瘤限于声门下。

T2：肿瘤侵及声带，声带活动正常或受限。

T3：肿瘤限于喉内，声带固定。

T4a：肿瘤侵透环状软骨或甲状软骨板，和(或)侵及喉外组织(如气管、包括舌外肌在内的颈部软组织、带状肌、甲状腺、食管)。

T4b：肿瘤侵及椎前间隙，侵及结构，或包裹颈总动脉。

肿瘤临床分期详见表 2-9-1。

表 2-9-1　临床分期

0 期	Tis	N0	M0
Ⅰ 期	T1	N0	M0
Ⅱ 期	T2	N0	M0
Ⅲ 期	T3	N0	M0
	T1,T2,T3	N1	M0
Ⅳ$_A$ 期	T4a	N0,N1	M0
	T1,T2,T3,T4a	N2	M0
Ⅳ$_B$ 期	任何 T	N3	M0
	T4b	任何 N	M0
Ⅳ$_C$ 期	任何 T	任何 N	M1

又据 Broder 按肿瘤的病理组织学分为 4 级(未分化细胞占 0~25% 者作Ⅰ级，25%~50% 者为Ⅱ级，余类推)。越低级(→Ⅰ级)，对放射线越不敏感；越高级(→Ⅳ)，对放射线越敏感。将组织分化程度以 G1~G3 表示，G1 为高度分化；G2 为中度分化；G3 为低度分化；Gx 为分化程度未定。

患者全身情况(H)：H0 为正常活动。H1 为带病但可自理。H2 为 50% 以上时间可自理，需护理。H3 为 50% 以下时间可自理，需护理。H4 为卧床不起需护理。

以上分期分级,可作为综合治疗的参考。

(甄宏韬)

第六节 喉 阻 塞

喉阻塞又称喉梗阻,是由于喉部邻近组织的病变,使喉部发生阻塞而出现严重的呼吸困难,如抢救不及时,可致患者窒息死亡。它不是一种独立的疾病,而是一个由各种不同病因引起的症状。

由于幼儿喉部的解剖生理特点,其声门狭小,喉黏膜下组织松弛,喉部神经易受刺激而引起痉挛,故喉阻塞的机会较成人多,病情变化也很大,应引起足够的重视。

【病因】

1. 喉部炎性疾病,如喉白喉、小儿急性喉炎、急性会厌炎、急性气管支气管炎、咽后脓肿等。
2. 喉部外伤,如喉部挫伤、切割伤、烧灼伤、喉部骨折等。
3. 喉部异物。
4. 喉部水肿,如喉炎性水肿、喉血管神经性水肿、药物过敏反应等。
5. 肿瘤,如喉癌、喉乳头状瘤、喉咽肿瘤、甲状腺肿瘤等。
6. 畸形,如喉蹼、喉软骨畸形、喉瘢痕狭窄、先天性喉鸣等。
7. 声带瘫痪,两侧声带麻痹而致外展性瘫痪。

【临床表现】

主要为吸入性呼吸困难。表现为吸气运动加强,时间延长,吸气深而慢,但通气量并不增加。胸骨上窝、锁骨上窝、肋间隙、上腹部于吸气时内陷,伴有吸气时哮鸣声,发绀、烦躁不安、脉搏加快是喉阻塞的晚期症状。小儿咳嗽如犬吠样,烦躁,呼吸次数于初起时不增加或缓慢,继则增多而表浅,并有缺氧现象。

根据喉阻塞的轻重,分为四度:

一度:安静时无呼吸困难表现。活动或哭闹时有轻度吸气期呼吸困难,稍有吸气期喉鸣和轻度吸气期胸廓周围软组织凹陷。

二度:安静时也有轻度吸气期呼吸困难,吸气期喉鸣和吸气期胸廓周围软组织凹陷,活动时加重,但不影响睡眠和进食,亦无烦躁不安等缺氧症状,脉搏正常。

三度:吸气期呼吸困难明显,喉鸣声甚响,胸骨上窝、锁骨上窝、上腹剑突下、肋间等处软组织吸气期凹陷显著,并因缺氧而表现出烦躁不安、不易入睡、不愿进食、脉搏加快等症状。

四度:呼吸极度困难。由于严重缺氧和二氧化碳增多,病人出现坐卧不安、手足乱动、出冷汗、面色苍白或发绀、定向力丧失、心律不齐、脉搏细弱、血压下降、大小便失禁等,如不及时抢救,可因窒息、昏迷及心力衰竭而死亡。

【治疗】

应争分夺秒地采取急救措施,迅速解决阻塞症状。

病因治疗:在一定情况下,可先取出喉内异物,咽后脓肿切开排脓,以解决喉阻塞。对情况紧急者,可在气管切开后再进行病因治疗,同时给氧、加压人工呼吸等。

按呼吸困难程度,分别采用药物或手术治疗。

一度:明确病因,积极治疗。炎症引起者应及早足量静脉注射类固醇激素和抗生素。

二度:若为异物,应立即做手术取出,炎症引起者及时应用类固醇激素和抗生素,并酌情做好气管切开的准备。若为喉内肿瘤阻塞引起者,应做气管切开术,以缓解病情,为下一步治疗打好基础。

三度:严密观察病情,做好气管切开术的准备,在较短时间内药物治疗改善不明显、全身情况差者,宜尽早行气管切开术。

四度:立即行气管切开术。十分紧急时,可先行环甲膜切开术,以抢救生命。

(陈观明)

第十章　气管和食管疾病

第一节　气管、支气管异物

气管、支气管异物(foreign bodies in trachea and bronchi)是耳鼻咽喉科常见的危重急诊之一,治疗不及时可发生窒息及心肺并发症而危及病人生命。多发生于5岁以下儿童,成人偶见。异物种类可分为:①植物性异物,如花生、瓜子、豆类等,占呼吸道异物总数的80%。②动物性异物,如鱼刺、骨片等。③金属性异物,如铁钉、图钉等。④化学制品类异物,如塑料笔套等。由于解剖结构因素的关系,右侧支气管异物的发病率较左侧高。

【病因】

1. 小儿牙齿发育不健全,不能嚼碎花生、瓜子及豆类等食物,并且喉防御反射功能不完善。

2. 小儿进食时嬉笑或哭闹,易将异物吸入呼吸道。

3. 有口中含物等不良习惯,在谈笑、啼哭、跌倒时被吸入气管。

4. 全麻、昏迷、醉酒时,可误吸呕吐物或松脱的义齿。

【诊断】

1. 异物病史。

2. 气管异物:异物进入气管后,即发生剧烈呛咳、憋气,有不同程度的呼吸困难。若异物较小且不固定,在气管内随气流上下活动时,可闻及拍击音;气流通过变窄的气道时,可闻及哮鸣音;若异物较大堵塞气管时,可发生窒息。

3. 支气管异物早期症状与气管异物相似,若异物嵌于支气管内,咳嗽症状可减轻;但是,由于异物的刺激,继发支气管感染,多有发热、咳嗽、脓痰;若一侧支气管被异物不全堵塞,则患侧肺部呼吸音减弱;若全堵塞,则呼吸音消失,而健侧呼吸音却增强。

4. 可并发气胸、纵隔气肿、皮下气肿,病情严重时,还可并发心力衰竭、肝肿大等。

5. X 线检查有助于诊断,根据异物堵塞的程度,可发生肺气肿或肺不张。对不透 X 线的异物早期拍片可为阴性,可通过胸部 CT+三维重建确定异物的形状、大小及其所在部位。

6. 支气管镜检查,适用于疑为气管、支气管异物者,可明确诊断。若发现异物,可随之将其取出。

【治疗】

1. 对病情危重、呼吸极度困难的患者,可先行气管切开术。

2. 气管异物可在"无麻醉"下在直接喉镜下钳取。

3. 支气管异物可在"无麻醉"或全身麻醉下在直接喉镜下导入支气管镜,用异物钳取出。

4. 合并心力衰竭时适当使用强心药物,在心电监护下及时取出异物,或请儿科医师协助处理;若有气胸、纵隔气肿,应及时引流。

5. 经多种方法、多次试取仍无法取出异物者,应请胸外科协助,行开胸手术。

6. 应用抗生素,酌情使用糖皮质激素,预防或控制感染。

【预防】

气管、支气管异物是一种完全可以预防的疾病。

1. 加强卫生宣传教育工作,避免异物吸入。

2. 避免给 5 岁以下的小儿吃花生米、瓜子、豆类等食物。

3. 进食时不要嬉戏、哭笑、打骂。

4. 改正平时口中含物的不良习惯。

5. 加强对全身麻醉及昏迷病人的护理,让其头偏向一侧,防止呕吐物吸入下呼吸道,全身麻醉的病人先取下活动义齿。

第二节 气管创伤及狭窄

一、气 管 创 伤

气管机械性创伤

【病因】

1. 闭合性创伤

(1) 挫伤:①在平时,撞击伤多见于车祸,颈部和前上胸部的钝器伤、摔伤、压伤、挤压伤等。②在工伤事故中,如工矿、交通、修建等造成的机器辗轧、车辆冲撞、大面积塌方等所致的颈胸部挫伤。③常见的挫伤:由扭伤、拳击、棍打、枪托击伤、高处坠落、马蹄踢伤、牛角抵伤、挤压等造成。④其他,如扼伤、缢伤、勒伤等,多为闭合性创伤。

(2) 爆炸伤:①平时见于矿井内可燃气体或尘粒的爆炸。其冲击波对人体造成的直接损伤是爆震伤,可引起内脏器官破裂和出血。②常见部位为距隆凸 2~3cm 处的气管或支气管。

2. 开放性创伤:颈胸部皮肤和气管黏膜都有破损的创口。

(1) 在战时多为火器伤,如枪弹或弹片伤,损伤为贯通型或盲管型。小部分为刃器伤,如刀剑、匕首等。

(2) 平时:刎颈自杀或他杀。

(3) 腔内创伤:①用粗大的插管做气管麻醉时,患者配合欠佳或插管时间过长,压迫气管壁过久,可使气管坏死。②尖锐的异物伤或穿透气管壁,可造成气管黏膜糜烂。③带气囊的插管或长期使用带气囊的气管套管,易致气管损伤与狭窄。

【临床表现】

1. 颈段气管伤

(1) 轻微时,短促干咳;裂伤较大时,咳嗽剧烈,气急,发绀,甚至大量咯血。严重时出现纵隔气肿和皮下气肿。

(2) 颈部盲管伤:造成的气管裂伤与颈外相通时,可听到吹笛音或扑动声。损伤大血管时,可造成深部血肿或纵隔血肿,咯血或血流进入气管内引起窒息而死亡。

2. 胸段气管伤

(1) 常有气急、发绀、颈部皮下气肿和急性大咯血等症状。

(2) 有时伴有气胸或肋骨骨折。

(3) 火器伤引起:早期表现为张力性气胸。

(4) 纵隔内积血。

【诊断】

根据病史及体征可确诊。

【治疗】

1. 维持呼吸道通畅,迅速气管内插管,必要时做气管切开手术,可用带气囊的插管或导管。

2. 止血充分,结扎所有出血点。

3. 气管外伤的处理

(1) 立即行低位气管切开手术,使气流改道,以防止咳嗽时气体外逸,裂口都能迅速愈合。

(2) 缝合气管两端后,逐层缝合,加压包扎。

(3) 胸段气管破裂、部分离断或完全断裂伤,伤后争取早日手术。

气管物理性创伤

【病因及症状】

1. 平时的气管物理性创伤

(1) 多因热灼伤所致。常由热气、热粒子、烟雾及有害气体的综合作用而引起气管灼伤,同时有皮肤灼伤,引起呼吸不畅及气管黏膜坏死。

(2) 高压蒸气与干热空气多形成于通风不良的环境或密闭空间,可引起气管、支气管黏膜发生严重灼伤,肺部充血、水肿、坏死,很可能引起死亡。

(3) 电、紫外线、红外线、放射线灼伤均可造成气管、支气管的创伤。由于 X 线或 γ 射线的穿透力强,易被深层细胞吸收,大剂量 X 线和 γ 射线烧伤后的破坏作用较深,引起的瘢痕较重。

2. 战时的闪光灼伤,燃烧弹、原子弹、核武器的爆炸。

(1) 冲击波。

(2) 光辐射引起的上呼吸道烧伤与一般火焰伤和沸水烫伤相似。

(3) 早期核辐射。

【治疗】

1. 早期气管切开:可减少烧伤后呼吸道无效腔的2/3,相对地增加了有效呼吸量,可减轻呼吸道烧伤后的通气阻力。

2. 控制输液量:气管严重烧伤后,肺泡毛细血管通透性增加,易发生肺水肿。

3. 肾上腺皮质激素的应用:可减少痉挛,部分有支气管痉挛的伤员,在吸氧的同时,应予支气管扩张药。

4. 重视一般治疗:保持呼吸通畅;行气管内雾化吸入治疗或气管内滴入2%碘化钾溶液等。

5. 加强护理:气管灼伤多伴有呼吸道灼伤,或全身严重灼伤,病情均较危重,易继发肺水肿、呼吸道梗阻及肺部感染。因此,细致、科学的护理与治疗同等重要,不容忽视。

气管化学性创伤

各种刺激性气体与化学性毒剂(气态、烟雾态)对气管黏膜有腐蚀作用,感染后使黏膜发炎、糜烂。

1. 刺激性气体引起的烧灼伤

(1) 化学工业中的刺激性气体,是平时常遇到的有害气体。主要侵害呼吸道黏膜。①水溶性大的刺激性气体(如氯、氨、二氧化硫等)吸入后,可引起化学性肺炎或肺水肿。②在极高浓度刺激性气体作用下,甚至不发生呼吸道症状即可出现昏迷休克。③水溶性小的刺激性气体,如二氧化氮、光气($COCl_2$)、硫酸二甲酯[$(CH_3)_2SO_4$]等吸入后,可引起急性肺水肿,应密切观察和积极治疗。

(2) 对症治疗:可吸入蒸气和氧。

(3) 必要时行气管切开。

2. 化学毒剂或毒气:常见于战时。

(1) 磷烧伤:磷燃烧时达1000℃左右,因而能造成气管的深度烧伤。

(2) 糜烂性毒气烧伤:主要有芥子气、氮芥和路易气(含砷毒剂)。

二、气管瘢痕性狭窄

由于某种原因使气管、支气管腔逐渐缩小,呼吸发生阻碍,称为气管、支气管狭窄。临床上常见的为瘢痕性狭窄。

【病因及病理】

气管瘢痕性狭窄是因气管黏膜溃疡、坏死,气管软骨和软骨膜的炎性浸润或缺损,逐渐形成蹼状、条状瘢痕所致。

1. 气管损伤和缺损致伤原因为刺伤、切伤、颈部自伤(刎颈)或被杀、钝挫伤、枪弹伤、烧灼伤和化学性气体吸入后引起的灼伤等。

(1) 因溃疡形成、肉芽增生和纤维性狭窄所致。

(2) 外伤所致的气管软骨环的严重缺损,使气管失去支架,以致塌陷形成狭窄。

2. 手术外伤多因气管切开术操作不当所致。

(1) 切口过小:将套管强迫插入,长期和过度压迫气管前壁,使气管变形狭窄。

(2) 切口过大:发生气管前壁塌陷,形成狭窄。

(3) 长期戴管:特别是用带气囊的套管,易发生软骨膜炎、软骨软化、塌陷、变形而狭窄。

(4) 手术时周围损伤过多,使气管变形而狭窄。

(5) 成人气管切开时未做造孔术,使气管内腔变形而狭窄。

3. 慢性病所致如呼吸道硬结病、结核、梅毒、麻风等,其共同特点为肉芽浸润。

4. 由硅沉着病引起的支气管狭窄、阻塞、移位或扭曲。

【检查及诊断】

根据病史及检查和 X 线检查做出诊断。

【治疗】

1. 气管扩张术

(1) 经口扩张术。

(2) 经气管内切口扩张术。

(3) 气管切开后导致的瘢痕切除术。

2. 端对端吻合术,切除狭窄部位,进行吻合。

3. 气管修复术。

4. 冷冻疗法。

5. 激光疗法。

6. 低温射频手术。

三、呼吸功能失常与下呼吸道分泌物潴留

呼吸运动的连续性、节律性发生中断或紊乱称为呼吸功能失常。

【病因】

1. 呼吸系统疾病:气管、支气管急慢性炎症,各种肺炎、肺不张、呼吸道烧伤、重度胸外伤、异物、肿瘤等,使下呼吸道分泌物潴留,呼吸困难,缺氧及二氧化碳积聚。

2. 循环系统疾病:各种心脏疾病引起呼吸道分泌物增加,发生肺水肿而影响气体交换。

3. 周围神经疾病:如多发性神经根炎、重症肌无力、破伤风等可引起呼吸肌功能减退或痉挛,导致呼吸功能失常。

4. 中枢神经系统疾病:如脑血管意外、严重颅脑外伤或脑水肿,可抑制呼吸中枢,咳嗽反射减弱,导致下呼吸道分泌物潴留。

【诊断】

1. 呼吸困难多由呼吸功能差、下呼吸道分泌物潴留引起,如肺气肿、心力衰竭等。呼吸循环疾病引起者常有呼吸频率加快,脑血管意外、脑外伤等中枢神经系统疾病引起者多有呼吸频率减慢,多发性神经根炎等周围神经疾病引起者则呼吸浅而快。

2. 病情持续,日渐发展,可发生右心衰竭;严重二氧化碳潴留,可发生肺性脑病,出现神志模糊、嗜睡,进而昏迷等。

3. 血气分析检查常显示血氧饱和度(SpO_2)、血氧分压

(PaO_2)下降,血二氧化碳分压($PaCO_2$)升高,还可致血液 pH 降低。

【治疗】

1. 针对病因积极治疗。
2. 给氧,及早纠正缺氧及二氧化碳潴留。
3. 保持呼吸道通畅,经解痉、化痰等药物治疗,呼吸困难仍未缓解且有加重者,需考虑行气管切开。
4. 纠正酸碱平衡紊乱和电解质失衡。
5. 给予足量、有效的抗生素,控制呼吸道感染。

四、食管异物

食管异物(foreign bodies in esophagus)是耳鼻咽喉科常见急诊之一,可发生于任何年龄。以鱼刺、肉骨等动物性异物最为常见。异物部位常见于食管入口处,其次为食管中段,下段少见。

【病因】

1. 进食疏忽,注意力不集中,狼吞虎咽。
2. 老年人牙齿脱落,使用义齿,咀嚼功能差,口内感觉较迟钝,或义齿松脱误咽。
3. 小儿牙齿发育不完善,防御反射差,喜欢含物玩。
4. 食管本身疾病,如食管狭窄、食管痉挛或食管癌等。
5. 精神因素或自杀吞入异物。

【诊断】

1. 吞咽困难:吞咽困难为异物的嵌顿引起,其程度和异物的大小、形状、停留部位及有无继发感染有关,轻者可进食半流质,重者连喝水也困难,小儿患者常见流涎症状。
2. 吞咽疼痛:疼痛程度与异物形状、大小与性质及有无继发感染有关,如异物较小且圆钝,多仅有梗阻感;如异物尖锐并有感染时,则吞咽疼痛明显,异物位于食管上段时疼痛部位在颈根部或胸骨上窝处;位于食管中段时多有胸骨后疼痛,可放射至背部;食管穿孔并发纵隔感染或脓肿时疼痛加剧,伴有高热等全身症状。

3. 呼吸困难：多由于异物较大，向前压迫气管后壁或位置较高压迫喉部所致。

4. 间接喉镜检查：可见梨状隐窝有积液。

5. X线检查：对不透射线的如金属异物具有决定性诊断意义，对X线不显影的异物应行食管棉花钡剂检查，能获定位诊断。凡疑有食管穿孔时，改用碘油食管造影，忌用钡剂食管造影。胸部CT+三维重建对于食道异物的定位和有无食道穿孔及纵隔感染具有更高的价值。

6. 食管镜检查：适用于疑有异物，X线检查又不确诊者。若发现异物可随之取出。

【并发症】

1. 颈部皮下气肿、纵隔气肿：此并发症系空气经食管穿孔潜入引起，处理及时并无明显感染时可逐渐自行吸收。

2. 食管周围炎：食管周围炎为食管穿孔后炎症扩散引起，还可形成食管周围脓肿、咽后脓肿。

3. 纵隔炎与脓肿：系食管穿孔，感染累及纵隔所致。

4. 气管食管瘘及食管狭窄：异物穿破、压迫、感染、管壁坏死累及气管、支气管时，可引起气管食管瘘，可反复引起肺部感染。食管异物所引起的局部糜烂和溃疡后可发生食管狭窄。

5. 大出血：大出血为异物感染累及主动脉弓或锁骨下动脉所致，常为致命性。

6. 下呼吸道感染：多为分泌物逆流入气管或气管食管瘘所致。

【治疗】

1. 于局部麻醉或全身麻醉下，应用食管镜或胃镜取出异物。

2. 给予全身支持疗法，疑有食管穿孔者给予鼻饲饮食。

3. 使用足量、有效抗生素，控制感染。

4. 颈段食管周围脓肿、咽后脓肿行颈侧切开引流。

5. 异物嵌停很紧，尤其是在第二狭窄或有纵隔脓肿时，请胸外科医师协助处理。

五、食管腐蚀伤及狭窄

腐蚀剂所造成的食管损伤和炎症常很严重,重者可发生食管破裂,并发纵隔炎或败血症而致死亡。轻者易形成瘢痕狭窄,在治疗上亦较困难。误咽腐蚀剂常见于5岁以下的儿童。

【病理】

腐蚀剂的种类分为两类:

1. 酸性腐蚀剂:如盐酸、硫酸、硝酸、碳酸等。

2. 碱性腐蚀剂:如石灰水、氢氧化钠、甲酚、碳酸钠等,其中氢氧化钠易造成瘢痕狭窄。

好发病部位为食管生理狭窄以上的部分。一般服腐蚀剂后的数小时内食管变化较重,24小时内黏膜高度水肿,表面有糜烂,覆盖以渗出物、血液和腐蚀组织。水肿在3日后开始消退,但因腐蚀组织继续脱落,溃疡范围仍不断扩大,5日后破坏停止,一周内是食管黏膜最脆弱的时期。不管肌层有无直接损伤,均可出现广泛的纤维增生,在3~4周中,主要为炎症后的纤维性变化时期,以后肉芽创面愈合,形成各式各样的瘢痕狭窄。

【临床表现】

1. 服毒量较多或浓度较大者即刻出现中毒现象,有昏睡、虚脱和发热等症状。

2. 口唇、口腔和舌有烧伤。

3. 咽下痛和咽下困难,唾液增加。

4. 胸骨下或上腹部疼痛。

5. 可有肩胛上部疼痛。

6. 如果4~6周后咽下困难加重,进食时立刻吐出,短期内只能进流质,甚至不能进食,导致身体消瘦,表明此时已形成严重的瘢痕狭窄。

【并发症】

吞服腐蚀剂后的并发症可以分为局部和全身两类。

1. 全身并发症:如服毒量较多,可出现全身中毒现象,重者可在数小时内或1~2日内死亡。

2. 局部并发症

(1) 出血:常出现于1~2周内,多在10日左右突然发生大量出血,重的可致死亡。故对严重的患者,一周后各种症状虽然消失,最好仍应卧床休息,进流食,直至两周后,多数患者可不发生出血。

(2) 食管穿孔和纵隔炎:只并发于吞服毒液过浓而量又较大的患者,以碱性腐蚀剂为多见,常致食管下端破裂至左侧胸腔,有时穿孔至气管,有的则形成气管食管瘘管。

(3) 胃烧伤、胃穿孔和腹膜炎:多并发于服用酸性腐蚀剂者。

(4) 喉水肿、吸入性肺炎、肺脓肿和支气管扩张:可以并发于急性腐蚀性食管炎和瘢痕狭窄时期,尤易发于儿童患者。

(5) 食管瘢痕狭窄:常为难以避免的并发症,只有早期预防才可防止其发生。

【诊断】

1. 根据病史和检查不难诊断腐蚀性食管炎。
2. 早期钡剂造影可以发现烧伤范围及程度。
3. 1周内禁行食管镜检查,因易造成食管破裂和出血等。
4. 急性期过后开始做检查,既可观察烧伤的程度和范围,又可进行食管扩张,以防狭窄形成。

【治疗】

1. 急救处理:在服毒后1~2小时治疗者,主要是中和毒素,根据不同毒物的不同性质进行。首先试送一下胃管,不可强行,以免食管穿孔。

(1) 酸性腐蚀剂

1) 用水稀释。

2) 稀的碱性药物中和,肥皂水、氧化镁和石灰水每次100~200ml,总量为300~1000ml,反复多次,以避免胃穿孔。

3) 中和后可于胃内灌入少量牛奶、蛋白质和液状石蜡。

4) 口服橄榄油和蛋白,每日3次,每次10~15ml。

(2) 碱性腐蚀剂

1) 稀醋酸或柠檬汁洗胃。

2) 洗毕胃内灌入 50~100ml 橄榄油。

3) 口服橄榄油和蛋白。

(3) 其他毒物:苯酚、甲酚等。

1) 食管烧伤。

2) 对血液循环和中枢神经有抑制作用。

3) 以淡乙醇冲洗后,再以橄榄油冲洗,直至气味消失。

4) 胃内注入 50~100ml 橄榄油。

(4) 治疗

1) 在治疗中必须给患者保暖,利尿。

2) 补液治疗,严重者应禁食。

3) 抗生素治疗预防并发症。

4) 轻者可口服广谱抗生素粉剂。

5) 在咽下无困难时,应尽量早日进普食,以起到扩张食管的作用。

2. 瘢痕狭窄的预防

(1) 中和毒素及防止食管感染,可以减少瘢痕形成。

(2) 激素治疗:在确诊为腐蚀性食管炎后即开始使用类固醇,泼尼松第一日 80mg,第二日 60mg,第三日 40mg,以后每日为 20mg,轻型烧伤者维持使用 6 周左右,重者维持 12~16 周。

(3) 7~10 日体温下降后,应做食管造影透视以观察食管情况。

(4) 1~2 周后(轻的一周后)做食管镜检查及食管扩张,以防食管狭窄。

(5) 在服毒一周内可以吞下一丝线,丝线在食管内可作为扩张时的引导。如由上扩张困难,可在做胃造瘘后改用循环扩张法。早期吞入丝线极为重要,尤其是在重度烧伤时。

(6) 急救时需及时放入胃管,可起到扩张和加强营养作用。

(陈观明)

第十一章 头颈外科疾病

第一节 甲状舌管囊肿及甲状舌管瘘

【病因和发病】

本病的发生主要为胚胎第 8 周时甲状腺舌管退化不全,残留导管内孔在舌盲孔,外口在颈部皮肤,仅有单个孔为不完全性瘘管,反之则为完全性。此管于出生后因感染向皮肤溃破形成瘘管,绝大多数先发生膨胀成囊肿(65%)。甲状舌管囊肿与性别无显著关系;可发生于任何年龄,30 岁以下青少年多见。甲状舌管囊肿和瘘管的内壁衬有复层鳞状或柱状上皮,外覆以结缔组织构成。

【诊断】

1. 甲状舌管囊肿多位于颈部正中舌骨水平附近,为一圆形囊性肿块,表面光滑,边界清楚,无粘连,可随吞咽上下活动,小的囊肿可触及一条索状物,与舌骨体相连,无压痛,未感染时可无明显自觉症状,发生感染时出现红肿、疼痛及压痛。穿刺抽吸为透明或混浊的草黄色囊液。

2. 甲状舌管瘘则由甲状舌管囊肿自行溃破或切开引流后形成,瘘管口经常溢出少许黏液状液体,瘘口深部可扪及潜行条索状管道组织通向舌骨,经瘘管注入造影剂 X 线片检查,可明确瘘管延伸及走向。

【鉴别诊断】

1. 颏下淋巴结炎:位于舌骨水平上,质地较囊肿稍硬,可有压痛,口腔可发现病灶。

2. 皮样囊肿:颈部皮样囊肿可位于颈部任何部位,皮样囊肿囊壁稍厚,细胞学检查及病理学检查可鉴别。

3. 异位甲状腺:多数病例缺如正常甲状腺,进行甲状腺同位素扫描可与甲状舌管囊肿相鉴别。

【治疗】

1. 明确诊断后宜早期手术治疗。

2. 甲状舌管囊肿手术力求完整切除囊壁及管道组织,避免术后复发。

3. 做甲状舌管瘘手术时,可经瘘口注入亚甲蓝染色,术中将染色的瘘管组织及舌骨中段和舌盲孔组织一并切除。

第二节 腮裂囊肿与腮裂瘘

先天性鳃裂囊肿及瘘管(congenital branchial cyst and fistula)为较常见的胚胎发育异常。鳃裂囊肿属于鳃裂畸形,是先天性疾病,由各对鳃裂未完全退化的组织发育而成。1932 年 Ascherson 命名为鳃源性囊肿,广为大家接受并沿用至今。咽内及皮外两端均有开口者称为瘘管,仅一端开口者称为不完全瘘管(或窦道);若两端均无开口,仅为残留于组织内的上皮腔隙,因其内有分泌物潴留,称为囊肿。三种病变可以互变。其临床形式多样;解剖关系复杂;易因误诊、误治致复发。

本病属先天性疾病,显著症状可发生于任何年龄,一般认为男女发病率相当,左右侧无差别。从出生至 85 岁均有报道,以 30 岁左右多见。鳃裂囊肿可发生于任何年龄,瘘管多在婴儿期被发现,而囊肿则容易在儿童或青少年期发生。

【临床表现及诊断】

颈部发现瘘管开口或扪及囊性肿物或条索状物。穿刺囊肿可抽出黄色液体,含多量胆固醇结晶。诊断一般无困难,经瘘口行 X 线碘油造影,可明确瘘管行走方向。

1. 第一腮裂瘘外口常位于耳前,临床上称为耳前瘘,为一常见病,多为单侧,瘘口多在耳轮脚的前上方,也有的位于耳道、耳郭及耳郭周围其他部位。一般无症状,感染可形成脓肿,反复感染可有瘢痕形成。

2. 颈侧瘘多为第二腮裂瘘,外瘘口常位于胸锁乳突肌前缘中下段,内瘘也可在同侧扁桃体隐窝,第三腮裂瘘内口多在同侧梨状隐窝。颈部可扪及向上延伸的条索状组织,挤压时瘘口溢出少量黏液样物质。感染时有红肿、疼痛,皮肤有红肿糜烂。

3. 腮裂囊肿可表现为耳周或颈侧无痛性圆形囊性肿块,边界分明,表面光滑,穿刺有黄色囊液,含有多量胆固醇结晶。

【鉴别诊断】

1. 耳周皮脂腺囊肿:好发于青春期,多位于耳垂后下方,囊内为奶酪样物。

2. 颈淋巴管瘤:属先天性疾病,瘤体扁平隆起,表面高低不平,如蛙卵状。

3. 甲状腺肿瘤:青年女性好发,多位于甲状腺区域,为单个或多个圆形肿块,甲状腺同位素扫描可鉴别。

4. 颈淋巴结核:单侧或双侧胸锁乳突肌前后缘可触及多个串珠样包块,可有低热及盗汗,X线胸片及红细胞沉降率可有改变,必要时可做细胞学及病理学检查以明确诊断。

【治疗】

1. 完整、彻底地手术切除囊肿及瘘管,避免复发。

2. 手术时应注意避免损伤面神经、舌下神经及喉返神经。

3. 腮裂囊肿与腮裂瘘已感染形成脓肿时,应先切开引流,待炎症消退后再行手术根治。

第三节 颈部急性淋巴结炎

【病因】

颈部淋巴结炎以继发于牙源性及口腔感染为最多见,也可来源于颜面部皮肤的损伤、疖、痈。小儿大多数由上呼吸道感染及扁桃体炎引起。由化脓性细菌如葡萄球菌及链球菌等引起的称为化脓性淋巴结炎;由结核杆菌感染的为结核性淋巴结炎。

【临床表现】

可来自牙源性病变,婴幼儿则多继发于上呼吸道感染。临床上大多起病急、进展快。早期为单个淋巴结的肿大压痛,以后可累及多个淋巴结,还可发生粘连,皮肤发红,向周围扩散或穿破淋巴结包膜形成蜂窝织炎。随细胞毒力强弱与病人机体抵抗力的状况而有不同的全身反应,小儿尤为明显。

【治疗】

淋巴结炎的急性期主要是抗感染治疗,如有脓肿形成及时切开引流,慢性期主要应清除引起淋巴结炎的原发病灶,肿大明显的亦可手术摘除。结核性淋巴结炎则应积极抗结核治疗。

第四节 颈部慢性淋巴结炎

多发生在患者抵抗力强而细菌毒力较弱的情况下。临床常见于慢性牙源性及咽部感染,或急性淋巴结炎控制不彻底,转变成慢性。病变常表现为慢性增殖性过程。临床特征是淋巴结内结缔组织增生形成微痛的硬结,淋巴结活动、有压痛,但全身无明显症状;如此可持续较长时间,但机体抵抗力下降,可反复急性发作。即使原发感染病灶清除,增生长大的淋巴结也不可能完全消退。

第五节 颈部坏死性筋膜炎

颈部坏死性筋膜炎是颈部筋膜和皮下组织广泛坏死为主的严重化脓性感染,起病急,发展快,容易并发中毒性休克,死亡率高。可由扁桃体周围脓肿,颈部淋巴结炎和外伤后感染等发展而来,多发生于免疫力低下者,如糖尿病,长期服用激素,器官移植后应用免疫抑制剂,肾功能不全等。

【临床表现】

早期主要有发热及局灶炎症,如牙痛、咽喉痛等。继之感染累及颈部皮肤,颈部肿痛明显,出现不规则红斑,而后色泽变暗,重者可出现水疱、血疱,溃破后糜烂,有渗血性水样物,皮肤坏死等。50%的患者可闻及捻发音,提示有产气厌氧菌感染。并可出现吞咽困难、呼吸困难、心动过速等。随即感染沿颈动脉鞘及咽后间隙扩散进入纵隔引起纵隔炎、破溃入胸腔引起脓胸,并可引起全身败血症、心包炎、DIC、中毒性休克和多器官功能衰竭等。

【诊断与鉴别诊断】

依据临床表现和术中所见及病理检查确诊。由于皮肤和皮下浅筋膜累及较晚,而发热、咽痛、吞咽及呼吸困难等症状多与原发病有关,部分患者颈部症状十分轻微,容易延误诊断。

CT检查或颈部摄片示软组织内气体征应高度怀疑本病。切开探查发现筋膜、皮下组织广泛坏死为主要诊断依据。本病早期应注意与一般蜂窝织炎、丹毒、咽峡炎等进行鉴别。

【治疗】

1. 应对病变及时广泛切开,反复彻底清创,建立通畅引流。手术切口常采用多个平行切口,相互贯通,可钝性分离脓腔之间的筋膜间隔,使其成为一个大腔。清除所有坏死组织。

2. 术后以3%双氧水及甲硝唑溶液冲洗创面,术腔放置碘仿纱条以刺激肉芽组织生长。

3. 早期给予大剂量强力广谱抗生素协同治疗,然后根据细菌培养+药敏试验调整抗生素,应用适量激素可改善全身中毒状态。

4. 加强全身支持疗法,保持水电解质平衡,纠正酸中毒、低血容量和低钙等。小剂量多次输血、血浆及清蛋白,有利于伤口愈合。

5. 高压氧辅助治疗可改善局部组织缺氧,且抑制厌氧菌生长。

第六节 颈动脉体瘤

颈动脉体瘤是发生在颈总动脉分叉处的一种化学感受器肿瘤,属良性肿瘤,生长缓慢,少数可发生恶变。无年龄及性别差异,女性稍多于男性,以30~50岁为主。

【临床表现】

颈部无痛性肿块,位于颈动脉三角区,生长缓慢,病史长达数年或数十年,发生恶变者,短期内肿块迅速生长。肿块较小时,一般无症状,或仅有轻度局部压迫感,肿块较大者可压迫邻近器官脊神经,出现声嘶,吞咽困难,肌肉萎缩,伸舌偏斜,呼吸困难及 Horner 综合征。

【诊断】

1. 肿瘤位于颈前三角区,甲状软骨上缘,舌骨水平,相当于颈总动脉分叉处。因颈动脉体瘤附着于动脉鞘,故可向侧方移动,但垂直方向活动受限,部分肿块可扪及搏动和闻及血管杂音,血管杂音主要是肿块丰富血供所致。肿瘤向咽部生长使咽侧壁饱满、膨隆。

2. 颈动脉造影显示肿块使颈动脉变形,颈动脉分叉角度增大呈"高脚杯"样改变,颈内、外动脉移位。

3. DSA 增强对比可获得清晰的单纯血管影像,可以判定血供来源和分析颈部血管情况,并可行选择性颈动脉体瘤供血动脉栓塞,减少手术治疗出血。

4. 颈部 CT 扫描显示肿瘤部位、范围,及其与颈动脉、颈内静脉等重要结构的关系。

5. 磁共振血管显影(MRA):为无创性检查方法,在诊断方面较 DSA 更具优势。

【治疗】

采用动脉膜下肿瘤切除术。因肿瘤起源于与部分颈动脉外膜相连的颈动脉体,具有极其丰富的血供,而且与颈动脉、静脉及神经紧密相邻,故术前需作好输血准备,术中仔细操作。较大肿瘤与颈动脉粘连,或包绕颈动脉者,需将肿块连同部分颈动脉一并切除,然后作动脉端-端吻合。

第七节 甲状腺瘤

甲状腺肿瘤根据其分化程度和生物学特征可分为甲状腺良性肿瘤和甲状腺恶性肿瘤两大类,良性者多为腺瘤,恶性者多为腺瘤,大多数为良性。

【分类】

甲状腺肿瘤根据其分化程度和生物学特征可分为甲状腺良性肿瘤和甲状腺恶性肿瘤两大类,甲状腺瘤起源于甲状腺滤泡组织,是最常见的甲状腺良性肿瘤,其在大小和组织学特征上各不相同,可分为三种类型:乳头状、滤泡性和 Hürthle 细胞性。恶性甲状腺瘤分为乳头状腺癌、滤泡状腺癌、未分化癌、髓样癌、鳞状上皮细胞癌及淋巴瘤。

【临床表现】

1. 甲状腺良性肿瘤:多数见甲状腺孤立性结节,少数为多发性结节。病程缓慢,多数为单发,圆形或椭圆形,表面光滑,边界清楚,质地坚实,与周围组织无粘连,无压痛,可随吞咽上下移动。巨大瘤体可产生邻近器官受压征象,瘤体出血可使肿块突然增大而伴局部胀痛。

2. 功能自主性甲状腺腺瘤:多见于女性,常有长期甲状腺结节的病史,早期无症状,随病情发展出现甲状腺功能亢进症状,个别可发生甲亢危象。

3. 部分甲状腺腺瘤可发生癌变,癌变率为 10%~20%。

下列情况应当考虑癌变可能:①肿瘤进行性增大;②瘤体活动受限或固定;③颈部淋巴结肿大;④出现声嘶及呼吸困难等症状。

【诊断及鉴别诊断】

1. 依症状和体征。

2. 穿刺细胞学检查。

3. 病理组织学分为滤泡状瘤和乳头状瘤两种,以前者多见。乳头状腺瘤少见,多呈囊性,又称为乳头状囊腺瘤。

4. 影像学检查,如 CT、彩超,了解肿瘤范围。

5. 基础代谢率、T_3、T_4、TSH 检查一般在正常范围。ECT 检查可表现为凉结节或温结节,边缘清晰。

6. 应与甲状腺肿相鉴别。甲状腺瘤一般发生在非甲状腺肿流行地区,经数年时间仍保持单发。病理检查有完整包膜,与周围分界清楚。

【治疗】

手术治疗:可行包括腺瘤在内的甲状腺次全切除或腺叶切除。疑有恶变者术中应送冰冻切片检查,癌变则按甲状腺癌处理。

第八节 颈部神经源性瘤

病理上良性占多数,包括神经鞘瘤、神经纤维瘤和节细胞神经瘤,恶性则有恶性神经鞘瘤(神经性肉瘤)、节神经母细胞瘤和交感神经母细胞瘤。

神经鞘膜瘤起源于神经鞘膜上的施万细胞,常发生于颈部皮神经、交感神经、迷走神经等处。

【临床表现】

肿瘤位于颈部外侧上段,胸锁乳突肌深处。类圆形,表面光滑。生长缓慢,常无明显症状。肿瘤较大可突向咽部,使咽侧壁内移、饱满,严重时可影响呼吸。肿瘤恶变时表现为短期内肿瘤迅速增大,或伴迷走、舌下神经麻痹等征。

【诊断】

1. 详细询问病史:包括年龄、性别、病程长短、症状轻重、治疗效果,以及有无鼻、咽、喉、口腔等器官受累,以及发热、消瘦等全身症状。

2. 注意观察两侧颈部是否对称,有无局部肿胀。颈部扪诊注意肿块之部位、大小、质地、活动度、有无压痛或搏动,并应两侧对照比较。

3. 鼻内镜或纤维鼻咽喉镜检查。

【辅助检查】

1. 影像学检查:颈部 CT 扫描了解肿瘤部位、范围及其与重要血管的关系。

2. 病理学检查

(1) 穿刺活检法:以细针刺入肿块,将用力抽吸后取得的组织进行细胞病理学检查。

(2) 切开活检法:应慎用。对于临床诊断为神经源性良性肿瘤者,由于肿瘤位置较深,术前切开活检有时不易取得阳性结果,却可使肿瘤与周围组织粘连而增加手术的困难。

【治疗】

经颈侧途径摘除肿瘤,注意保护颈动脉、颈内静脉、迷走神经、舌下神经等重要组织结构。

第九节 头颈部恶性淋巴瘤

恶性淋巴瘤是一种发生于免疫系统的淋巴网状组织的恶性肿瘤,依细胞形态和分化程度不同,分为霍奇金和非霍奇金淋巴瘤两类。头颈部恶性淋巴瘤可见于下列部位:颈淋巴结、扁桃体、甲状腺、鼻咽、鼻窦、鼻腔、腭部等。

【临床表现】

1. 霍奇金淋巴瘤(Hodgkin lymphoma):好发年龄在30～50岁,以男性多见。绝大多数发生于淋巴结,尤其是颈部淋巴结。多为双侧性颈淋巴结肿大,伴有发热、肝脾肿大、消瘦、乏力等全身症状。

2. 非霍奇金淋巴瘤(non-Hodgkin lymphoma):非霍奇金淋巴瘤大多数起源于淋巴结群,但约40%的病例起源于淋巴结外的器官和组织,并易广泛播散。

(1) 颈部淋巴结肿大是非霍奇金淋巴瘤的常见症状,肿块质硬,呈无痛性进行性肿大,早期可活动,晚期各淋巴结粘连,不易推动。

(2) 扁桃体的非霍奇金淋巴瘤,表现为咽部不适及异物感。扁桃体肿大、充血、变硬,可有溃疡、出血,并可向咽旁间隙播散。

(3) 鼻咽部有病灶,则可产生鼻塞、涕中带血、听力减退等症状。

(4) 鼻腔、鼻窦的非霍奇金淋巴瘤,可有鼻塞、鼻出血、鼻腔干燥等症状。侵犯邻近结构,有时可出现面颊麻木、疼痛、头痛、耳闷、复视、牙痛等症状。

(5) 全身症状有发热、盗汗、疲倦、体重减轻等。

【诊断及鉴别诊断】

依靠细胞病理学确诊。

1. 颈部的肿大淋巴结可采用细针穿刺的方法,而切开活检法仅限于多次检查仍未能明确诊断者。

2. 对位于扁桃体、鼻咽、鼻腔等部位的非霍奇金淋巴瘤,可以直接钳取组织送病检。

3. 对位于颈部的恶性淋巴瘤,应与转移性恶性肿瘤、颈淋巴结核、神经性肿瘤、颈淋巴结炎相鉴别。位于鼻咽、鼻腔、鼻窦者,应与癌、Wegener 肉芽肿、黑色素瘤等相鉴别。

【治疗】

确诊后应尽快行放射治疗,或采用放疗加化疗的综合治疗。

1. 放疗:恶性淋巴瘤对放疗高度敏感。
2. 化疗:对于病变范围广、病情属晚期、大剂量放疗后复发者采用化疗。
3. 综合治疗。

第十节 涎腺混合瘤

涎腺混合瘤(mixed tumor of salivary gland)是发生在大涎腺和小涎腺的一种良性肿瘤。因发生于外中胚叶,肿瘤内含有上皮组织、结缔组织、肌肉组织及黏液瘤样组织等,故 Minssen(1896 年)称其为混合瘤,亦称多形性腺瘤。混合瘤并非绝对良性,属低度恶性的肿瘤,也称临界瘤。

【临床变现】

1. 腮腺混合瘤:涎腺混合瘤 80% 以上发生在腮腺,其中绝大部分位于腮腺浅叶,表现为腮腺区组织膨隆,特别是耳垂、颌后区最为常见,表面光滑或呈结节状突起,无痛,肿物的硬度不一,可活动。发生于腮腺深叶常表现为咽旁软组织向中线膨隆。腮腺深层混合瘤可压迫该侧下颌骨升支,进入颌后区向外膨隆。

2. 下颌下腺混合瘤:颌下三角区域肿块,表面光滑或呈结节状,推之能活动。

3. 小涎腺混合瘤:可发生于口腔各部,以硬软腭交界处居多。肿瘤无痛,生长缓慢,多呈球形,周界清楚。多为实质性中等硬度,表面有结节,与周围组织无粘连,而舌部混合瘤活动性差,硬腭混合瘤与骨膜粘连固定。

【诊断】

1. 根据病史、临床表现及涎腺造影,可作出初步诊断。
2. 术前肿瘤针吸细胞学检查或术中冰冻切片。

【鉴别诊断】

1. 腮腺混合瘤的鉴别

(1) 腮腺囊肿:生长缓慢,表面皮肤正常,体积小,界限清楚,柔软,可抽出清亮的黄色液体。

(2) 嗜酸淋巴肉芽肿(Kimura 病):好发于腮腺,常呈单侧或双侧多发性肿物,生长缓慢。早期多为软橡皮样,逐渐变坚韧,边界不清。肿物区皮肤色素沉着、干燥而粗糙,与肿物紧密粘连,肿物溃破后遗浅在瘢痕。浅表淋巴结可肿大。血象中嗜酸粒细胞增加。

(3) 腮腺结核:早期腮腺淋巴结受累,生长缓慢,以后淋巴结被膜穿破,侵入腮腺,临床表现酷似肿瘤,或呈囊性,有波动感,少数患者腮腺导管可有脓性溢液。有时患者存在颈部淋巴结核或有肺结核病史,抗结核治疗有效,可助于鉴别诊断。

(4) 症状性腮腺肿大:为腮腺弥漫性肿大,质软,常为双侧,多无自觉症状,可伴随营养障碍、糖尿病、慢性肝炎、肝硬化等慢性病而出现。

(5) 单纯性腮腺肿大:多发生于青春期男性,可能与生长发育有关,无不良后果,大多为暂时性。少数为持续性腮腺肿大。

2. 颌下腺混合瘤应与下列疾病鉴别

(1) 鳃裂囊肿:多发生于腮腺下极或胸锁乳突肌与下颌角之间,生长慢,活动光滑,可抽出乳白色或澄清液体。

(2) 慢性颌下腺炎:腺体可为硬性肿块,渐进性腺体肿大。挤压腺体时导管口有少量分泌物,有时为脓性黏稠液体。

(3) 颌下淋巴结核:与腮腺淋巴结核基本相同。

(4) 颌下腺低度恶性肿瘤:如腺样囊性癌、黏液表皮样癌。一般病史也较长,可数年、十多年。肿瘤生长缓慢,肿物外形多不规则,亦可呈结节状。早期多无症状,与混合瘤相似,但活动度较差。前者易侵犯神经而伴疼痛,后者可为实性或囊性,囊性者分化较好。

3. 小涎腺混合瘤应与黏液表皮样癌和腺样囊性癌鉴别。

【辅助检查】

1. B超:测定肿瘤的实际大小,可大致分辨其良恶性。良性肿瘤周界清楚,内部回声均质,后壁有增强现象;恶性肿瘤周界不清,内部回声不均,甚至出现强光团。

2. 涎腺造影:主要表现为导管系统和腺体的推压移位。

3. CT和MRI检查:发生在咽旁间隙者,CT和MRI检查可提供肿物的立体图像,肿物与涎腺及周围组织结构的关系,并对鉴别咽旁颞下区其他肿瘤给予帮助。

【治疗及预后】

采取手术切除治疗,手术原则包括:①从肿瘤周围正常组织内将其整块切除。术中避免伤及面神经;②小涎腺病变将包括肿瘤以外0.5cm正常组织在内整块切除;③腮腺病变连同骨膜一并切除,累及骨面病变一并凿除;颌下腺病变行颌下腺及肿物整块切除。

第十一节 颈部肿块鉴别诊断

【诊断依据】

1. 病史:详细询问病史以及有无鼻、咽、喉、口腔等器官受累的临床表现和全身症状。

2. 体格检查:注意观察两侧颈部是否对称,有无局部肿胀、瘘管形成等。颈部扪诊时受检者头略低,并倾向病侧,使颈部肌肉松弛,便于肿块之扪摸。注意肿块之部位、大小、质地、活动度、有无压痛或搏动,并应两侧对照比较。常规检查耳鼻咽喉、口腔等处以发现原发病灶。

3. 鼻内镜或纤维鼻咽喉镜检查:颈部肿块性质与部位的关系见表2-11-1。除淋巴瘤较韧外,恶性肿瘤一般较硬,晚期活动度小。转移癌可以出现多个肿块,压痛不十分明显。囊性肿物多为良性肿瘤,如腮裂囊肿、囊性水瘤、表皮样囊肿等。神经鞘瘤、神经纤维瘤多较硬,活动度较小,或左右活动度较大而上下活动度小,可伴有沿神经走行方向的放射针刺感和麻木感。颈动脉体瘤可触及搏动感,或闻及血管杂音。

表 2-11-1 颈部肿块性质与部位的关系

肿块性质	颈部中线区域	颈侧区域	颈后区域
先天性	甲状舌管囊肿、表皮样囊肿	腮裂囊肿	淋巴管瘤
炎症	淋巴结炎症	淋巴结炎症、涎腺炎症	淋巴结炎症
良性肿瘤	甲状腺结节	神经鞘瘤、神经纤维瘤、动脉体瘤、血管瘤	神经鞘瘤、神经纤维瘤
恶性肿瘤	淋巴瘤	淋巴瘤、转移癌(头颈部来源)	淋巴瘤、转移癌(鼻咽、肺、乳腺及腹腔脏器恶性肿瘤)

4. **影像学诊断**

(1) 超声显像:无创伤,经济且可以行超声引导下穿刺,但其敏感性与特异性与操作者技术有关。

(2) CT、MRI可观察组织器官解剖结构和密度改变,还可通过注射造影剂行增强扫描,提高对肿瘤组织分辨率。对判断肿块的良、恶性,以及了解肿块与周围组织、颈部大血管的关系具有独到的优越性。

(3) PET对于颈部肿物的敏感性和特异性均较高,但检查价格昂贵。

5. **细针抽吸细胞学检查**:诊断准确率较高,尤其在B超或CT、MRI引导下穿刺,对难以触及的肿块有安全和准确的意义。

6. **颈部肿块切取或切除活检**:适用于各方面检查无结果采用。

【鉴别诊断】

1. 颈部先天性肿块:常见颈部先天性肿块有鳃裂囊肿及

瘘管、甲状舌管囊肿、囊性水瘤等。

2. 颈部良性肿瘤:常见颈部良性肿瘤有:神经鞘瘤与神经纤维瘤,颈动脉体瘤,急、慢性颈淋巴结炎,颈淋巴结核、艾滋病性颈淋巴结肿大等。

3. 恶性肿瘤:颈部原发恶性肿瘤以淋巴瘤为最多见,少数为颈部软组织肉瘤。颈部淋巴结转移癌中包括原发于头颈肿瘤的颈部转移癌和原发于胸、腹腔各部位肿瘤的颈部转移癌,以原发于头颈肿瘤的转移癌为最多见。

(王志斌)

第十二章 耳鼻咽喉及颈部特异性传染病

第一节 真菌病

一、真菌性鼻-鼻窦炎

真菌性鼻-鼻窦炎(fungnal rhino-sinusitis, FRS)是临床常见的一种特异性鼻-鼻窦炎症。FRS临床表现有不同的类型,因此诊断、治疗及治疗效果亦有各自的特点。最常见的致病菌是曲霉菌属,毛霉菌致病虽较少见,但鼻脑型者病情凶险,进展迅速,死亡率高。

【诊断】

1. **急性侵袭性真菌性鼻-鼻窦炎**

(1) 发热、鼻腔结构破坏和坏死,侵犯相邻器官而出现眶面部和颅内感染症状,重者出现颅内高压、眶尖综合征和海绵窦血栓性静脉炎。

(2) 多发生于免疫功能低下或缺陷者;本型起病急骤,病变进展迅速,病情凶险,若不及时诊治,可在8~25天内死亡。

(3) 鼻窦CT显示累及鼻腔和多个鼻窦,广泛的骨壁破坏,侵犯面部、眼眶、颅底或翼腭窝。

(4) 致病菌主要为曲霉菌和毛霉菌。

2. **慢性侵袭性真菌性鼻-鼻窦炎**

(1) 早期可能表现血性涕或较严重头痛,后期出现周围器官和组织侵犯。

(2) 可能合并糖尿病和白血病,或有长期全身应用糖皮质激素的经历。

(3) 起病隐匿,进展缓慢。

(4) CT 多表现为多窦受累、骨质破坏。

(5) 常见的致病菌为曲霉菌,但常同时检出毛霉菌、链格子菌属和念珠菌属等。

3. 真菌球

(1) 临床表现似慢性鼻窦炎,如单侧鼻塞、流脓涕,或有恶臭等。真菌球发展较大者,可有面部隆起和疼痛(压迫眶下神经),一般无全身症状。亦可不表现任何症状,仅在鼻窦影像学检查时发现。

(2) 多见于老年人,通常免疫功能正常。

(3) 单窦发病,以上颌窦发病率最高,其次为蝶窦、筛窦,额窦罕见。鼻窦 CT 显示单个鼻窦不均匀密度增高,70% 可见高密度钙化斑或点。

4. 变应性真菌性鼻-鼻窦炎

(1) 临床表现与慢性鼻窦炎/鼻息肉相似,病变在鼻窦内扩展性发展,致鼻窦扩张性增大和鼻窦骨壁压迫性吸收。临床表现为眶侧或颌面部缓慢进展的隆起,隆起无痛、固定、质硬和呈不规则形,酷似鼻窦黏液囊肿、黏液脓囊肿和恶性肿瘤。

(2) 常发生在有免疫能力的成人和青年人,患者多有特应性体质、长期反复发作的全鼻窦炎或鼻息肉史或合并哮喘病、经历一次或多次鼻窦炎和鼻息肉手术史。

(3) 本病发病隐袭,进展缓慢,多累及一侧多窦。

(4) 鼻窦 CT 显示病变呈较均匀的毛玻璃状或极不规则的线状,有星状分布的钙化点,鼻窦 MRI 显示病变中央低信号、周边强信号。

5. 病理学证实为真菌感染,Gomori 染色(六胺银染色)可见病变组织中有真菌菌丝,但鼻窦黏膜和骨质中无真菌侵犯,或真菌培养结果阳性。

【治疗及预后】

首选手术治疗,配合抗真菌等药物治疗和其他治疗。

1. 手术治疗:采用鼻内镜手术行窦内病变清除术。对于侵袭型真菌性鼻-鼻窦炎则应行鼻窦清创术,除彻底清除鼻腔和鼻窦内病变组织外,还需根据病变范围广泛切除受累的鼻窦黏膜和骨壁。

2. **药物治疗**:变应性真菌性鼻-鼻窦炎术后必须用糖皮质激素控制病情。侵袭性真菌性鼻-鼻窦炎术后使用伊曲康唑和两性霉素 B 等抗真菌药物。

3. **预后**:真菌球经手术后多数可获得治愈,变应性真菌性鼻窦炎(或非 IgE 介导的嗜酸性粒细胞性炎症合并真菌感染)较难治疗。急性侵袭性真菌性鼻-鼻窦炎死亡率在 90% 以上。

二、口腔及咽部念珠菌病

本病是由白色念珠菌在口腔大量繁殖而引起的黏膜损害。病变位于口腔和咽部黏膜者,因病损部位被一层白色伪膜所覆盖,一般称为鹅口疮(thrush)。病变位于口角、舌及唇者,分别称为念珠菌性口角炎、念珠菌性舌炎和念珠菌性唇炎。

【诊断要点】

1. **鹅口疮**

(1) 多见于新生儿、婴幼儿。

(2) 患者颊部、上腭、牙龈以及舌、咽部黏膜可见乳白色或灰白色假膜,呈点状散在分布,或融合成片,易拭去,拭去后基底鲜红、湿润。口腔及咽部黏膜不充血,少数鹅口疮可无白膜形成,而表现为点状口炎。

(3) 口腔黏膜涂片或真菌培养证实为念珠菌感染。

2. **念珠菌性口角炎**

(1) 大多数伴有核黄素或维生素 A 缺乏症。

(2) 一侧或两侧口角糜烂,有浸渍或裂痕,表面灰白色,基底微红,表面可覆盖一层薄痂。

(3) 黏膜涂片或真菌培养证实为念珠菌感染。

3. **念珠菌性舌炎**:舌肿胀,表面光滑,乳头萎缩,两舌侧及下面可见斑块状白膜,局部轻微隆起,不易剥离。

4. **念珠菌性唇炎**:唇红出现较厚的白色假膜,不易拭去。

【治疗】

1. 局部治疗:局部以 1% 过氧化氢或 10% 碘化钾溶液含漱。口角炎或唇炎局部用 1% 甲紫或 5% 硼砂甘油涂抹。病情较顽固的,可以用 2%~3% 两性霉素 B 水剂涂抹。

2. 全身治疗:补充维生素,增强抵抗力。病损顽固者,可给予口服抗真菌药物,如酮康唑、氟康唑或两性霉素 B。

三、外耳道真菌病

外耳道真菌病(otitis externa mycotica)是指由真菌引起的外耳道炎。类似弥漫性外耳道炎的脱屑型,偶尔可侵及中耳或乳突根治术腔。好发于夏季,与原发或继发真菌感染有关。

【致病菌】

常见的致病菌有曲霉、白假丝酵母菌(白色念珠球菌)、青霉菌等。

【病因】

1. 滥用抗生素和激素。

2. 污水、脓液、滴耳剂浸渍和挖耳外伤等均可诱发。

3. 气候湿热也可诱发。

【诊断要点】

1. 患者出现耳痒,持续性耳漏及耳痛。

2. 外耳道壁及鼓膜上有白、灰、黄、烟黑色霉苔或干痂,霉苔状如薄膜、粉丝,似发霉样,有时呈团块状。揭去苔膜后,可见皮肤充血、肿胀、糜烂或有少许渗血。

3. 霉苔或痂块涂片检查见到真菌丝或酵母菌状反光发亮的芽孢状物即可确诊。

【治疗】

1. 外耳道冲洗并用吸引管吸引,彻底清除外耳道苔膜、痂皮,并干燥创面。

2. 局部涂搽 3% 水杨酸乙醇或制霉菌素硼酸液。若外耳道干燥者,可涂敷抗真菌油膏。

3. 病情较重者可给予全身抗真菌治疗。

第二节 白　　喉

白喉(diphtheria)是由白喉杆菌引起的急性呼吸道传染病。主要通过呼吸时空气中的飞沫、尘埃等直接传播。其次为通过接触带菌的物品如衣服、毛巾、用具、餐具、书报或玩具等间接传染。本病发病季节常见于秋冬和春季。以10岁以下儿童居多,以2~5岁发病率最高。咽白喉发生率最高,白喉发生率由高到低依次为咽白喉、喉白喉、鼻白喉、耳白喉。本病潜伏期为1~7天,多为2~4天。患本病后可获得终身免疫。我国已重视预防接种工作,故本病已少见。

【临床表现】

1. 咽白喉:为白喉中最常见者,流行时约占发病患者数的80%。按中毒症状轻重分为三种类型:

(1) 局限型:全身症状可能有发热、乏力、不适等。在白喉流行时占大多数。局部症状较轻,有轻度咽痛。一侧或双侧扁桃体上有点状或小片状灰白色假膜,不易拭去,强行拭去后病变部位出血。全身症状轻微,不发热或低热。本型因症状轻微,易被漏诊或误诊。

(2) 散布型:病变常超越扁桃体范围,累及腭弓、软腭、悬雍垂或咽后壁、鼻咽部或喉部。假膜呈片状。全身症状较明显,轻、中度发热,伴乏力、纳差、恶心、呕吐、头痛、颈淋巴结肿大。

(3) 中毒型:起病较急,假膜迅速扩展,扁桃体、悬雍垂、软腭等重度肿胀,甚至引起颈部软组织肿胀、颈淋巴结肿大和淋巴结周围炎,致颈部变粗如"牛颈"。全身中毒症状严重,表现为高热、烦躁不安、呼吸急促、面色苍白、四肢厥冷、脉细速等。可并发心肌炎、肾炎等。

2. 喉白喉:喉白喉多由咽白喉向下蔓延至喉部所致,但也有原发于喉者。病变侵入喉腔后,出现犬吠样咳嗽和声嘶。当喉黏膜肿胀或有假膜阻塞声门时,可引起吸气性呼吸困难和喉喘鸣。病情持续发展可出现喉阻塞症状,如三凹征等。如不及时解除,则进展为缺氧,甚至窒息致死。病变可向下扩延至气管、支气管,引起气管、支气管白喉,形成的假膜可导致下呼吸道阻塞。

3. 鼻白喉:较少见。可原发或继发。鼻部症状与普通鼻炎相似,表现为鼻塞和流涕,鼻涕中常带血。检查可见鼻前庭和上唇皮肤潮红、糜烂,鼻腔黏膜表面盖有灰白色假膜,尤其常见于鼻中隔,除去假膜留下出血溃疡。

4. 耳白喉:中耳白喉极少见。常继发于鼻、咽白喉,原发者几无。多见于1~6岁幼儿。症状与一般化脓性中耳炎相似,耳痛剧烈,鼓膜穿孔后流出血性脓液或污秽假膜样分泌物,有臭味。

【诊断】

1. 当地白喉流行,有白喉接触史,既往未患白喉或未接种过白喉毒素。

2. 局部假膜形成并伴相应症状。

3. 假膜或分泌物涂片镜检、免疫荧光检查及培养阳性。但一次检查阴性并不能排除本病,应重复多次。必要时可行锡克试验(Schick test)以判断患者体内白喉免疫力。

【并发症】

1. 中毒性心肌炎:是重症白喉最常见并发症,偶也发生在轻症者。在病程1~7周内均可发生,但多在发病第2周。

2. 神经麻痹:发生率为10%~20%。以软腭肌瘫痪多见,其次为眼肌、面肌瘫痪,四肢肌、肋肌和颈肌瘫痪者少见。

【治疗】

1. 一般治疗:严格隔离,卧床休息2~4周,重症者4~6周。注意口腔及鼻部清洁。补充营养。出现喉阻塞者应及早行气管切开术。

2. 病因治疗:早期使用白喉抗毒素,联合使用敏感抗生素全身静脉滴注,首选青霉素。

3. 并发症治疗:密切注意心脏情况,如有损害请儿科医师协同处理。

第三节 鼻硬结病

鼻硬结病(rhinoscleroma)是一种慢性传染病,多认为由硬结杆菌所致,也有认为是病毒与鼻硬结杆菌共同作用的结果。常首发于鼻,可蔓延至咽喉、硬腭及气管,故又称呼吸道硬结病。本病的特征是病变发展缓慢,病变部位感觉迟钝,有纤维增生,硬如软骨,缺乏正常组织的弹性,其组织切片可查见泡沫细胞、品红小体及硬结杆菌等。

【临床表现】

本病可分为卡他期、硬结期与瘢痕期三期:

1. 卡他期:表现为局部黏膜干燥、萎缩、结痂及出血。常以鼻塞为首发症状,如果侵犯其他部位,则表现为相应部位的卡他症状,经治疗后可恢复至正常。此期可持续数月甚至数年。

2. 增殖期:病变多在局部形成增殖病灶,表面光滑或有肉芽增生,并伴发局部症状。鼻部多发生于鼻前庭、鼻中隔前端、下鼻甲前端等处。结节质硬如软骨,大小、数目不一。鼻中隔小柱常侵蚀破坏,造成鼻中隔穿孔。主要症状为鼻塞以及外鼻畸形。此期可持续数年乃至更长时间。

3. 瘢痕期:因纤维组织增生、挛缩及瘢痕形成造成相应部位的狭窄、畸形,并产生相应的体征。如前鼻孔狭窄、闭锁、鼻翼下塌、鼻咽狭窄或闭锁、喉狭窄等。从而出现鼻塞、声嘶等症状,严重者可出现呼吸困难。

【诊断】

1. 病程漫长,进行性发展。

2. 硬结多位于鼻腔前端,质硬,多无溃疡。可出现外鼻变形。

3. 局部无痛。

4. 活检发现 Mikulicz 细胞和 Russel 小体可确诊,但有时需要反复进行活检。

5. 细菌培养,鼻硬结杆菌阳性。

6. 血清学检查:补体结合试验有高度可靠性。特别适用于早期病例。

【治疗】

1. 抗生素治疗:常用链霉素 1g/d,肌内注射,总量 60~120g,也可选用卡那霉素、头孢羟苄四唑肌内注射。

2. 放射治疗:可延缓病情发展,放射总量为 40~70Gy。

3. 手术治疗:根据病情需要可手术切除瘢痕畸形。硬结组织不宜手术切除,否则可能引起更加严重的瘢痕收缩。呼吸困难者可行气管切开术。

第四节 耳鼻喉科结核

结核病(tuberculosis)虽以肺部结核病为主,但也可以发生于耳鼻咽喉及颈部淋巴结。近年来,结核病的发病率在我国和世界范围内有回升的趋势,耳鼻咽喉结核病疫情的变化也同样受到了关注。在耳鼻咽喉结核中,以喉结核及颈淋巴结核最为多见,鼻腔结核最少。

一、鼻腔结核

鼻腔结核病很少见。大多继发于其他部位的结核病灶。病损好发于鼻中隔前段,鼻腔底部、侧壁及鼻前庭亦可受侵。病变表现为深浅不一的溃疡,边缘不齐,创面被覆假膜或痂皮,痂下为苍白松软之肉芽。严重者可致鼻中隔穿孔,鼻翼塌陷或鞍鼻,甚至鼻面部瘘管。确诊应依据病理学检查结果。一旦诊断确立,除进行全身的抗结核治疗外,可辅以局部治疗:5%~10%链霉素液或利福平液滴鼻;肉芽面用 30% 三氯醋酸或 20% 硝酸银烧灼。

二、咽 结 核

(一)鼻咽结核

与鼻腔结核相反,鼻咽结核(nasopharyngeal tuberculosis)多

为原发性。临床表现与鼻咽癌有些相似,如鼻塞、流涕、间有涕中带血、耳鸣、听力下降、一侧头痛等,且常伴有颈部淋巴结肿大。与鼻咽癌不同,结核病损好发于鼻咽顶部,沿此可向腺样体、鼻咽侧壁及口咽部扩散。病变黏膜多呈苍白色,表面粗糙不平,或有结节状增生之肉芽,或为结核性溃疡。通过鼻咽活检方可确诊。本病确诊后即应采用全身抗结核治疗。腺样体隐性结核可无任何症状,而在切除后所作病理检查中偶然发现。

(二) 口咽和喉咽结核

口咽和喉咽结核(tuberculosis of the oro-hypopharynx)通常并存,大多继发于严重的肺结核和喉结核。剧烈的咽部疼痛是本病的重要症状,咽痛可向耳部放射,患者常因吞咽时加重的咽痛难以忍受而拒绝饮食;同时大都伴有明显的全身中毒症状,如发热、盗汗、消瘦、咳嗽等。局部病损表现为咽部黏膜粟粒大小的淡黄色小点或溃疡。溃疡愈合后可遗留瘢痕狭窄或畸形。

(三) 扁桃体隐性结核

常因其他适应证而行扁桃体切除后,在对标本作常规的病理学检查时方发现者,称扁桃体隐性结核。由于本病不影响创口愈合,故一般情况下术后对局部无需特殊处理。不少人认为,扁桃体隐性结核是颈淋巴结结核的源头,主张对扁桃体进行切除,以有利于颈淋巴结结核的治疗。

三、喉 结 核

喉结核(tuberculosis of the larynx)乃耳鼻咽喉结核中最常见者。多为继发性,原发性喉结核很少见,但近年来有增多的趋势。本病好发于 20~30 岁的青年男性,然而随着老年肺结核发病率的增高,喉结核的好发年龄也向中老年偏移。

【临床表现】

主要症状为声嘶和喉痛。声嘶开始较轻,以后逐渐加重,晚期可完全失声。喉痛于说话及吞咽时加重,软骨膜受累时疼痛尤剧。喉部病变广泛者,可因肉芽或增生性病变组织,以及黏膜水肿等引起喉阻塞,出现吸入性呼吸困难。喉镜检查时见黏膜肿胀,或充血,或苍白,可有虫蚀状溃疡,溃疡底部为肉芽及白膜,会厌及杓会厌襞可增厚、水肿,肿胀增厚之会厌可因严重溃疡的破坏而致部分缺损。喉部结核性肉芽肿或结核球等增生性病变,易被误诊为息肉或肿瘤。病变累及环杓关节则声带出现固定。喉软骨冷性脓肿向外穿破后久治不愈,颈部可见瘘口。

【诊断】

确诊仍依赖病变组织的病理学检查。对可疑病例可行胸部 X 线拍片,但应警惕少数患者肺部亦可无阳性发现,仅有钙化灶或陈旧性病灶。细菌学检查包括痰液集菌涂片查抗酸杆菌,细菌培养等,前者简便易行,但阴性结果不能否定诊断;后者耗时太长。

【治疗】

1. 全身抗结核药物治疗:一旦确诊,应建议患者避免与他人的密切接触,并尽快去治疗结核病的专业机构行抗结核治疗。

2. 手术治疗:出现喉阻塞者,必要时作气管切开术。

四、结核性中耳炎

结核性中耳炎(tuberculous otitis media)以小儿较多见,大多继发于肺结核。本病起病隐匿,多表现为无痛性耳溢液,分泌物较稀薄;早期即可出现明显的听力下降,并迅速加重。鼓膜的典型病损为多发性穿孔,但因穿孔迅速融合,故临床所见均为紧张部单个大穿孔,穿孔边缘可达鼓沟。如未合并化脓菌感染,则鼓室黏膜为灰白色,有大量增生的肉芽。面神经管及迷路骨质遭破坏时可出现面瘫及眩晕。乳突外侧骨壁破坏并向耳后穿破即形成耳后瘘管。颞骨 CT 示鼓室及乳突有骨质破坏,内有软组织影,常见死骨形成。耳下淋巴结可增大。病变若侵入颅内,可并发结核性脑膜炎。

本病可被误诊为化脓性中耳炎,常在肉芽组织的常规病检中得以确诊。胸部的 X 线检查应作为常规。

早期全身应用抗结核药物并结合乳突根治术以清除病灶是本病的治疗原则。凡有死骨形成、耳后瘘管、局部引流不畅或合并面瘫者,只要病人一般情况允许,均应施行乳突根治术。若有条件作鼓室成形术,宜待次期进行。

五、颈淋巴结结核

颈淋巴结结核(tuberculosis of cervical lymph nodes)俗称"瘰疬"。

【感染途径】

1. 扁桃体或咽部结核病灶内的结核菌经淋巴管侵入颈淋巴结,颈上淋巴结大多首先受累。

2. 肺结核内的结核杆菌随血行播散至颈淋巴结,循此途径传播者常为双侧淋巴结。

3. 肺门淋巴结结核经纵隔淋巴结蔓延,常首先侵犯颈下淋巴结。

4. 淋巴结内微小的陈旧性结核灶,在人体抵抗力下降时复燃。

【临床表现】

1. 局部表现:因病理类型不同而异。

(1) 结节型:一侧或两侧淋巴结无痛性肿大,开始体积较小,如蚕豆大,散在分布,活动,质地较硬,可有压痛。

(2) 浸润型:病变淋巴结逐渐增大,疼痛,因与周围组织粘连,故活动受限,且粘连成串,有压痛。

(3) 脓肿型:淋巴结中心干酪样坏死、液化,形成皮下冷性脓肿。伴继发感染时,局部皮肤充血、肿胀、有明显压痛。

(4) 溃疡瘘管型:脓肿若自行破溃或被切开,稀薄脓液流出,形成经久不愈的瘘管。

2. 全身表现:轻者可无任何全身不适,重者会出现如低烧、乏力、盗汗、食欲减退等全身中毒症状。

【诊断】

根据临床表现及肺部或纵隔存在的结核病灶,应高度疑及本病。病变淋巴结细针穿刺细胞学检查一般可确诊。诊断困难者,可摘除病变组织做病理检查以确定诊断。

【治疗】

1. 全身抗结核药物治疗:如异烟肼(INH)加利福平(RFP),或在此基础上加链霉素(SM)或乙胺丁醇(EMB)强化治疗,疗程为 9~12 个月。

2. 局部治疗

(1) 封闭疗法:可用 5% INH 6ml 加 0.5% 普鲁卡因 10ml 封闭病变淋巴结周围,2 次/周;或 5% INH 2ml 加 SM 0.5g 加普鲁卡因 2~4ml 封闭,2 次/周,1 个月为一疗程。

(2) 手术治疗:对结节型或浸润型淋巴结结核经全身抗结核治疗后仍不缩小,或非典型分枝杆菌性淋巴结炎者,均应切除病变淋巴结。已形成窦道者,应将窦道彻底切除。

第五节 麻 风

麻风(leprosy, lepra)是一种麻风分枝杆菌引起的慢性传染病。病原菌的检出率与麻风类型有关,瘤型麻风患者的黏膜、皮肤、淋巴结可见较多麻风杆菌。而结核样型麻风则不易查出病原菌。主要损伤皮肤、黏膜和周围神经。以鼻麻风最为常见,鼻部也是麻风最早侵犯的部位。主要通过接触传染。感染后潜伏期很长,而且病变发展缓慢。

【临床表现】

麻风在耳鼻咽喉的表现:

1. 鼻部症状最为常见,几乎都是瘤型麻风。主要表现为鼻干、脓涕、结痂、鼻出血、鼻塞等。也可出现黏膜肿胀,结节形成,破溃后出现溃疡或粘连。严重时导致鼻中隔穿孔、鼻尖下塌。

2. 咽麻风多由鼻麻风扩散形成。急性期可出现水肿,慢性期则表现为黏膜干燥、结痂、结节形成、溃疡、放射状白色瘢痕形成。有时可出现软腭坏死穿孔,悬雍垂或咽腭弓与咽后壁粘连。由于侵犯神经,部分病人可以出现咽反射消失、腭肌麻痹出现开放性鼻音以及食物反流现象。

3. 咽麻风可以进一步发展为喉麻风,出现结节浸润及溃疡,最后瘢痕形成。好发于会厌根部及前联合。可以出现声嘶、喉鸣以及呼吸困难。

4. 耳麻风多见于耳垂,出现结节样改变。耳大神经增粗,呈条索状改变并有压痛是诊断麻风的一个重要体征。面肌逐渐变性、萎缩、瘫痪。

麻风病一般潜伏期较长,发展缓慢。但是可以由于气候变化、感染、情绪精神变化等情况突然发生急性或亚急性症状,称为麻风反应。可分为Ⅰ型和Ⅱ型。Ⅰ型为细胞免疫型变态反应,表现为皮肤病变处出现红肿,局部发热,病变的神经干突然增粗,疼痛明显。但无全身症状。Ⅱ型为免疫复合物型变态反应,有全身症状,如发热、头痛、全身淋巴结肿大、关节肿痛、皮肤出现红斑,神经干肿胀疼痛、急性虹膜结膜炎、急性睾丸炎等。

【诊断】

根据接触史及全身和局部的黏膜、皮肤、神经的特征性表现可以进行初步诊断。特殊检查包括:

1. 细菌学检查:分泌物或组织涂片,抗酸染色寻找麻风杆菌。

2. 病理学检查:组织切片中,瘤型麻风常可见大量麻风杆菌,结核型常阴性。

3. 麻风菌素试验:瘤型麻风常为阴性,结核型常为阳性。

【治疗】

以全身治疗为主,辅助局部以及对症治疗。

1. **全身治疗**:对麻风杆菌有治疗作用的药物主要有氨苯砜、利福平、丙硫异烟胺、氯法齐明等。现在主张从中选择三种联合用药。

2. **对症治疗**:主要是处理麻风反应,防止产生畸形或避免畸形进一步加重。主要用药有糖皮质激素、沙利度胺(反应停)

等。如果有较重的神经痛,可以用普鲁卡因局部封闭。

3. 局部治疗:清理鼻腔痂皮,防止继发感染。用石蜡油、薄荷油等润滑鼻腔,也可使用金霉素或红霉素软膏涂抹鼻腔缓解干燥的症状。局部溃疡用30%三氯醋酸烧灼。

第六节 梅 毒

梅毒(syphilis)在我国近年来有逐年蔓延的趋势,耳鼻咽喉是性器官以外较为常见的发病部位,我国报道较少,大部分为二期梅毒,具有极强的直接和间接传染的特点。它起病较为隐匿,患者常隐瞒病史,易被漏诊。一、二期梅毒称为早期梅毒。

【临床特点】

发病年龄以中青年为多,男性多于女性,大多有不洁性生活史。

1. 一期梅毒:好发于扁桃体,称为扁桃体硬下疳,占生殖器外硬下疳的7.5%,一般认为与口交和深接吻有密切关联,在感染后2~4周发生。扁桃体肿大、质硬,表面有白膜或溃疡,一侧多见。症状轻微,不发烧,无痛。常伴颈淋巴结肿大。

2. 二期梅毒:患者约有36.3%发生咽梅毒。病程一般2个月到半年,甚至可长达两年。二期梅毒的黏膜斑病损以黏膜白斑为主,梅毒斑开始为潮红斑、水肿,边界渐清楚而形成弧状为其特征。扁桃体常双侧受累,表现为肿胀、充血、潮红,有脓疱及溃疡,常有白色假膜。颈部淋巴结肿大。患者无明显症状,可有轻度咽痛,有异物感,无发热。出现白色的圆形、椭圆形黏膜斑是二期梅毒的特征。好发于悬雍垂、软腭及扁桃体等处。半数以上有咽喉轻痛、声音嘶哑、耳鸣等。喉梅毒少见,黏膜充血,多在声带、杓间隙及会厌发生息肉样黏膜斑,鼻腔损害罕见,表现为鼻前庭暗红色斑丘疹和暗红色黏膜斑。咽梅毒病变可累及腭弓、扁桃体、软腭、咽后壁、齿龈、喉、鼻及舌底。

【诊断】

1. 有不洁性生活史,或与梅毒患者有性接触史。

2. 临床症状和体征符合黏膜梅毒的特点。

3. 病理学检查发现黏膜梅毒的组织学证据。

4. 血清学检测：梅毒筛选试验（rapitd plasma regain circle test,RPR）和梅毒特异性确诊试验（trepnema pallidum hemagglutination assay test,TPHA）阳性。

【治疗方法及治愈标准】

按早期驱梅方案进行治疗。做到治疗及时，剂量足够，疗程正规，治疗后定期追踪观察，并对其配偶及性伴侣同时进行检查及治疗。治疗方法：每周肌内注射一次长效青霉素（苄星青霉素 G），每次 240 万 U，连续 3 周。治愈标准：①临床症状消退；②血清学检查：RPR 转阴。治疗后随访：第 1 年内每 3 个月复查血清 RPR1 次，第 2 年每半年复查 1 次，直至血清完全转阴为止。

第七节 艾 滋 病

艾滋病，即获得性免疫缺陷综合征（acquired immune deficiency syndrome, AIDS）。是由人类免疫缺陷病毒（human immunodeficiency virus, HIV）引起的、侵犯免疫系统、寄生于辅助性 T $CD4^+$ 淋巴细胞中复制、繁殖、造成人体免疫功能严重障碍的一种致死性传染病。本病主要经性接触或血液、血制品传播，亦可母婴传播。本病的高危人群是：共用注射器的吸毒者，不规范的配血者，不健康性活动者和同性恋者。男多于女。年龄多数在 20~49 岁。近年来妇女艾滋病和儿童出生前被传染者明显增多。艾滋病患者有 40%~70% 出现耳鼻咽喉和头颈部病变。

【临床表现】

1. 耳部表现：艾滋病患者的耳部表现有多发性出血性卡波西肉瘤、卡氏肺囊虫感染、中耳炎、听力损害等。多发性出血性卡波西肉瘤可发生在耳郭和外耳道，表现为红紫色斑块或结节，略高出皮肤表面，大小不一，数毫米至数厘米不等。外耳卡氏肺囊虫感染表现为多房性囊肿，病检可发现原虫。肺囊虫浆液性中耳炎常见于成人，鼓室积液中可分离出 HIV。儿童患者的急性中耳炎,中耳脓液培养可见真菌、原虫、病毒或分枝杆菌。HIV 易侵犯中枢神经系统或听神经,早期感音神经性听力减退较为常见。

2. 鼻及鼻窦表现:艾滋病患者的鼻及鼻窦表现主要是阿米巴原虫感染、巨细胞病毒和疱疹病毒感染、隐球菌感染等引起的各种症状和体征。阿米巴原虫感染可引起鼻和鼻窦黏膜肿胀,产生鼻塞、流脓涕或鼻出血等症状。巨细胞病毒感染可引起化脓性鼻炎,鼻黏膜有颗粒与红斑,鼻黏膜活检可见血管内皮细胞内有巨细胞病毒包涵体和黏膜鳞状化生。疱疹病毒感染可产生巨大疱疹性溃疡,自鼻前庭扩展至鼻中隔、邻近的鼻翼或面部。隐球菌感染可引起全组鼻窦炎。此外,亦可发生淋巴瘤和卡波西肉瘤。

3. 口腔及咽部表现:艾滋病患者的口腔和咽部表现主要是念珠菌感染、茸毛状黏膜白斑病、单纯性疱疹、扁桃体炎、卡波西肉瘤等。

4. 喉部表现:艾滋病患者的喉部表现主要是卡波西肉瘤和念珠菌感染,导致声嘶、喉喘鸣和喉阻塞。

5. 头颈部表现:艾滋病患者的颈部表现是早期症状之一。主要是颈淋巴结肿大、卡波西肉瘤、非霍奇金淋巴瘤、分枝杆菌等感染、鳞状细胞癌、腮腺肿大等。颈淋巴结肿大较常见,是HIV 引起的滤泡增生,多见于颈后三角区。卡波西肉瘤可发生于头颈部的皮肤,当其侵犯淋巴结时,颈淋巴结可迅速增大。头颈部鳞状细胞癌亦较多见。病毒等感染引起腮腺肿大,有报道认为腮腺肿大是艾滋病的先兆。

【诊断】

必须综合病史、临床表现和实验室检查三方面的结果作出诊断。是否去过或来自艾滋病流行地区和有不健康性行为以及有无吸毒史或接受过输血和血液制品等病史相当重要。出现不寻常的机会性感染如卡氏囊虫肺炎或某些特殊肿瘤,如卡波西肉瘤,则是重要的诊断依据。全身性淋巴结肿大并有口、咽等念珠菌感染,应予警惕。实验室检查主要是 HIV gp41 抗体检测,阳性者可判断 HIV 感染,保持较高水平者有重要价值。

辅之抗原、病毒核酸检测和病毒分离等。

【预防】

防止传染源入侵、切断传播途径及控制危险人群是防止艾滋病蔓延的3个主要环节。开展宣传教育,增强公众自我保护能力,提倡健康的生活方式。加强检疫工作,对高危人群进行长期监测。禁止HIV阳性者供血、供器官或其他组织。女性感染者应避免怀孕。防止与HIV感染者的血液、精液、尿、粪便、唾液、泪液、痰液或阴道分泌物等接触。使用一次性医疗注射器。医务人员若有皮肤损伤,应避免与病人接触。

【治疗】

目前尚无疗效确切的治疗方法,有关疫苗正在研制中。对于喉卡波西肉瘤或感染引起喉阻塞时,须行气管切开术。

(徐 凯)

第三篇 治疗技术

第十三章 耳鼻咽喉科常用操作技术

第一节 外耳道冲洗术

【适应证】

冲出外耳道深部不宜取出的碎耵聍,已软化的耵聍栓及微小异物等。

【方法】

1. 侧坐位,头向健侧斜偏,紧贴患侧耳垂下方皮肤置一弯盘。

2. 操作者左手牵耳郭向后上(小儿向后下),右手持冲洗器,将温水对着外耳道后、上壁注入,如此反复,直至耵聍或异物冲出。

3. 干棉签拭净外耳道,并检查有无损伤。

【注意事项】

1. 急、慢性化脓性中耳炎等有鼓膜穿孔者和鼓膜、外耳道急性炎症者忌用。

2. 冲洗液应接近体温,否则易引起迷路刺激症状。

3. 冲洗方向必须斜对外耳道后上壁。

第二节 滴 耳 法

【适应证】

急、慢性化脓性中耳炎,鼓膜炎等。

【方法】

1. 将患侧外耳道分泌物清洗干净。
2. 患者坐位或卧位,患耳朝上。
3. 将耳郭向后上(小儿后下)方向轻轻牵拉,向外耳道内滴入药液3~5滴。
4. 手指轻轻按耳屏数次,急、慢性化脓性中耳炎者,可使药液经鼓膜穿孔处流入中耳。
5. 5~10分钟后可变换体位。

【注意事项】

滴耳药尽可能与体温相近,避免引起眩晕等迷路刺激症状。

第三节 外耳道异物取出术

根据异物性质、形状和位置的不同,采取不同的取出方法。

1. 异物未越过外耳道的峡部,未塞紧外耳道者,可用耵聍钩直接钩出;或用外耳道冲洗法冲出。
2. 被水泡胀的豆类异物,先用95%的酒精滴耳,使其脱水收缩后,再行取出。
3. 小的昆虫,先用70%酒精、氯仿或杀虫醚等将昆虫杀死,再冲洗排出或用镊子取出。
4. 含铁的异物可用强磁铁将其吸出。
5. 异物较大,嵌顿于外耳道,需于局部麻醉或全身麻醉下行耳内或耳后切口,以取出异物。
6. 外耳道有继发炎症者,先行消炎治疗再取异物或者取异物后积极治疗外耳道炎。
7. 幼儿和不合作者宜在短暂全麻下取出异物。

第四节　英泼来特耳后封闭疗法

【适应证】

英泼来特(Impletol)耳后封闭疗法法可适用于突发性耳聋,梅尼埃病,神经性耳鸣。

【方法】

取英泼来特2ml,在患侧耳郭后沟相当于耳屏上缘高度刺入皮下注药少许形成皮丘,再向前上方进针,针尖达到骨性外耳道口后上部时缓缓注药。

【注意事项】

1. 针勿刺透外耳道,或刺入太深,致药液注入鼓室。

2. 英泼来特耳后封闭可每日一次,5~7天为一疗程,有效时可行2~3疗程。

3. 英泼来特组成:普鲁卡因2g,咖啡因1.42g,加入100ml生理盐水中。制成2ml一支的安培备用。使用前作普鲁卡因皮试,过敏者禁用。

第五节　咽鼓管吹张术

主要用于鼓膜无穿孔者。它可粗略估计咽鼓管是否通畅,亦可作治疗用。上呼吸道急性感染,鼻腔及鼻咽部有脓液、溃疡、新生物者忌用。有下列3种常用方法:

(一)捏鼻鼓气法

患者自己用拇、示指将鼻翼捏紧,闭口用力呼气,此时气体经咽鼓管冲入鼓室。如咽鼓管通畅,患者能感觉气体进入耳内。检查可见鼓膜向外运动。

(二)波利策法

适用于小儿。

含水一口。检查者将波氏球上的橄榄头插入一侧鼻孔,并捏紧另一侧鼻孔。嘱患者将水吞下,与此同时迅速捏波氏球,球内压入鼻腔的空气即可逸入鼓室。

(三) 导管吹张法

此法最常用。

1. 鼻腔用1%麻黄碱和1%丁卡因收缩、麻醉。
2. 清除受试者鼻腔及鼻咽部的分泌物。
3. 操作者手持导管末端,前端弯曲朝下,插入前鼻孔,沿鼻底伸入鼻咽部。触到鼻咽后壁时,导管向受检侧转90°,并向外缓缓退出少许,此时导管前端越过咽鼓管圆枕,落入咽鼓管咽口处,再将导管向外上方旋转45°;或在导管触及鼻咽后壁后,将其向内旋转90°,缓缓退出至有阻力感时,示已抵达鼻中隔后缘,此时再将导管向下,向受检侧旋转180°,其前端即进入咽鼓管咽口。
4. 固定导管,用橡皮吹张球经导管吹张,借听诊器了解咽鼓管通气情况。
5. 咽鼓管通畅者,可听到轻微吹风声和鼓膜振动声,如狭窄或阻塞,则可闻断续尖叫声。咽鼓管完全闭锁,或导管未插入咽鼓管咽口,无声音可闻及。

【注意事项】

1. 导管插入和退出时,动作应轻柔。
2. 吹气用力要适当,用力过猛可现鼓膜穿孔。
3. 鼻腔或鼻咽部有脓液及痂皮时,吹张前应清除。

第六节 鼓膜按摩术

【适应证】

1. 慢性分泌性中耳炎,粘连性中耳炎。
2. 急性期已消退的急性分泌性中耳炎、急性化脓性中耳炎。
3. 大疱性鼓膜炎病变痊愈而鼓膜内陷者。

【方法】

1. 鼓膜按摩机:将按摩机的耳塞置于外耳道口,使按摩机工作。依其特性,调节压力与时间进行有节奏的按摩。每天1次,7~10天为一疗程。

2. 希各尔耳镜(Siegle's otoscope)紧塞外耳道内,然后交替压紧和放松橡皮球。每次不超过1分钟。

3. 指压耳屏法:用手指压耳屏,然后放松,反复多次。

【注意事项】

施行鼓膜按摩时,压力不宜太大,时间勿长。

第七节 鼓膜穿刺术

此法应用于中耳疾病的诊断和治疗。

【适应证】

1. 施行鼓膜切开引流前作诊断穿刺。
2. 分泌性中耳炎排除鼓室积液。
3. 鼓室内注入药液。

【禁忌证】

急性上呼吸道感染,急性外耳道炎者。

【方法】

1. 用70%乙醇或5%活力碘清洁消毒外耳道口及外耳道。
2. 局麻,2%丁卡因或鼓膜麻醉剂行鼓膜表面麻醉。
3. 用7号长针头从鼓膜前下方或后下方刺入鼓室。
4. 抽吸积液,必要时可注入药液。

【注意事项】

1. 针头不宜刺入过深。
2. 在急性上呼吸道感染时,勿采用此法。
3. 鼓膜麻醉剂的组成:由等量的纯石炭酸、薄荷脑晶体、可卡因结晶混合而成。

第八节 鼓膜切开术

此术的主要目的是引流中耳。

【适应证】

1. 分泌性中耳炎,液体较黏稠,穿刺无效时。
2. 急性化脓性中耳炎,鼓膜红肿凸出,持续性耳痛和高热,虽经抗炎治疗而病情未控制者。

3. 小儿不合作，局部麻醉下无法作鼓膜穿刺者，应作鼓膜切开。或者婴幼儿急性中耳炎，如消炎治疗无效，出现腹泻、呕吐、惊厥时，应及时作鼓膜切开。

【麻醉】

2%丁卡因或用鼓膜麻醉剂作鼓膜表面麻醉，小儿用全身麻醉。

【方法】

1. 左手将外耳道拉直，右手持鼓膜切开刀，在鼓膜前下象限做放射状或弧形切口，注意勿伤及鼓室内壁黏膜。

2. 吸尽鼓室内积液。

3. 消毒并擦干外耳道，用消毒棉花球置于外耳道口，每日或隔日复查。

第九节　中耳置管术

此术目的在利用中耳通气管使中耳与外界气压平衡，消除鼓室积液，以恢复中耳功能。

【适应证】

1. 分泌性中耳炎病情迁延，长期不愈，或反复发作。

2. 胶耳。

3. 头部放疗后，估计咽鼓管功能不能于短期恢复者，置管时间一般6~8周，最长勿超过半年至一年。

【方法】

1. 70%乙醇或5%活力碘清洁、消毒外耳道。

2. 成人行鼓膜表面麻醉，小儿可用全麻。

3. 在鼓膜前下象限作鼓膜切开，切口大小应相当于通气管中部外径。

4. 安装通气管，可在显微镜、放大镜或鼻内镜下进行。通气管有聚乙烯管、硅胶管及生物陶瓷管等。大小及形态应依病人情况而选择。

第十节 高负压吸引疗法

【适应证】

1. 急、慢性化脓性中耳炎,鼓膜穿孔分泌物多者。
2. 分泌性中耳炎,中耳积液顽固者。

【方法】

1. 患者坐位,外耳道常规清洁,消毒。
2. 将套有橡皮管的玻璃接管近端连于吸引器上,远端置于患者病侧外耳道口,并与外耳道壁紧贴。
3. 开放吸引器,调节负压 26.7~40kPa(最高安全限度 80kPa)。
4. 鼓膜穿孔者可持续吸引。分泌性中耳炎者先行鼓膜穿刺后再吸引中耳积液。取一小块棉片置于鼓膜表面,然后再抽吸,当棉片浸满液体时,取出棉片。重复此法,至棉片基本无积液为止。
5. 每周可治疗 1~2 次,治愈为止。

【注意事项】

负压不可超过最高安全限度 80kPa(600mmHg)且吸引时要密切注意患者反应,在治疗中出现眩晕与耳聋等症状时应停止治疗。

第十一节 下鼻甲硬化剂注射术

【适应证】

主要适用于慢性肥厚性鼻炎、鼻甲黏膜肥厚者。在黏膜下穿刺注射,使局部黏膜下产生瘢痕组织,缩小下鼻甲。常用的硬化剂有 5% 鱼肝油酸钠、5% 碳酸甘油、80% 甘油、50% 葡萄糖等。

【方法】

1. 下鼻甲用 2% 丁卡因作表面麻醉。
2. 用 7 号长针头自下鼻甲游离缘前端刺入黏膜下,向后达鼻甲后端。注意勿穿破黏膜。

3. 回抽无血后,边退针边注射硬化剂,直至针头退出为止,量约1ml。

4. 进针处用棉球压迫止血。

5. 7~10天可重复一次,3次为一疗程。

第十二节 下鼻甲激光和微波治疗术

【适应证】

主要适用于慢性肥厚性鼻炎、黏膜肥厚者。而下鼻甲骨性肥厚者,不宜采用激光或微波治疗。

【方法】

1. Nd:YAG激光光纤插入疗法:局麻后,对肥厚部分采取多点插入照射,功率3.5W,光纤蕊直径0.5mm。

2. Nd:YAG激光凝固治疗局麻后,以输出功率30~35W的YAG激光光纤,对准下鼻甲肥大部分进行照射。

3. CO_2激光汽化治疗:局麻后,用输出功率10~15W的CO_2激光刀头对准肥大部,由前向后作点状或线状汽化。每点3~5秒。

4. 微波凝固治疗:局麻后,对肥厚部分采取多点插入凝固,输出功率为60~90W。

【注意事项】

1. 肥厚性鼻炎的激光治疗,YAG激光刀优于CO_2激光刀,尤其是采用YAG激光插入疗法,可保持黏膜的完整性,对其生理功能的影响较小。

2. 激光治疗可分次进行,一次勿使鼻甲过分缩小。

3. 微波插入疗法,可保持黏膜的完整性,对其生理功能的影响相对较小,效果优于用微波直接在鼻甲表面进行凝固。

第十三节 鼻腔异物取出术

应根据异物大小、形状、部位和性质的不同,采用不同的取出方法。

1. 一般儿童鼻腔异物用钩状或环状器械,轻轻从前鼻孔进入,绕至异物后再向前钩出。勿将其推向深部,以免滑入鼻咽而吸入喉及气管内。

2. 动物性异物须用 1%~2% 丁卡因将其麻醉后,再用鼻钳取出。

3. 因爆炸或战伤所致的金属异物,需明确定位后,选择相应的手术进路和方法以取出。

4. 无症状的细小金属异物,若不处在危险部位,可不急于取出,但需定期观察。

第十四节 上颌窦穿刺术

【适应证】

1. 亚急性和慢性上颌窦炎的治疗:经穿刺用生理盐水冲洗,取出窦内脓液作细菌培养和药物敏感试验;冲洗后可向窦内注入抗生素、类固醇激素混合物。每周可冲洗 2 次,直至无脓液冲洗出为止。

2. 上颌窦造影:穿刺后注入 40% 碘油,X 线拍片作诊断用。

3. 穿刺活检:上颌窦疑有恶性肿瘤者,可作穿刺取抽出物做细胞学检查。

【禁忌证】

1. 7 岁以下儿童,因上颌窦发育尚未完善,不宜用此法。

2. 血液病、高血压及血管硬化者。

【方法】

1. 先用 1% 麻黄碱棉片收缩下鼻甲和中鼻道黏膜,然后用 1%~2% 丁卡因棉片置下鼻道外侧壁的前 1/3。

2. 穿刺:在前鼻镜窥视下,将上颌窦穿刺针(带有针蕊)尖端引入下鼻道外侧的穿刺部位(距下鼻甲前端 1~1.5cm 的下鼻甲附丽处稍下),并固定。一般穿刺患者左侧上颌窦时,右手固定患者头部,左手拇指、示指和中指持针,掌心顶住针的尾端。针之方向对向同侧耳郭上缘。稍加用力钻动即可穿透骨壁,进入窦内,此时有"落空"的感觉。

3. 冲洗:拔出针芯,插上注射器回抽检查有无空气和脓液,抽出的脓液送培养和药敏。在证实针尖在窦内后,撤下注射器,用一橡皮管连接于穿刺针和注射器间,再徐徐注入温盐水冲洗。必要时可注入抗炎药。

4. 放回针芯拔出穿刺针,穿刺部位用棉片压迫止血。

【注意事项】

1. 进针部位准确,方向正确,用力适中,一旦有"落空"感即停。

2. 切忌注入空气。

3. 注入生理盐水时,如遇阻力较大,应调整针头位置。如能判断针尖确在窦内,试冲仍有较大阻力,则应停止冲洗。

4. 冲洗时应密切注意患者的眼球和面颊部。

5. 穿刺过程中,患者出现昏厥时,应立即停止冲洗。

6. 如疑发生气栓,应急置患者头低位和左侧卧(以免气栓进入颅内血管和动脉系统、冠状动脉),并立即给氧及其他急救措施,如立即送高压氧仓治疗。

第十五节 鼻窦置换法

【适应证】

用负压吸引法使药液进入鼻窦。适用于额窦炎、筛窦炎和蝶窦炎,最适宜于慢性化脓性全鼻窦炎者。此法每2~4天吸引一次,4~5次为一疗程。

【方法】

1. 1%麻黄碱收缩鼻黏膜,使窦口开放,吸尽鼻涕。

2. 仰卧、垫肩或低垂位,使下颌缘部与外耳道口连线与水平线垂直。

3. 以0.5%麻黄碱生理盐水为主,适当配入抗生素、类固醇激素和糜蛋白酶的混合液2~3ml,注入治疗侧鼻腔。

4. 用连续吸引器的橄榄头塞入治疗侧前鼻孔(不漏气),

同时指压另一侧鼻翼以封闭该侧前鼻孔。

5. 令患者连续发断续的"开、开、开"音,同步开动吸引器,负压不超过24kPa(180mmHg)。持续1~2秒即停,如此重复6~8次。

6. 如双侧鼻窦均需此治疗,在一侧治疗完毕后,进行另一侧。两侧治疗可交替进行。

7. 治疗结束后,患者起立,15分钟内勿捏鼻及弯腰。

第十六节 鼻腔填塞术(前鼻孔填塞术)

【适应证】

1. 鼻出血较剧,且出血部位尚不明确。
2. 外伤致鼻黏膜较大撕裂出血。
3. 鼻出血经用烧灼、明胶海绵、止血海绵、肾上腺素棉片压迫等方法,仍不能止血者。
4. 鼻腔手术如鼻中隔矫正术、鼻甲部分切除术、鼻内筛窦开放术等,术后出血较多者。

【方法】

1. 一般取坐位;出血严重,有休克前期表现者应卧位。
2. 1%的麻黄碱棉片加数滴2%丁卡因收缩鼻腔黏膜。
3. 将纱条一端双叠8~10cm,将其折叠端用枪状镊夹住置于鼻腔后上部嵌紧,然后将双叠的纱条分开,短段平贴鼻腔上部,长段平贴鼻腔底,形成一向外开放的"口袋"。
4. 另取纱条,将其填入"口袋"深处,自上而下,从后向前进行填塞,使纱条紧紧填满鼻腔。
5. 复查口咽部,如仍有血液自后鼻孔流入咽部,则应重新填塞或改用后鼻孔填塞法。

【注意事项】

1. 操作应细致有效,使黏膜免于损伤。
2. 凡士林纱条填塞时间一般为1~2天。用大量抗生素抗感染,一般也不宜超过3~5天。碘仿纱条填塞则可适当留置较长时间。
3. 出血多时,可不用麻醉。

第十七节 后鼻孔填塞术

【适应证】

1. 患者虽行鼻腔纱条填塞未能奏效者。

2. 鼻咽纤维血管瘤、鼻咽癌术后,有时腺样体刮除术后需用较大栓子行后鼻孔填塞。

【方法】

1. 患者取坐位或半坐位,有休克者取卧位。

2. 咽部用1%丁卡因喷雾。

3. 用碘仿纱条(或凡士林纱条)做成与患者后鼻孔大小相似的锥形纱球,其尖端系粗丝线2根;或与鼻咽部大小合适的四方体(小被包形状),被包中部系粗丝线2根。底部都系粗丝线1根。

4. 小号通尿管头端于出血侧前鼻孔插入鼻腔至口咽部,用血管钳从口腔将其头端拉出,其尾端仍留于前鼻孔处。

5. 将纱球尖端丝线缚于导尿管头端,然后回抽导尿管尾端,将导尿管和两根线自鼻腔拉出,用血管钳或另手示指将纱球送入鼻咽部并拉紧。

6. 前鼻孔填塞。

7. 前鼻孔处置小纱布卷,将两根线打一活结固定在前鼻孔。纱球底部的单线从口腔拉出固定在同侧面颊部。

【注意事项】

1. 无菌操作,填塞期间给予抗生素。

2. 填塞时间一般不超过3天,最多5~6天。

3. 纱球取出方法:先抽出鼻腔内填塞纱条,鼻腔滴液体石蜡使其润滑。再用止血钳夹住纱球底部的单线,松动,观察3~5分钟,若无出血,将纱球迅速经口取出。

第十八节 鼻腔冲洗术

【适应证】

鼻内镜术后、慢性化脓性鼻窦炎、慢性萎缩性鼻炎、干酪性鼻炎、鼻咽癌放疗后等鼻腔、鼻咽有大量脓性分泌物、痂皮或伪膜者。

【方法】

1. 50ml 注射器抽满生理盐水,头端接 30~40cm 长的输液管或输液管和橄榄头。

2. 病人头向前倾,颏下接脸盆,将输液管头端或橄榄头塞入一侧前鼻孔,病人张口呼吸。

3. 医务人员或病人自己推注射器,使盐水注入鼻腔,让盐水自口或另一侧鼻孔流出,如此反复十数次。在冲洗过程中,可嘱病人由鼻腔向外呼气,以促进鼻内痂皮及分泌物随水冲出。

4. 一侧鼻腔冲洗后,可如法冲洗另一侧鼻腔。

【注意事项】

1. 在冲洗过程中,嘱病人勿作吞咽动作。

2. 在冲洗过程中,可调节塞入一侧前鼻孔输液管头端的方向。

3. 鼻腔有急性炎症时暂缓进行鼻腔冲洗术。

4. 冲洗液除生理盐水外,还可使用高渗盐水、平衡液等。有报道高渗盐水、平衡液有促进鼻腔纤毛运动的功能。

第十九节 咽部异物取出术

【麻醉】

口咽部有异物,咽反射不敏感者,可不用麻醉直接取出;对咽反射敏感者,或喉咽部异物,可用 1% 丁卡因喷雾作咽及喉咽的表面麻醉。

【方法】

1. 口咽部异物:常滞留在扁桃体上极和咽侧壁上,少数在扁桃体下极,多为鱼刺。

(1) 用压舌板将舌压下。

(2) 看清异物后用枪状镊或扁桃体止血钳取出。

2. 喉咽部异物:常位于舌根部,会厌谷,梨状窝等处。

(1) 病人右手将舌头拉出。

(2) 手术者左手持间接喉镜看清异物后,右手持异物钳,依异物刺入的方向,选用不同开口的异物钳,沿舌根向下,靠近异物取出。

(3) 间接喉镜下取出有困难时,也可在直接喉镜或麻醉咽喉镜下取出。

3. 穿入咽壁而并发咽后或咽旁脓肿者,经口或颈侧切开排脓,取出异物。

第二十节 咽部激光治疗术

【适应证】

咽部乳头状瘤、咽部赘生物、滤泡性咽炎等。

【方法】

1. 用1%的丁卡因作口腔、咽部的表面麻醉。

2. 患者坐位,让患者用压舌板向下压舌,术者左手持长镊夹住赘生物并使其蒂部暴露,右手持激光沿蒂部切除赘生物,蒂部再用激光烧灼至正常组织。

3. 用激光对准明显突出的滤泡进行烧灼气化,注意烧灼范围不宜过广、过深。

第二十一节 扁桃体周脓肿切排术

【适应证】

成熟的扁桃体周脓肿,当穿刺抽吸确定有脓肿时即可实施。

【方法】

1. 前上型

(1) 1%丁卡因涂布于切口处,或1%利多卡因同侧腭大孔注射作神经阻滞麻醉。

(2) 在脓肿最突出点,或取悬雍垂底与最后磨牙连线的中点用粗长针穿刺抽脓。

(3) 穿刺点切开黏膜及浅层组织后,用一止血钳向后外方顺肌纤维走向分离软组织,直至脓腔。并用负压吸尽脓液。

(4) 生理盐水、复方硼砂溶液漱口,使口腔血脓清除干净。

(5) 术后第二日复查伤口,必要时再次用血管钳撑开伤口排脓,直至无脓为止。

2. 后上型

(1) 麻醉方法同上。

(2) 在脓肿最膨隆处或腭咽弓处穿刺抽脓。

(3) 以穿刺点为中心,切开腭咽弓黏膜及黏膜下组织,再按上法排脓及复查伤口。

【注意事项】

1. 忌用全身麻醉进行手术。

2. 防止排脓时突然大量脓液涌出,吸入气道而致窒息。故先穿刺抽脓减压,并准备负压吸引。

3. 穿刺点切开不能太深,勿损伤颈部大血管。

第二十二节 咽后脓肿切排术

【适应证】

咽后脓肿一经确诊,应及早切开排脓。

【方法】

1. 经口腔切开

(1) 经口腔切开,小儿可不用麻醉,成人可用1%的丁卡因行表面麻醉。

(2) 取仰卧低头位,用麻醉喉镜或直接喉镜充分暴露脓肿部位。

(3) 在脓肿最隆起处,用长粗针穿刺抽脓,使脓腔压力减小。

(4) 用长柄小尖刀在穿刺点纵向切开脓腔1~2cm。

(5) 长血管钳伸入脓腔撑开,吸引器吸尽脓液,不需放置引流条或缝合伤口。

2. 经颈外侧切开

(1) 平卧位,头偏向健侧,在切口区及深部用1%利多卡因作局部浸润麻醉。

(2) 沿胸锁乳突肌后缘作5~7cm切口,切开皮肤及皮下组织。

(3) 分离胸锁乳突肌后方脓肿表面包膜。

(4) 暴露颈动脉鞘,向前牵引,即达咽后隙。

(5) 探清脓肿部位,止血钳分离,撑开脓肿。

(6) 吸尽脓液,如有肉芽、死骨、异物等亦应清除。

(7) 放置引流,不缝合切口。

【注意事项】

1. 术前要充分做好气管切开及心肺复苏术的准备,吸引管要通畅有力。

2. 经口切开不可太深,勿损伤椎前筋膜。经颈外侧切开,勿伤及颈交感神经节。

3. 经口切开者,每日分离伤口一次,吸出积存的脓血。经颈外切开者,应每日换药一次。

4. 不论经口或颈外侧切开引流,一旦遇脓肿突然破裂,应立即将病人置于头低位或倒置,并用吸引器吸引。

5. 结核性咽后脓肿可经咽部穿刺,但不能经口腔切开,只允许经颈外侧切开排脓。有颈椎骨质破坏者,不可将头过分后仰,以防颈椎脱位,引起死亡。

第二十三节 鼻咽活检术

【适应证】

鼻咽部新生物,特别是怀疑鼻咽恶性肿瘤者。

【方法】

1. 1%~2%丁卡因先喷雾咽后壁、软腭部,再经鼻腔直接喷在鼻咽部。10分钟后,即可进行活检。

2. 经口腔钳取法:患者坐位,让患者用压舌板向下压舌,术者左手持鼻后镜,右手持鼻咽活检钳。对准鼻咽新生物钳取组织。鼻咽部暴露不满意时,可用导尿管拉起软腭后,再活检。

3. 经鼻腔钳取法:将直头或小翘头鼻咽活检钳由前鼻孔

伸入鼻咽部,对准肿瘤钳取。

4. 纤维鼻咽镜下活检:自鼻腔或口腔导入,对准病变组织钳取。

5. 鼻内镜下活检:患者仰卧位,肩下垫枕,在充分收缩和麻醉鼻腔黏膜后,分别用0°和30°鼻内镜自一侧鼻腔导入鼻咽,看清肿瘤后,用合适的活检钳钳取。

【注意事项】

1. 鼻咽纤维血管瘤,颅底肿瘤不宜作活检。
2. 钳取组织时,忌用力撕拉。
3. 注意术后鼻咽出血情况,出血较剧者,须行后鼻孔填塞术。

第二十四节 咽喉部局部麻醉法

常用0.5%~1%的丁卡因,其最大用药量60mg。

(一) 喷雾法

先喷少量麻药于口腔,观察数分钟,如无不适或过敏反应,即可嘱患者拉出舌头,将麻药喷于口咽,舌根及喉咽。嘱患者交替发"衣"和深吸气时,麻药一部分喷于喉腔、声带及声门下。反复3~5次,间隔3~5分钟。

(二) 喉内滴入法

1. 用1%丁卡因作咽部喷雾麻醉。
2. 将弯形喉滴管接于盛有0.5%地卡因的注射器上。
3. 在间接喉镜下,用弯形喉滴管挑起会厌,于发"衣"时,将麻药滴于声带表面及喉腔。于吸气时,滴入气门下和气管。

(三) 环甲膜穿刺法

用5ml注射器刺入环甲膜内0.5~1ml,回抽有空气注入麻醉剂1ml。引起的呛咳对声门上下的局麻效果良好。

(四) 喉上神经阻滞法

在甲状软骨上角与舌骨大角连线的中点向内约1cm处进针,用1%利多卡因1~2ml穿过舌甲膜注射,以麻醉该处的喉上神经。或者用浸有2%丁卡因的喉头卷棉子放于梨状窝底。

(五) 雾化麻醉法

用4%赛洛卡因4ml,以4~8ml/min氧流量气流作雾化吸入5分钟即可。

第二十五节 咽喉部药物雾化吸入法

【适应证】

1. 上呼吸道的一般感染、非特异性炎症,如急、慢性喉炎,声带小结,声带息肉,气管、支气管炎等。
2. 咽喉部手术后的治疗,如声带息肉术后。

【方法】

接上高压空气泵使药液雾化,随即连续做深呼吸。吸气时将雾化液吸入到下咽、喉及下呼吸道。常用的药物有抗生素药液、地塞米松、糜蛋白酶等。每日1次,每疗程6次,可作2~3个疗程。

第二十六节 气管插管术

【适应证】

1. 急性喉阻塞,如新生儿呼吸困难、急性感染性喉阻塞等。
2. 吸除下呼吸道潴留的分泌物。
3. 各种原因引起的呼吸功能衰竭,需进行人工呼吸者。

【方法】

1. 成人可用2%丁卡因行咽喉表面麻醉;小儿、昏迷病人可不用麻醉。
2. 经口插管:术者左手持麻醉喉镜暴露声门,右手持内有金属管芯的气管插管经喉插入气管。在确定插入气管中后,拨出管芯,调整好深度,将阻咬器一起固定于颊部。
3. 经鼻插管:将气管插管经鼻腔置入鼻咽、口咽部,在麻醉喉镜监视下,将插管经声门送入。

【注意事项】

1. 插管大小合适,操作轻巧准确。

2. 插管存留时间不宜超过 48 小时。带气囊插管每小时应放气 5~10 分钟。

3. 使用抗生素,控制感染。

第二十七节　环甲膜切开术

【适应证】

急性喉阻塞,来不及作气管切开术。

【方法】

1. 确定甲状软骨、环状软骨的位置,在其间作长 3~4cm 的横形切口。

2. 分离颈前肌层。

3. 环甲膜处作约 1cm 的横切口,用止血钳撑开,插入气管套管。

【注意事项】

待呼吸困难缓解,不宜超过 48 小时,转作常规气管切开术。

(甄宏韬)

第十四章 耳部常规手术

第一节 化脓性耳郭软骨膜炎的手术

【适应证】

化脓性耳郭软骨膜炎形成脓肿者。

【手术方法】

在局麻或者全麻下进行,沿耳轮内侧的舟状窝作弧形切口,切口应超过红肿的皮肤,如果炎症面积大于耳郭 2/3 时应在耳轮缘作切口,充分暴露脓腔,剥离耳郭皮肤,直至见到正常软骨,清除脓液作细菌培养和药物敏感试验,刮除肉芽组织,彻底切除坏死软骨。如能保存耳轮部分软骨,可避免日后耳郭畸形,若保存部分软骨,则可保留部分耳郭形态,如果耳郭软骨已失去支架作用,可填入灭菌有孔塑料或者硅胶片于皮肤之间,以利愈合。术中可用对铜绿假单胞菌敏感的抗生素冲洗术腔,置有多个细孔的塑料小管于术腔内以便术后冲洗术腔,将皮肤复位对位缝合伤口,适当加压包扎耳郭。

第二节 耳前瘘管摘除术

【手术方法】

手术在局部麻醉或者全身麻醉下完成。在瘘管口处作梭形切口,顺耳轮脚方向延长,沿瘘管走行方向切开瘘管,暴露瘘管内侧上皮组织和分支管腔,分离周围组织,直至显露各分支之末端。若周围有炎症肉芽组织可一并切除,直至暴露正常颞肌筋膜。缝合切口。

第三节 鼓膜成形术

鼓膜成形术(myringoplasty),即鼓膜修补术。适用于鼓膜紧张部中央性穿孔,听骨链和两窗功能正常者。一般选用中胚层(如颞肌筋膜)作为修补材料。采用方法有内置法、夹层法和外置法。

【适应证】

1. 慢性化脓性中耳炎所致的鼓膜紧张部干燥性穿孔,干耳1月以上者,其中包括鼓室黏膜表面稍湿润者,但鼓室表面不得有任何脓性分泌物。

2. 外伤性鼓膜穿孔,经观察1个月不能自愈者。

3. 鼓室黏膜正常,无广泛鳞状上皮化生。

4. 听力测试示听骨链及两窗功能正常者(传导性聋,气导听阈一般在15~20dB,不超过35dB,气骨导差在10~15dB)。

5. 咽鼓管功能正常。

6. 颞骨CT示鼓室和乳突正常。

【禁忌证】

1. 咽鼓管闭锁,但不包括鼓室开口附近的阻塞。

2. 患有上呼吸道急性感染或有严重的慢性鼻-鼻窦炎患者。

3. 患较严重的全身性疾病,如高血压、糖尿病及凝血功能障碍。

【手术步骤】

1. 经外耳道径路:适合外耳道宽大,能提供良好的术野者。

(1) 取移植物

1)取颞肌筋膜:同侧耳郭上方发际上1.5cm处,作一长约3cm切口,分离头皮下方疏松的结缔组织,显露颞肌筋膜。在颞肌筋膜表面作一切口,分离筋膜与颞肌,取下适合大小颞肌筋膜,刮除表面肌肉组织,晾干备用。适用所有不同部位和不同大小鼓膜穿孔鼓膜修补。

2) 取脂肪:取耳垂处脂肪,主要用于直径小于3mm鼓修补。

3) 取软骨:取耳屏或者耳甲腔带软骨膜软骨,主要用于咽鼓管功能不好的不张性中耳炎鼓膜穿孔修补或者锤骨存在需要听骨链重建的胆脂瘤患者(栅栏软骨法)。

(2) 用镰状刀刺入穿孔缘,将穿孔缘上皮做环环分离,用小杯状钳将分离的上皮钳除,去除鼓膜穿孔边缘部分残边,形成新鲜创面。

(3) 修补鼓膜:目前常用鼓膜修补方法有三种,下述三种方法依鼓膜穿孔大小、部位,以及手术医生习惯而定。

1) 内置法(underlay method):适用于留下足够残边的鼓膜穿孔者。在耳窥镜下将胶原海绵填满鼓室腔,起支撑颞肌筋膜作用,然后移植物颞肌筋膜衬在残余鼓膜内侧面,仔细检查残留鼓膜与移植组织之间的重叠,以及移植组织有无皱褶情况。移植物与穿孔缘至少宜重叠 2mm 以上,以避免术后因移植物的离心性回缩而遗留裂孔。同时在外耳道用生物胶和胶原海绵固定颞肌筋膜,然后再填入碘仿纱条。优点:易操作,损伤少,愈合快,不易形成钝角愈合和外侧愈合,鼓膜形态保持良好。缺点:术野暴露略差,移植物如果脱离鼓膜内侧面易遗留裂孔。

2) 夹层法:适用于中小穿孔。将移植物夹在残余鼓膜上皮层与残余鼓膜纤维层之间。优点是移植组织固定牢靠,易建立血运和成活,并保持良好的鼓膜位置和形态。缺点是手术操作较复杂,初学者不易掌握。

A. 先于外耳道顶部 12 点钟处做垂直切口:外耳道后壁的弧形切口的下端起始点因穿孔大小而有别。若右鼓膜后方穿孔,其下端起始点在 7 点钟处,若鼓膜下方穿孔,则在 6 点钟处;若鼓膜前方穿孔,则在 4 点钟处,沿外耳道后壁弧形向上切开,与垂直切口起点相连。其切口与鼓环的距离依其穿孔后方残余鼓膜的多少而定。

B. 剥离外耳道皮肤:用小剥离子沿外耳道弧行切口,紧贴骨面将切缘内侧外耳道皮肤向鼓环侧分离,直至鼓环处。若外耳道前上骨棘较大而影响显露鼓膜和操作困难者,可将其后用圆凿凿除。剥离外耳道皮肤时勿使用暴力,禁用较粗吸引器,以避免外耳道皮瓣撕裂或穿孔。

C.分离残留鼓膜的上皮层与纤维层:将外耳道皮肤剥离至鼓环后,从鼓环分离残留鼓膜的上皮层与纤维层,一般从后方残留鼓膜开始。用小剥离子先分离一处的纤维鼓环外侧面的上皮层。用小剥离子紧贴纤维鼓环向前分离,但对纤维鼓环的力量不能过大,以免造成纤维鼓环从鼓沟脱出。纤维鼓环与上皮层粘连甚紧时,宜先用弯针在它们之间沿鼓环的弧度划开,然后再用小剥离子继续分离,分离时要注意辨认上皮层与纤维鼓环间的关系,一般纤维鼓环的颜色较上皮层白。若最初分离处的纤维鼓环已松脱,应在另一处开始分离,待接近完成分离残留鼓膜上皮层与纤维层时,再分离松脱处的上皮层。这样可避免全部鼓环松脱而致无法继续分离。分离一处的上皮层后,将剥离子的凹面朝外,一半唇面贴紧骨性鼓环,另一半的唇面则贴在纤维鼓环的外侧面,然后向上、向下、向前分离。完成分离纤维鼓环外侧面上皮层后,向心分离至穿孔缘。以弯针或小剥离子切断穿孔缘上皮层与黏膜层之间的联系。分离结束后要仔细检查,若锤骨柄及穿孔缘处有残留上皮层,应予以分离和钳除。

D.铺放移植组织:对鼓膜穿孔较大者,与穿孔相对应的鼓室腔内放入适当大小的胶原海绵块,以支持移植组织。对较小穿孔者鼓室内不需放置胶原海绵。将移植组织剪成相应大小,鼓膜上方12点处剪开,筋膜放在残留鼓膜纤维层表面和筋膜剪开处交叉包绕锤骨柄上方,下方放在锤骨柄内侧面,使得筋膜不至于向里外两侧移动。铺平后将耳道鼓膜瓣复原,覆盖于移植组织的外侧面。这样移植组织被夹在鼓膜上皮层与纤维层之间。若鼓膜穿孔面积较大,残留鼓膜较少,移植组织的部分边缘要夹在外耳道皮肤与骨壁之间,以保证足够重叠,移植组织的周边要与覆盖的鼓膜上皮层之间重叠2mm以上,以防移植物移位。

3) 外置法:适宜于残边较少、鼓膜大穿孔者。优点:移植面积较大,移植物易成活,不易发生移植物与鼓室内侧壁粘连。

缺点:将移植物放在残余鼓膜外侧面,易发生外耳道前壁与鼓膜角变钝,影响鼓膜的传音功能;不易去净残余鼓膜的上皮,而致鼓膜表面发生胆脂瘤珠或鼓室胆脂瘤;愈合时间长。

2. 经耳后进路鼓膜成形术的方法

此法的优点是:①术野大,容易看到前方残留的鼓膜及鼓环,手术操作不受外耳道狭窄或骨性外耳道前壁隆起的影响;②耳后切口的瘢痕隐蔽;③可在同一切口切取移植组织。

耳后切口:沿耳郭附着的皱褶线外做弧形切口。切口的上下端离耳郭皱褶线0.5cm,切口的中点则离耳郭皱褶线2cm为宜。以骨膜剥离子紧贴骨面将其分离至骨性外耳道口处,使其蒂部附于外耳道后壁皮肤。继之用小剥离子从外耳道骨面分离外耳道顶、后及下壁,向内深达近鼓环处。

外耳道后壁皮肤切口:做耳道壁的皮肤切口,可以经耳道或耳后切口。切口方向应平行于鼓环,上面近12点钟,下面抵外耳道6点钟处,切口的位置与鼓环的距离依鼓膜穿孔的大小及部位决定。鼓膜穿孔大,残留鼓膜少,其切口与鼓环的距离要远一些(一般要求5~7mm,反之要近一些)。若外耳道皮瓣张力较大可选择用下列两种补充切口。①在上述切口的上下两端各做一垂直鼓环方向的纵行延长切口;②在外耳道后壁切口的正中剪开,将皮瓣分成上、下两部向前翻起,形状酷似两扇门。后一种切口较适宜于穿孔较大、残留鼓膜较少者。

准备移植床:按修补穿孔的方式做不同的处理。若用夹层法修补,则将外耳道上、下、后三个壁的皮肤与残留鼓膜上皮层一并分离,将其向前翻起。以镰状刀去除穿孔缘上皮层,再以小剥离子从前方穿孔缘完成前方残留鼓膜上皮层与纤维层之间的分离。若用内植法修补,则将残留鼓膜及其纤维鼓环从鼓沟分离,与外耳道皮瓣一并向前翻起,前方纤维鼓环宜用直角剥离子,从残留鼓膜内侧伸入向外分离。

铺放移植组织:耳后进路其移植组织多用从同一切口部位切取颞肌筋膜,前鼓室内放置数块胶原海绵,然后按照"内植法"或"夹层法"(可参考"经外耳道进路鼓膜成形术的方法")铺放移植组织。铺展移植组织后复位外耳道鼓膜瓣。

填塞及缝合切口:在外耳道鼓膜瓣及移植组织外侧面以抗生素胶原海绵块压紧。然后经耳道内填入碘仿纱条。耳后切口以丝线间断缝合,并以纱布、绷带加压包扎耳部。

【术中注意要点】

1. 剥离外耳道皮肤时要避免撕裂,以"夹层法"修补穿孔时,尽可能完整彻底的剥离残留鼓膜上皮层,并完整保留。

2. 剥离锤骨柄表面上皮时,操作要轻巧,避免过分触动锤骨柄,以防术后发生耳鸣或感音神经性聋。

3. 分离后方纤维鼓环时,要注意避免剥离子伸入过深而致砧镫关节错位或镫骨足弓骨折或其底板脱出。

4. 对鼓膜上残留的钙化斑,只要不影响传音功能,就不必处理。

5. 要确保移植组织位置的正确,铺放移植组织后特别要注意前方有无裂隙,因该部位容易遗留裂孔。

【术后处理】

1. 术后全身用抗生素7~10天。

2. 术后7天拆除切口缝线。

3. 术后10天抽出外耳道内填塞之碘仿纱条及胶原海绵。

4. 取出填塞物后,正常移植组织应是淡色,表面潮湿或有少量渗出性分泌物,经3~4天后逐渐减少,若分泌物多或鼓膜有明显搏动,提示有感染。这时,应继续用足量抗生素,局部可用环丙沙星滴耳剂。若感染得到控制,多不遗留穿孔。

5. 若发现小穿孔,尽早用2%硼酸甘油液棉片贴补,直至穿孔愈合。如果有较大的穿孔则需二次手术修补。

6. 若发现移植鼓膜内陷或术前咽鼓管功能不良者,取出填塞物后尽早行咽鼓管导管吹张或捏鼻鼓气吹张,以防止移植组织与鼓室内壁粘连,吹张时不宜用力过大。

7. 术后1个月、3个月各测试纯音听力1次,以后每隔1年测试1次,以与术前听力进行比较。

【主要并发症】

1. 鼓室感染流脓主要原因是:①未能严格掌握手术适应证,术前中耳已有感染而施行手术;②术后伴有上呼吸道感染;

③术中未遵守无菌操作;④术中中耳腔内遗留异物,如棉花丝等,鼓室感染易致移植组织肿胀、缺血、坏死而遗留穿孔。

2. 鼓膜穿孔:鼓膜成形术后发生鼓膜穿孔,除因中耳感染外,还与3个因素有关。①病人年龄大,愈合能力差。②外耳道狭窄或骨性外耳道前壁突出而致移植组织铺放位置不正确。鼓膜愈合后延迟穿孔常与下列因素有关,新生鼓膜萎缩变薄,不正确地用力擤鼻或不正确地咽鼓管吹张。③鼓膜上皮剥离不彻底而发生鼓膜或鼓室胆脂瘤。

3. 鼓膜愈合位置不正确:包括鼓膜内陷、粘连或鼓膜外侧愈合(或前方钝角愈合)。前者多见于咽鼓管功能不良者;后者多与铺放移植物位置不当,或与铺放移植组织后其外侧面未压紧有关。

4. 听力下降或无提高与耳鸣:多见于鼓膜内陷、粘连或穿孔未愈合,有3%的病人可发生高频听力下降的感音神经性聋,致有耳鸣多与过度触动听骨有关。

第四节 保留外耳道后壁的乳突切除术及鼓室成形术

保留外耳道后壁的乳突切除术及鼓室成形术(intact canal wall mastoidectomy with tympanoplasty)亦称闭式手术或联合进路鼓室成形术,主要目的是在保留外耳道和鼓沟结构的条件下,清除中耳及乳突病灶。其优点是避免遗留开放的乳突腔,有利于在近于正常大小的中耳腔中重建传音结构。

【适应证】

1. 慢性胆脂瘤型中耳炎和慢性中耳乳突炎,尤其适用于上鼓室袋状内陷性胆脂瘤侵入鼓窦入口和鼓窦腔,而胆脂瘤远侧的乳突气化良好者。

2. 咽鼓管功能良好。

【禁忌证】

1. 不可逆性的咽鼓管堵塞。

2. 有急性上呼吸道炎症。

3. 有严重的高血压、心脏病、糖尿病及凝血功能障碍等全身系统疾病。

4. 重度感音神经性聋。

【术前准备】

1. 做外耳道分泌物的细菌培养及药物敏感试验。

2. 行颞骨 CT 扫描确定中耳乳突病变的范围及乳突气化情况。

3. 术前谈话取得病人理解和配合。

4. 术前耳周备皮和术前半小时注射阿托品和苯巴比妥。

【麻醉与体位】

1. 体位:仰卧转头位。

2. 麻醉:全麻。

【手术步骤】

1. 切口：取耳郭后切口,沿耳后沟做中点距耳郭附着处后 1.5~2.0cm 弧形切口。锐性分离皮下组织,向前至耳郭附着缘,然后在颞线和乳突尖之间做蒂在前肌骨膜瓣。用骨膜剥离子从骨面剥起肌骨膜瓣,向前抵外耳道骨段开口,然后按经耳后进路鼓膜修补术的方法做耳道后壁切口,将外耳道上、下、后壁皮肤向内分离至鼓环处,并且在近鼓环处平行鼓环从外耳道顶壁 12 点钟至外耳道下壁 6 点钟处切开外耳道后壁的皮肤,推向外耳道前壁。

2. 用切削钻磨除乳突皮质骨及乳突气房,完成单纯乳突凿开术。完整保留外耳道后骨壁,厚度较蛋壳厚为宜。

3. 以小剥离子自鼓膜后上方分离纤维鼓环,将外耳道鼓膜瓣向前翻起,用金刚钻磨除外耳道后上骨壁,扩大外耳道手术野,显露砧镫关节。若听骨链完整,用弯钩轻触砧镫关节或者锤骨柄,了解听骨链活动情况。清除鼓窦及鼓窦入口处胆脂瘤等病变组织可见到砧骨体,如果砧骨长脚被胆脂瘤等病变组织破坏或者发生坏死缺损,砧镫骨关节中断,取出砧骨体,剪除锤骨头后,继续向前开放上鼓室和前鼓室,清除上鼓室、中鼓室或者前鼓室内的胆脂瘤组织或者肉芽组织。剥离外半规管表面的胆脂瘤基质上皮时,要注意有无瘘管,切勿穿破,如果有瘘管,就保留胆脂瘤基质上皮,二期手术清除胆脂瘤基质上皮。已形成瘘管者,可用切口附近切取的筋膜封闭瘘口,勿用吸引器直接对着瘘管口吸引。

4. 清除上鼓室病变时宜保留鼓膜张肌肌腱,以利维持锤骨柄的正常位置,如果胆脂瘤侵犯鼓膜张肌肌腱和锤骨柄,无法清除干净时,宜剪断张肌肌腱,取出锤骨柄,以便于彻底清除病变。然后用小型钻石钻头磨除砧骨短脚下方、鼓索神经与面神经垂直段之间的骨质,显露面神经隐窝,以清理后鼓室、面神经水平段及前庭窗部位的病变。清除面神经水平段表面胆脂瘤及鳞状上皮时,注意有无骨管缺损。若有面神经骨管缺损,则宜用面神经刺激仪探针沿神经鞘膜表面小心剥离其胆脂瘤上皮。要充分分离中下鼓室之间的所有粘连组织。

5. 彻底清除中上鼓室、鼓窦及乳突腔病变后,按"鼓膜成形术"的方法准备移植床,然后依听骨残存的情况进行听骨链重建及鼓膜修补。若鼓膜松弛部缺损,则将移植筋膜衬于残留鼓膜上缘的内侧面,如鼓膜紧张部大穿孔,则将筋膜衬在残留鼓膜及外耳道皮瓣的内侧面,以"内植法"修补鼓膜,因胆脂瘤的腐蚀使外耳道后上壁骨质缺损较多者,可用软骨片修复。在移植软骨片的外侧面覆盖筋膜及外耳道鼓膜瓣。听骨链重建可一期完成,也可在半年后进行二期手术。防止术后发生鼓室窦胆脂瘤,或者鼓膜后上方易发生内陷形成胆脂瘤的方法是,经耳后乳突和面神经隐窝径路完整清除累及面神经隐窝、镫骨、面神经及鼓室窦的胆脂瘤上皮后,以刻痕的耳屏软骨块封闭鼓室窦口。具体方法为,从耳屏取一块一面带有软骨衣的长方形软骨块,以刀片在无软骨衣侧进行间断切割,其深度不超过对侧软骨衣。有软骨衣侧因有张力,刻痕侧形成凸面。将其经已分离抬起的耳道皮肤和鼓膜送入鼓室腔,置于前庭窗龛及圆窗龛的后方,以封闭鼓室窦口。放置软骨时,刻痕面朝向鼓岬。以后依需要行听骨链重建及鼓膜成形术,耳屏软骨封闭鼓室窦口的目的是防止术后鼓膜后上方内陷。

6. 关闭术腔:以胶原海绵和碘仿纱条固定移植鼓膜及外

耳道皮瓣。离耳后切口1cm处做一小切口,自此将一根静脉输液用的小塑料管引入乳突腔,以做引流。咽鼓管功能良好者,此管可在术后2~3天拔除,如咽鼓管功能不良,术后此管可放置3周,以做引流和通气管用。用丝线间断缝合皮肤切口,以纱布绷带包扎耳部。

【术中注意要点】

1. 此手术技术难度大,术中要正确辨认各解剖标志,避免损伤面神经及半规管。暴露上鼓室时注意避免暴露和损伤颞叶硬脑膜。

2. 保证彻底清除所有病灶,尤应注意避免遗留后鼓室的病灶,对面神经隐窝及鼓室窦等难以看清的部位,最好在中耳窥镜下清除病灶,或者通过左右转动手术床,暴露此隐蔽的部位。若无把握彻底清除病灶时,应去除外耳道后壁,改用开放的鼓室成形术。

3. 处理听骨链时,操作要轻巧,防止对镫骨的过分触动,以免术后引起神经性耳鸣及感音神经性聋。

【术后处理】

1. 术后全身应用足量抗生素。

2. 术后7天拆除切口缝线,术后14天抽出外耳道内填塞之碘仿纱条及胶原海绵。

3. 若耳道内有脓性分泌物或有鼓膜搏动时,应及时滴用抗生素滴耳剂。

4. 术后要定期随访,如疑有中耳及乳突胆脂瘤复发时,应作中内耳CT扫描,然后决定是否行探查清除病灶术。

【主要并发症】

1. 移植鼓膜上方袋状内陷的主要原因:

(1) 上鼓室外壁缺失过多,术中未以较坚硬的组织(如骨片或软骨片)修复。

(2) 未充分开放中鼓室与上鼓室之间通道,使上鼓室不能经中鼓室与咽鼓管充分通气引流。

2. 胆脂瘤复发原因:①上鼓室外壁缺损,鼓膜后上象限凹陷,形成内陷囊袋性胆脂瘤;②未能彻底清除病灶。一般认为,残留的胆脂瘤生长速度儿童较成人快,胆脂瘤复发后出现的症状和体征与其原发的部位有关,复发于鼓窦和乳突者较复发于鼓室者晚。早期不易发现,这是某些作者不主张这种封闭式手术的主要原因。有人认为,用该术式手术后,胆脂瘤复发率高,术后应定期进行中耳、乳突的影像学CT随诊。

3. 面瘫:多见于术中开放面神经隐窝或处理鼓室段面神经表面胆脂瘤状上皮时损伤面神经。

4. 迷路瘘:术中开放面神经隐窝或清除半规管表面病灶时损伤半规管所致。

第五节 乳突根治术及鼓室成形术

乳突根治术及鼓室成形术(mastoidectomy with tympanoplasty)又称开放式技术,这种手术适用于病灶较广泛的胆脂瘤型中耳炎和慢性中耳乳突炎,且用联合进路鼓室成形术不安全者。其主要优点:①便于彻底清除病灶;②术后胆脂瘤复发易早期发现;③通过进行听骨链重建和鼓膜修补,在可能范围内提高听力;④干耳率比单纯乳突根治术高。

【适应证】

1. 病灶较广泛的胆脂瘤型中耳炎和慢性中耳乳突炎,完壁式术式难以成功者。

2. 外耳道后上骨壁缺损者。

3. 复发病变者。

4. 唯一听力耳伴有外淋巴瘘者。

5. 解剖结构异常者;脑板低垂,乙状窦前置患者。

6. 胆脂瘤病变所在耳为唯一功能耳。

【禁忌证】

1. 不可逆性的咽鼓管堵塞。

2. 有急性上呼吸道炎症。

3. 有严重的高血压、心脏病、糖尿病及凝血功能障碍等全身系统疾病。

4. 重度感音神经性聋。

【术前准备】
同"保留外耳道后壁的乳突切除术及鼓室成形术"。
【麻醉与体位】
同"保留外耳道后壁的乳突切除术及鼓室成形术"。
【手术步骤】
1. 切口：可采用耳后进路，作肌骨膜瓣和外耳道皮瓣。

2. 磨开鼓窦、乳突及上鼓室，并且磨低外耳道后骨壁，完成一个与外耳道相通的乳突根治腔。如希望提高听力而做鼓室成形者，面神经嵴内侧段不宜过分磨低，并尽可能保持中耳的正常结构。

3. 重建听骨链及鼓膜修补：乳突根治术后破坏了支持鼓膜的外耳道上壁和后上壁。可用软骨或乳突皮质骨粉垫于靠近面神经骨管上缘的上鼓室内壁，并且用筋膜覆盖，以承托内置法修补的鼓膜。鼓膜表面用胶原海绵和生物胶固定。用乳突皮质骨粉+生物胶重建外耳道后壁，并覆盖筋膜和外耳道皮瓣。听骨链重建的方法则视听骨链的条件，如镫骨上部结构缺损，则取 TORP 人工听骨立于足板，如果是钛听骨则需要外面加软骨与移植鼓膜相连；如镫骨存在，则移植听骨 PORP 扣于镫骨头上，外侧端与鼓膜相连，具体方法见"重建听骨链的鼓室成形术"。

4. 耳甲腔成形术：在外耳道入口耳甲腔（右耳 9°处）作一长 2~3mm 切口，切透皮肤和软骨以及后面肌骨膜瓣，使得肌骨膜瓣上下一分为二。切除皮肤下部分软骨，使耳甲腔软骨出现半月形切迹。切口旁皮肤翻转向内，用可吸收线分别缝在颞线上方、颞肌上和乳突下端表面的胸锁乳突肌上。

5. 用肌骨膜瓣填塞缩小乳突腔，外耳道内填塞碘仿纱条。
【术中注意要点】
1. 彻底清除病灶，特别是注意避免遗留中、上鼓室内的炎性病灶及胆脂瘤。

2. 垫在上鼓室内壁的软骨或皮质骨，要确保其位置正确，避免在鼓膜修补时移动。

【术后处理】

1. 注意术后有无面瘫、眩晕、恶心、呕吐,如出现眩晕、恶心、呕吐,检查眼震方向、振幅、类型,并予服镇静剂,如地西泮(安定,2.5mg,3次/天)。若术前临床及检查无半规管瘘管征象、术中无损伤,可能因术腔纱条填塞过紧,宜及时松动耳内纱条。

2. 慢性中耳炎急性发作或术腔植皮者,给予抗生素5~7天。

3. 术后每日更换耳外部敷料,观察耳内渗出物情况、切口有无红肿,术后第5~7天拆线。

4. 术后第10~14天抽出耳内碘仿纱条,观察外耳道皮瓣及移植鼓膜生长情况。如渗出物多,可填入四环素可的松抗生素纱条,14日后换取。如分泌物不多,可不填塞。

5. 门诊观察至术腔完全上皮化、干耳,以后每隔半年至1年观察1次或者清理术腔脱落上皮碎屑。

【主要并发症】

1. 中、下鼓室内胆脂瘤复发,多与术中未彻底清除病灶有关。
2. 面神经麻痹。
3. 迷路炎。
4. 严重出血。
5. 脑脊液漏或者脑膜炎。
6. 术后不干耳。
7. 化脓性耳郭膜炎。

第六节 听骨链重建术

听骨链重建术(ossicular chain reconstruction)是鼓室成形术中的一个重要步骤,术中依听骨的病变类型重建听骨链,旨在鼓膜与内淋巴液之间建立稳定的连接,以恢复或改善中耳的传声功能。

【适应证】

1. 咽鼓管功能正常。

2. 中耳无活动性炎症。

3. 圆窗功能正常。

4. 内耳功能良好,骨导阈值不大于30dBHL。

5. 鼓膜干性穿孔贴补试验气导阈值无提高或提高<10dB。

【禁忌证】

1. 不可逆性的咽鼓管堵塞。

2. 有急性上呼吸道炎症。

3. 有严重的高血压、心脏病、糖尿病及凝血功能障碍等全身系统疾病。

4. 重度感音神经性聋。

【术前准备】

同"鼓室成形术"。

【麻醉与体位】

同"鼓室成形术"。

【手术步骤】

1. 鼓膜修补移植组织的采取:若须鼓膜修补者,手术开始先取用于鼓膜修补的移植组织,采取的组织及方法可参考鼓膜成形术。

2. 切口:一般采用耳内切口,其方法与经外耳道进路鼓膜成形术的切口基本相同。不同点在于,耳道后壁弧形切口离鼓环的距离要比单纯鼓膜成形术远一些,以便于封闭鼓室。

3. 剥离外耳道皮肤:沿外耳道做弧形切口,将切口内侧外耳道皮肤从骨膜下向内分离至鼓切迹,若须修补鼓膜穿孔,可以按修补的方式完成鼓膜移植术(参照"鼓室成形术")。若鼓膜完整者,则从鼓切迹分离进入鼓室,将鼓膜后半部与其相连的外耳道皮瓣一起向前翻起。

4. 探查中、上鼓室及听骨链:先凿除后上方的部分骨性鼓环及外耳道骨质,暴露砧镫关节、镫骨及锥隆起等结构,若疑有上鼓室病灶,可去除部分上鼓室外侧壁骨质,显露锤骨头及砧骨体。然后在高倍手术显微镜下仔细检查听骨表面有无鳞状上皮、肉芽、胆脂瘤及硬化病灶。清除这些病变时操作应仔细轻巧,避免损伤镫骨、内耳及面神经等重要结构。适宜于重建听骨链鼓室成形术的常见病变:①砧骨缺损,锤骨和镫骨存在;②砧骨和锤骨(或锤骨柄)缺损,镫骨存在;③砧骨和镫骨足弓缺损,锤骨柄存在或缺损;④听骨链固定;⑤伴有其他病变。

5. 听骨链重建的方法:中耳病变的复杂性导致听骨链重建方法的多样化。主要根据听骨链病变的类型及手术者的习惯而选用,听骨链重建应遵循下述原则:①要准确估计移植听骨的长度,过短达不到连接鼓膜与前庭窗之间的目的,过长会过分增加对镫骨的压力,易致耳鸣及感音神经性听力障碍;②植入听骨的体积应尽量细小,以减轻听骨的重量,有益于对各频率声音的传导,并可防止与周围结构的粘连;增加鼓室的容积;③植入的听骨,其两端要保证相对牢固地连接。

听骨链重建同时进行鼓膜成形术时的手术步骤:①先植入移植组织修补鼓膜,使移植组织的前半部相对固定;②掀开移植鼓膜的后半部后按不同情况进行听骨链重建;③然后再复位移植鼓膜的后半部及外耳道皮瓣,上述步骤有利于移植听骨的位置相对稳定,可避免因鼓膜修补操作改变移植听骨的原有位置。

听骨链重建的方法则按上述听骨病变的类型进行。

(1) 砧骨缺损,锤骨和镫骨存在:可用听骨或软骨雕刻成小柱,或用部分听骨赝复物(PORP)镶嵌在锤骨柄与镫骨头之间。用自体听骨时,一般取砧骨体或锤骨头,先用金刚石钻头将其磨成细长的小柱,与镫骨头连接的一端要磨成一小凹面,大小适合于镫骨头;与锤骨柄相连的一端则磨成一槽沟,移植听骨的长度,可借助度量子直接测量镫骨头到锤骨柄内侧面距离来决定。如用部分听骨赝复物(PORP),其外侧端与锤骨柄之间要插入一软骨片,以利良好的愈合和防止以后经鼓膜穿出。如锤骨柄位置明显靠前时,与镫骨头之间镶嵌的听骨小柱则成近似水平位,以致影响传声效果。对此情况,移植的听小骨要雕刻成倒 L 形。然后在与镫骨头和锤骨柄相连的部位分别磨成凹面和槽沟面,镶嵌于锤骨柄与镫骨头之间,若锤骨柄明显内移几乎接近鼓岬,移植听骨就无法连接锤骨柄与镫骨头。这时将植入听骨的外侧面磨成平面,与移植鼓膜的内侧面直接接触。而另一端则磨成凹面扣在镫骨头上。

(2) 砧骨和锤骨(或锤骨柄)缺损,镫骨存在:在镫骨头部与移植鼓膜之间镶嵌入体听骨,与镫骨头相连的一端磨一小凹面。其移植的听骨小柱尽可能要磨细,以免与鼓室壁相接触。再则要保证足够的长度,以维持最终愈合状态下鼓膜与镫骨之间的张力。若镫骨头缺损,移植小柱的内侧端要雕刻成切迹状,扣于镫骨足弓的顶部,如用部分听骨赝复物(PORP),则其外侧面与移植鼓膜之间嵌一软骨片,以利良好愈合和防止经以后变薄的鼓膜穿出。

(3) 砧骨和镫骨足弓缺损,锤骨柄存在或缺损:在鼓膜(或锤骨柄)与镫骨底板之间移植一听骨小柱。移植前要去除底板表面病变组织,以利于移植小柱与底板之间的良好愈合。可用全听骨赝复物(TORP),外侧端则贴附于移植鼓膜的内侧面,内侧端放在镫骨底板表面。用上述方法重建听骨链后导致失败的原因多见于移植小柱内端与镫骨底板脱位。多数为鼓膜愈合过程中,因纤维组织的收缩,使鼓膜外移所致。鉴于此对镫骨上结构缺损者也有主张做分期手术,一期行单纯鼓膜修补术,待鼓膜愈合,使其位置相对稳定后再行二期听骨链重建术。为避免移植听骨脱位,可在移植小柱内端的界面以纤维蛋白胶固定。

(4) 听骨链固定:先天性中耳畸形、鼓室硬化症、炎症后上鼓室新骨形成以及耳外伤均可致锤骨头和砧骨体同时或单独固定。对此病变首先要去除引起听骨链固定的病灶,然后分离砧镫和锤砧关节,取出砧骨。此时如锤骨活动恢复正常,则利用改形的自体砧骨重建锤骨柄与镫骨头之间的联系。如取出砧骨后,锤骨仍不活动或锤骨柄明显内移,则在鼓膜张肌腱附着的偏上方截断锤骨颈部,钳除其头部。此时锤骨柄活动多能恢复正常。但锤骨柄仍有内移时,以明胶海绵支持,使其恢复至正常位置,然后用改形的自体砧骨或锤骨头,镶嵌于镫骨头与锤骨柄之间,重新恢复其听骨链功能。对于限于上鼓室胆脂瘤或锤骨头和砧骨体被纤维组织及硬化灶包绕固定者,经清除病灶即使恢复活动,也宜将砧骨和锤骨头取出,然后用自体听骨重建听骨链。其优点在于:减少重新粘连固定的机会;便于彻底清除上鼓室病变;维持中鼓室与上鼓室,鼓窦及乳突腔之间宽敞的通道,以利于保持鼓室的含气量。炎症性粘连、鼓室硬化、耳硬化症及先天性畸形可导致镫骨固定,在鼓室硬化症,切断硬化的镫骨肌腱,剔除镫骨底板周边的硬化灶,可以使底板活动正常,但其维持时间甚短,不久会重新固定。一般认为,去除鼓室硬化灶的同时进行镫骨切除术,是治疗鼓室硬化症镫骨底板固定的最佳方法,有望获得良好的远期效果。但清除镫骨底板硬化灶的操作,有导致足板骨折和开放迷路的危险。有鼓膜穿孔或伴有尚未治愈的中耳炎时,中耳缺乏正常的防御功能。因此,对此类病例行鼓室成形术时,不能同时行前庭窗功能恢复的任何手术,应先做鼓膜成形术,术后观察 3~6 个月,痊愈后进行,否则可能导致严重的迷路损害和全聋。

(5) 伴有其他病变:锤骨柄内移,其脐部与鼓岬黏膜粘连时,鳞状上皮可沿锤骨柄表面长入与其相连部位的鼓岬表面。对此情况一般不须切除锤骨柄,可分离粘连和剥除鳞状上皮,并将锤骨柄尖端轻轻抬起,用明胶海绵垫其内侧面,以防重新粘连。然后按需要做相应的听骨链重建和鼓膜成形术。若鳞状上皮从穿孔缘长入鼓室,并覆盖全部鼓室内壁者,要仔细、完整分离后钳除。所遗留的创面则以硅胶膜或软骨片覆盖,再行鼓膜成形术。观察半年,待鼓膜穿孔愈合、鼓室创面被正常黏膜修复后,取出植入的硅胶或软骨片,并根据听骨链的病变做相应的听骨链重建术。

【术中注意要点】

1. 彻底清除中耳的不同病变,是重建听骨链术成功的重要前提条件。

2. 植入的听骨位置要正确。修复鼓膜时易使植入的听骨脱位,故在完全鼓膜修复后应需重新检查植入听骨的位置。

3. 要认真仔细雕刻所移植的听骨,以确保植入听骨两端较为牢固地连接,并要避免植入的听骨与邻近骨质结构(如面神经骨管、锥隆起等)接触,以免影响传声效果。

4. 清除中耳病变时,操作要轻巧,避免损伤神经及内耳。尤其处理两窗处病变时,要避免形成迷路瘘。鼓室硬化引起镫骨固定者,宜分期手术。

【术后处理】

1. 平卧休息1~2天。

2. 全身用抗生素,以防感染。

3. 术后1个月内避免头部碰撞,禁捏双鼻孔擤鼻,以免植入听骨脱位。

4. 术后1周拆除切口缝线,10天抽出耳道内填塞的碘仿纱条。

5. 抽出纱条后如鼓膜有搏动或有小穿孔,处理方法同鼓膜成形术。

6. 如鼓膜发暗示鼓室内有积液或积血,这时可用2%酚甘油棉片贴附于鼓膜外侧面,每日1次,直至其颜色恢复正常。

7. 如有移植鼓膜内陷或术前咽鼓管功能不良者,应早期行咽鼓管导管吹张。但吹张的力量要柔和,以防植入听骨脱位。

【主要并发症】

1. 术后鼓膜穿孔。

2. 听力下降或无提高,多见于植入的听骨脱位或因中耳腔粘连使其重新固定。

3. 植入听骨排出,多见于以无机材料如Proplast、Plastpore或陶瓷听骨移植者,用自体听骨者很少有排斥现象。

4. 鼓室粘连,多见于清除中耳鳞状上皮后鼓膜与鼓室内壁粘连,致鼓膜不活动。

5. 鼓室胆脂瘤,因中耳鳞状上皮清除不彻底,日久形成鼓室胆脂瘤。鼓膜多呈乳白色,胆脂瘤体积较大者鼓膜向外膨隆或致鼓膜穿孔。

第七节 乳突根治术

乳突根治术(radical mastoidectomy)是根除乳突、鼓窦和鼓室内病变,形成一与外耳道相通的覆盖上皮的空腔的手术。手术目的是彻底清除乳突、鼓窦、鼓室和咽鼓管鼓口病变组织,制止流脓,获得干耳,防治颅内、外并发症。经典的乳突根治术可使听力遭到一定程度的损害,一般气导听阈可下降至 50~60dBHL。随着耳显微外科及鼓室成形术的迅速发展,近年在清除中耳乳突病变的同时,尽量保留与传音功能有关的中耳结构,如听小骨、残余鼓膜、咽鼓管黏膜等,采用各种术式重建听力。故目前对乳突根治术适应证的选择比较慎重,施行乳突根治术的已减少。

【适应证】

1. 胆脂瘤型中耳炎破坏范围广泛及慢性化脓性中耳乳突炎骨质破坏已无重建听力条件,如合并感音神经性聋、咽鼓管功能无法恢复者。

2. 胆脂瘤型中耳炎合并耳源性颅内并发症、岩锥炎、化脓性迷路炎、面神经麻痹等,不适宜施行听力重建术者。

3. 结核性中耳乳突炎伴骨质破坏或死骨形成者。

4. 中耳乳突肿瘤未能彻底清除,如颈静脉球体瘤、面神经纤维瘤、中耳癌。

【禁忌证】

1. 慢性化脓性中耳炎单纯型。

2. 分泌性中耳炎。

3. 急性化脓性中耳炎。

4. 无骨质破坏或死骨的中耳乳突结核。

【手术步骤】

1. 切口:耳后切口。切口呈弧形,上起耳郭附着处上缘之高度,在距耳郭后沟约 0.2cm 处切开皮肤,然后向下略向后延伸,至切口之中段,此处离耳郭后沟 1.5~2.0cm,从此处转而向下稍向前延长切口,直达乳突尖水平,此时距耳郭后沟的距离约为1.2cm。锐性分离皮下组织,向前至耳郭附着缘,然后在颞线和乳突尖之间做蒂在前肌骨膜瓣。用骨膜剥离子从骨面剥起肌骨膜瓣,向前抵外耳道骨段开口,然后按经耳后进路鼓膜修补术的方法做耳道后壁切口将外耳道上、下、壁皮肤向内分离至鼓环处,并且在近鼓环处平行鼓环从外耳道顶壁12点钟至外耳道下壁6点钟处切开外耳道后壁的皮肤,推向外耳道前壁,外切口相当于外耳道骨段入口水平,在外耳道上壁作一平行于外耳道切口,连接内外切口剪开外耳道皮肤,用外耳道皮瓣刀由内向外在外耳道前下壁切开外耳道皮肤,并保持与前壁皮肤部分相连,形成带蒂的外耳道皮瓣,并用撑开器固定。

2. 暴露乳突骨皮质:以剥离器分离骨膜,暴露乳突骨皮质,前达鼓鳞裂,上至颞线,下致鼓乳裂。确认外耳道上棘及筛区。用牵开器撑开创口。

3. 开放鼓窦及乳突:上起颞线,下至乳突尖,前达骨性外耳道后壁,用切割逐层钻磨去乳突骨皮质,用金刚石钻磨低垂直段面神经骨管,使整个鼓环清晰可见。电钻运动方向在上方与天盖平行,在前方与外耳道后壁平行,在后方与乙状窦走行方向平行,暴露乳突浅层气房,沿窦脑膜角在天盖下方向前找到鼓窦。成人鼓窦距乳突表面1~1.5cm,婴幼儿之位置较浅,仅0.2~0.4cm。开放鼓窦时,注意向上勿误入颅中窝,避免损伤硬脑膜,向后勿伤及乙状窦。

4. 清除病变组织:将鼓窦、鼓窦入口及乳突腔的病变组织全部清除,上鼓室如有肉芽或坏死组织,亦应仔细剔除。开放全部残留气房,直至最后形成一前达鼓窦入口及外耳道后壁、上至鼓窦盖及乳突天盖、后至乙状窦骨板、后上方为窦脑膜角、下抵乳突尖、二腹肌嵴的空腔。

5. 清除乳突气房及胆脂瘤等病变:彻底、有步骤地清除乳突气房病变,将胆脂瘤腔洞上的悬骨磨除,充分暴露胆脂瘤的范围,胆脂瘤表现为白色、光滑、纤薄的囊膜,囊外以厚薄不一的结缔组织与邻近骨壁或组织紧密相连。囊膜破后溢出奇臭、豆腐渣样内容物,可用吸引器吸除或用大刮是刮取,用剥离子自乳突后方向鼓窦方向沿骨面剥离,胆脂瘤膜底及周围骨质可因骨炎而致松软,易出血,与硬似象牙的硬化型骨质明显不同,应磨或刮除至呈白色坚硬骨质。部分气化型乳突胆脂瘤上皮可广泛延伸至周围气房,均应追踪至末端并彻底清除。在下列部位剥离胆脂瘤上皮时要特别小心,并考虑保留,如怀疑半规管有瘘管,其表面覆盖的胆脂瘤上皮一般不予剥除,以免造成迷路感染及更大的损伤,若不慎去除,切忌在瘘管口上吸引,应即刻在瘘管口上覆盖一薄层颞肌筋膜;对牢固地粘连在暴露的乙状窦、脑膜及面神经上的胆脂瘤上皮,应小心切除,以免损伤这些重要的结构;覆盖在镫骨足板上的胆脂瘤上皮可在第一期手术时去除。清除后的乳突腔,应是"轮廓化",可看到乙状窦骨壁、Trautmann 三角、窦脑膜角、外半规管隆凸、鼓窦入口、砧骨短脚、二腹肌嵴等标志。

6. 修薄及断骨桥:用金刚钻将外耳道后壁、上壁骨质削薄,形成一横跨鼓切迹或鼓窦入口的骨桥,然后磨断骨桥。先去除拱柱骨桥的前半部(即位于上鼓室的顶部),然后小心逐步去除骨桥的后半部及后拱柱或鼓窦入口的外下壁突出的悬骨(又称"鹰嘴")。磨低外耳道后骨壁及面神经嵴,使乳突腔、鼓窦、鼓室与外耳道间形成一大空腔,通畅引流,便于换药及观察。这是乳突根治术的重要步骤。因此,要认清解剖标志,先找到外半规管隆凸及砧骨短脚或砧骨窝,面神经外膝部、垂直段的上端位于其前下方,面神经垂直段下部的解剖标志是乳突尖的二腹肌嵴,要牢记面神经嵴的内侧段不能低于外半规管及砧骨窝,可将外耳道下壁外端去除一部分骨质,使后壁皮瓣可以平铺入乳突腔。通常先将砧骨取出,砧骨多为肉芽或胆脂瘤包绕,砧骨长脚缺损,极易以钩针松动钳取。在手术显微镜下,用钻石钻头仔细地削低面神经嵴,包括内侧段"鹰嘴"及后拱柱。要随时冲水,防止电钻产生的过热损伤面神经。操作须与面神经行走方向平行,面神经管外侧骨壁常有一小动脉平行走行,如削低骨壁时,骨质较易出血,表明已接近面神经管,不应再继续磨削。有时可看到磨薄骨壳下呈粉红色的面神经,如无必要不宜暴露面神经,以免发生面瘫。

7. 清除鼓室病变组织:除去前拱柱骨质,清除上鼓室前隐窝内匿藏的病变,上鼓室前隐窝是开放锤骨头前一层菲薄的半骨半膜性薄壁后呈现的大气房,该处易隐藏胆脂瘤基质。取出残余听骨,唯独镫骨不能动。通常削低面神经嵴前已取出砧骨,如尚未取出,先用尖针轻触砧骨短脚,分离锤、砧骨间及砧、镫骨间连接的组织或肉芽,然后取出残余听骨,不可用力强拉,以免镫骨底板脱位或将镫骨连带取出。在手术显微镜下细心清除鼓室内肉芽、胆脂瘤上皮、肿胀黏膜。去除镫骨、卵圆窗区肉芽应从锥隆起开始,向前平行于镫骨肌腱分离咬除,清除困难的残留肉芽,不强行清除,避免镫骨脱位。有的面神经骨管自然缺损或被破坏、面神经暴露,分离其上面肉芽时,用面神经探测仪探寻面神经的位置,然后分离。逐一清除包括面神经隐窝或者鼓室窦内匿藏的病灶。在经典的乳突根治术中,残余鼓膜、鼓环及骨性鼓沟需切除。将切除的鼓膜张肌腱从骨性半管拉出,取出肌肉及肌腱。鼓室内黏膜应彻底清除,用刮匙伸入咽鼓管内,反复搔刮管内黏膜,用鼓膜张肌腱或碎骨屑封闭咽鼓管鼓口,由于咽鼓管与颈内动脉仅隔一薄骨壁或骨壁缺损,要特别小心不要损伤颈内动脉。用电钻磨除下鼓室气房,并磨(刮)低外耳道下壁,使中耳腔广泛暴露,外耳道扩大,但注意避免损伤颈静脉球,有的鼓室下壁缺损,颈静脉球暴露或离位突入下鼓室,如伤及可引起严重出血。

经典的乳突根治术完成后,鼓室内除镫骨保留外,锤、砧骨摘除,残余鼓膜、鼓环、鼓沟清除,鼓室内壁黏膜剥离,暴露前上方咽鼓管口,上鼓室、中、下鼓室完全敞开及病灶清除,外耳道后壁去除,面神经嵴削低,面隐窝、鼓室窦病灶清除,中耳、乳突、鼓窦及外耳道打通成一大空腔。

8. 耳甲腔成形术:在耳甲腔作第三切口,切除切口周围的部分软骨,将切口上下方皮肤用 1-0 可吸收线分别缝合在上面颞肌和下面胸锁乳突肌上,其目的是扩大外耳道口,防止发生耳道口狭窄。

9. 在确保完全清除病变前提下,可用生物胶+骨粉填塞并缩小乳突腔,表面覆盖筋膜或者外耳道后壁皮肤,不能有骨粉暴露。用软骨重建上鼓室外侧壁,表面覆盖筋膜。

10. 用骨肌膜瓣填塞乳突腔,缝合切口:将碘仿纱条填入术腔,固定外耳道皮瓣,缝合切口。覆盖消毒敷料,用绷带扇形包扎伤口。

【术中注意要点】

1. 除去骨桥、削低面神经嵴是手术的关键步骤,以达到引流通畅的手术目的,也是手术最容易出问题的区域,如操作不慎,可造成面神经、迷路损伤的严重后果,或面神经骨管不敢磨低,形成高耸的"门槛",妨碍引流,为此,在不损伤面神经的前提下,面神经嵴越低越好,因而要熟悉有关解剖标志并细心操作。

2. 25%~55%的面神经骨管有裂隙或自然缺失,主要位于水平段前庭窗上方,如术中吸引、牵拉,可引起损伤。

3. 彻底祛除乳突、鼓室病变,是手术的根本目的,注意追踪及彻底清除胆脂瘤上皮基质延伸的乳突气房,以及清除面隐窝、鼓室窦、上鼓室前隐窝的隐藏病变,但对覆盖在迷路瘘管上的胆脂瘤上皮及少量肉芽可予保留,以免损伤。

4. 乙状窦前移:有的病人乙状窦位置非常前移,甚至接近外耳道,如乙状窦损伤出血,立即放置棉片加压,以后改压明胶海绵或游离颞肌瓣,术腔填塞碘仿纱条。

5. 颈静脉球高位:鼓室下壁与颈静脉球间常为一薄层骨板所隔,有的骨板缺如,有的颈静脉球体高位突入下鼓室或乳突尖部,呈蓝紫色,术中如损伤可严重出血,应立即填入棉片加压,后改压明胶海绵、游离颞肌瓣及碘仿纱条。

【术后处理】

术后第10~14天抽出耳内碘仿纱条,观察外耳道皮瓣生长情况、创面肉芽面是否平滑。如渗出物多,可填入渗抗生素液纱条,每日或隔日换取。

【主要并发症】

1. 面神经麻痹:可发生于手术中及手术后。手术中常因断骨桥时操作不慎,电钻滑脱,吸引、牵拉暴露的面神经等所致的损伤,多损伤面神经水平段及外曲部,应立即行面神经探查减压术或神经移植术。手术后发生的面瘫多因炎症或纱条填塞过紧、压迫致面神经水肿,经非手术治疗、纱条抽出多能完全恢复。

2. 迷路炎:可因操作损伤外半规管、镫骨脱位、剔除迷路瘘管上覆盖物等,引起浆液性或化脓性迷路炎,如系"死迷路"可导致全聋。

3. 严重出血:可因损伤乙状窦壁或颈静脉球所致。

4. 脑脊液漏或脑膜炎:因损伤颅中窝脑膜而致。

5. 术后长期流脓不止:常为乳突、鼓室病变未彻底根除,面神经嵴过高、骨桥未去除,影响引流、观察及换药。

6. 化脓性耳郭软骨膜炎:常因手术暴露软骨,被术腔中的绿脓杆菌感染所致。

第八节 人工耳蜗植入术

【适应证】

1. 单侧人工耳蜗植入适应证:对于双耳重度或极重度聋,病变部位定位诊断于耳蜗者,可以选择人工耳蜗植入。

(1) 语前聋患者的选择标准:①双耳重度或极重度感音神经性聋;②最佳年龄应为12个月至5岁;③配戴合适的助听器,经过听力康复训练3~6个月后听觉语言能力无明显改善,指在最好助听聆听环境下开放短句识别率≤30%或双字词识别率≤70%;④无手术禁忌证;⑤家庭和(或)植入者本人对人工耳蜗有正确认识和适当的期望值;⑥有听力语言康复教育的条件。

(2) 语后聋患者的选择标准:①在18岁以前较好,年龄没有绝对限制;②双耳重度或极重度感音神经性聋,听阈≥70dBHL;③配戴助听器6个月无效或效果很差,在最好的助听聆听环境下开放短句识别率≤40%;④无手术禁忌证;⑤有良好的心理素质和主观能动性,对人工耳蜗有正确认识和适当的期望值;⑥有家庭的支持。

2. 双侧人工耳蜗植入适应证

(1) 双侧人工耳蜗同时植入适应证

成人：双耳语后重聋10～15年；没有前庭疾病史；符合单侧语后聋人工耳蜗植入标准。

儿童：6～36个月双侧重聋儿童；神经系统检查正常；符合单侧语前聋人工耳蜗植入标准。

（2）双侧人工耳蜗相继植入适应证

成人：单侧人工耳蜗植入效果好；另外一耳配戴助听器双耳言语识别测试没有明显增益（词识别率增加<10%，开放短句识别率增加<20%）。

儿童：单侧人工耳蜗植入效果好；另外一耳配戴助听器双耳言语识别测试没有明显增益。第二耳植入年龄<8岁较好；8～12岁效果差，>12岁效果更差。

【手术禁忌证】

1. 绝对禁忌证，包括内耳严重畸形病例，如Micheal畸形、无耳蜗畸形等；听神经缺如；严重智力障碍；无法配合语言训练者；严重的精神疾病；中耳乳突有急、慢性炎症尚未清除者。

2. 相对禁忌证，包括全身一般情况差；不能控制的癫痫；没有可靠的康复训练条件。分泌性中耳炎和胶耳并非手术禁忌证。慢性中耳炎伴有鼓膜穿孔者，如果炎症得到控制，可选择一期或分期手术。一期手术是指根治中耳乳突病灶，鼓膜修补（或乳突腔颞肌填塞和封闭外耳道）的同时行人工耳蜗植入术。分期手术指先行病灶清除，修复鼓膜穿孔或封闭外耳道，3～6个月后行人工耳蜗植入术。

【单侧植入时手术耳选择】

根据听力检查和影像学检查结果综合分析选择：

如果双耳听力检查和影像结果相当，一般选择利手耳接受手术。

如果双耳听力检查结果不同，一般选择听阈相对较好的耳，或者耳聋时间短耳，或者配戴助听器时间长的耳接受手术。

如果双耳听力检查结果不同，但一耳配戴助听器效果好，那就选择听阈差一耳接受人工耳蜗手术。

【麻醉与体位】

全身麻醉,病人平卧位,头偏向对侧。

【手术步骤】

人工耳蜗植入术有乳突-面神经隐窝入路、外耳道入路和颅中窝入路,这里主要介绍乳突-面神经隐窝入路。

1. 切口:不同厂家生产的人工耳蜗,其切口略有不同,比如"C"形切口、"倒 L"形切口、或者长度 4~5cm 直切口等,近年来切口长度变短和皮瓣面积越来越小,对术野血供干扰越来越少,原则是皮瓣和肌骨膜瓣切口最好有 1cm 间距,皮肤切口最好在接收器前缘 1cm,倾向用小切口技术。包括耳郭后沟切口和颞部向后上方经 1cm 长度延长切口,先沿耳郭后沟作弧形切口,下至乳突尖,上平耳郭附着处上缘,深达筋膜浅层,向前向后分离皮瓣和皮下组织,再在皮肤切口后方切开筋膜、肌肉和骨衣,深达骨面,其上、下分别平颞线下缘和骨性外耳道下壁。

2. 分离:用剥离器沿骨面向前向后分离,向前显露外耳道后上嵴和骨性外耳道后壁外缘,向下暴露乳突尖前缘,向上显露颞线,向后应分离至顶切迹与乳突尖连线及颞骨后上颅骨面。

3. 单纯乳突切开术:尽可能将骨性外耳道后壁磨薄,但不得磨破,避免外耳道软组织暴露于术腔。乳突切开,上、下和后骨壁呈悬垂状,以便固定电极。

4. 开放面神经隐窝:在面神经垂直段起始部前方、砧骨窝下方和鼓索神经后内方用金刚钻头磨除骨壁,开放后鼓室外侧壁,显示圆窗龛、锥隆起、前庭窗龛及鼓岬后缘,用金刚钻头在圆窗龛前下缘钻孔,采用"圆窗龛进路"开放耳蜗鼓阶,或者圆窗龛前下方用金刚钻磨除其钩状(hook)区骨质,暴露圆窗膜,经"圆窗膜进路"开放鼓阶。开放鼓阶后可以用地塞米松冲洗鼓阶,或者用透明质酸钠注入鼓阶以防耳蜗开窗时骨粉进入鼓阶。

5. 磨出容纳接收器的骨井及通过电极的骨槽:按接收器大小,在耳郭上缘后上方的颅骨上磨出骨井,容纳接收器,最好保留薄骨片与硬脑膜分隔,骨井两侧各钻孔 2 个,以便引线固定接收器。有些人工耳蜗产品不需要磨骨井或者钻孔,直接把接收器放在骨膜下,亦不需要用线固定。在此骨井下方磨出一沟槽通入乳突腔,以便电极由此通过。

6. 安放接收器和电极:将接收器放入骨井内,将两电极自沟槽通入乳突腔,刺激电极自面神经隐窝至蜗窗龛前下方鼓阶外侧骨孔,导入鼓阶,用电极叉徐徐向鼓阶内送入电极,直至要求的深度,用肌肉或筋膜封闭电极周围孔隙并固定电极。刺激电极放入鼓阶后,应开机检测其功能状况,如有异常,应调整刺激电极,使之达到要求。参考电极放置在颞骨骨膜下。另外在植入人工耳蜗的刺激电极时,动作要轻柔,以便保存患者残存听力。

7. 缝合加压包扎伤口:外耳道用碘仿纱条填塞,伤口覆盖无菌纱布,绷带包扎。

【术中注意要点】

1. 在开放面神经隐窝时,向前不得磨破外耳道后壁,以防感染;向后不得损伤面神经垂直段。术中全程用面神经监测仪。术中应用抗生素。

2. 在磨除容纳接收器的骨井时,不应损伤硬脑膜,以防颅内感染。

3. 作用电极放置在鼓阶内,要注意插入方向。

4. 接收器放置部位以耳郭边缘后外上方为宜,避免侧卧时耳郭受压疼痛。

5. 术中应彻底止血,接收器植入后,不得使用单极电凝止血,以免损坏人工耳蜗。

【主要并发症】

1. 局部出血,如有皮下血肿,应予清除,以防感染。

2. 眩晕:有的病人会出现眩晕和眼震。

3. 面神经损伤:在开放后鼓室外侧壁时伤及面神经垂直段,造成面瘫,或因电极接触面神经,开机时引起面肌痉挛等。

4. 中耳炎、乳突炎:多由于外耳道后壁骨破损,电极又损伤外耳道软组织引起,也可见于耳咽鼓管功能障碍者。

5. 脑膜炎:可因迷路炎或误伤脑膜引起继发感染。

6. 人工耳蜗失灵:主要有电极脱位;电极绝缘层受损,体液渗入;接收器电路故障等。人工耳蜗接收器隆起:主要因颅骨发育将接收器顶起,必要时重新手术安装接收器。

(崔永华 刘爱国)

第十五章 鼻部常规手术

第一节 鼻中隔偏曲矫正术

【适应证】

1. 鼻中隔偏曲明显且影响鼻呼吸者。

2. 鼻中隔偏曲压迫鼻甲引起头痛,或妨碍鼻窦引流者。

3. 鼻中隔偏曲导致反复鼻窦炎或引起慢性卡他性中耳炎等。

4. 行鼻内筛窦开放或蝶窦手术,影响手术操作或术后换药时可需先行鼻中隔矫正术。

5. 过敏性鼻炎伴鼻中隔偏曲,经非手术疗法无效,鼻塞显著时,可试行鼻中隔矫正术。

6. 由于鼻中隔偏曲嵴引起反复出血者。

【禁忌证】

1. 鼻腔或鼻窦有急性感染者。

2. 梅毒、结核病患者。

3. 血友病有严重出血倾向者。

4. 年龄未满16岁,鼻部发育尚未完全者。

【术前准备】

1. 修剪鼻毛,男性患者剃胡须。

2. 常规化验检查是否在正常范围,如血常规、出、凝血时间,血小板计数。

3. 术前常规询问及检查有无上呼吸道的急性炎症、严重高血压及出血性疾病或出血倾向。女性患者询问月经期。

4. 术前一日或术晨酌情给予镇静药。

【注意事项】

1. 目前多在鼻内镜下完成。

2. 在切口处分离黏膜时,必须在软骨膜下分离,否则黏膜下分离易损伤黏膜。

3. 分离软骨与骨部交界处的黏膜时,因纤维粘连较紧,应仔细分离。

4. 切开软骨时勿切及对侧黏膜。

5. 近鼻背的软骨不宜切除过多,不宜牵拉以防鼻梁塌陷。

6. 在内镜下操作,纠正彻底,损伤少,有其优点。

【术后处理】

1. 半卧位,半流质饮食。

2. 禁止用力擤鼻,尽量避免打喷嚏。

3. 术后 48 小时左右抽出鼻腔填塞物,定期清理、收缩鼻腔。

4. 酌情使用抗生素。

5. 术后 5~7 日拆线。

6. 鼻腔各填膨胀海绵一块,注水使其膨胀,均匀压迫,不易形成血肿。

【并发症】

1. 鼻中隔穿孔多因技术不熟练、操作不细致所致。常见于鼻中隔切口处或鼻中隔距状突、棘突畸形明显处,因黏膜破裂导致穿孔。小心仔细操作可避免穿孔,已发生穿孔应及时修补。

2. 鼻中隔血肿多发生于鼻腔填塞物取出后。两侧软骨膜或骨膜之间出血,检查鼻中隔两侧黏膜凸向鼻腔侧壁,使用减充血剂不收缩,呈紫色,触之较软。如血肿较大,应自原切口处分离吸取血块,再重新填塞鼻腔,给予抗生素及止血药。

3. 鼻中隔脓肿为鼻中隔血肿感染所致。患者有畏寒、发热、头痛、鼻梁肿痛和鼻阻塞症状。检查鼻中隔红肿、触痛、有波动感,鼻梁、鼻尖有明显压痛。如确诊,应及早自原切口处分离排脓,置入橡皮引流,每日更换至脓液完全停止,同时给予大量抗生素。

4. 鼻梁塌陷多因术中切除软骨过多,病人年龄在 18 岁以下而鼻骨尚未完全发育,或因鼻中隔脓肿软骨液化所致。

5. 鼻腔粘连。

第二节 中鼻甲部分切除术

【适应证】
1. 中鼻甲肥大或息肉样变影响呼吸、嗅觉及鼻窦引流者。
2. 中鼻甲肥大压迫鼻中隔或鼻腔外侧壁,引起反射性头痛者。
3. 某些手术前的预备手术,如鼻内筛窦、蝶窦手术等。
4. 急性筛窦炎或急性额窦炎并发颅内感染,需经中鼻道引流者。

【禁忌证】
1. 有急性上呼吸道感染。
2. 出血性疾病或心血管疾病等不能耐受者。
3. 女性月经期。

【术前准备】
同鼻中隔偏曲矫正术。

【注意事项】
1. 中鼻甲切除应当以锐剪切除,不宜用钳钳夹或牵拉,以免损伤筛板,引起脑脊液鼻漏或大出血。
2. 手术操作在直视下进行。

【术后处理】
1. 术后妥善处理创面,局部可用明胶海绵或止血纱布贴附创面,或用凡士林纱条、膨胀性止血海绵、气囊做鼻腔填充。
2. 术后应用抗生素预防感染。
3. 填塞物在24~48小时内抽出。
4. 每日清除鼻腔内干稠分泌物和纤维蛋白膜,使黏膜反应性肿胀易于消退,防止鼻腔粘连。

第三节 下鼻甲骨黏-骨膜下切除术

【适应证】
1. 慢性单纯性鼻炎长期应用非手术治疗无效者。

2. 慢性肥厚性鼻炎,下鼻甲骨质明显增生者。

3. 鼻中隔偏曲导致一侧下鼻甲代偿性肥大者。施行鼻中隔手术后,宜同时行该侧下鼻甲手术,避免在鼻中隔术后引起该侧通气不良。

4. 变应性鼻炎,下鼻甲持久肿胀妨碍呼吸者。

【术前准备】

按鼻腔手术准备,同鼻中隔偏曲矫正术。

【注意事项】

1. 术中保持黏膜完整,避免鼻腔干燥和发生萎缩。

2. 黏膜前缘切口可不缝合,但对位需良好;下鼻甲骨切除后下鼻甲黏-骨膜之间形成的腔隙必须借填压使之完全闭合,以防血肿引起感染、化脓。

3. 下鼻甲后端肥厚的黏膜应予切除,否则通气改善不明显。

【术后处理】

1. 注意出血,观察前鼻孔的渗出情况。如有鲜血不断流出或后鼻孔有出血,说明填塞不紧,需加压或重新填塞。

2. 同中鼻甲切除术。

第四节 内镜下鼻窦手术

【临床应用解剖】

窦口鼻道复合体(OMC)是指额窦、前筛窦和上颌窦通气、引流的共同通道。这一解剖部位包括中鼻甲、钩突、上半月裂、前筛房、筛泡、额隐窝、上颌窦自然开口和鼻囟区。窦口鼻道复合体的解剖变异和病理改变与鼻窦炎的发生、发展关系密切。

钩突(uncinate process)为一钩状结构,内有一块薄骨片,外覆黏膜。钩突的前上部在鼻丘后下方与筛骨连续,几乎呈矢状位,自前上向后下走行。钩突下部借鼻甲突与下鼻甲相连,后部(尾部)附着于腭骨垂直突。钩突的平均长度为14~22mm,高度约4mm。

筛泡（ethmoid bulla）呈半圆形隆起状，位于中鼻甲外侧、钩突和筛漏斗的后方。筛泡平均长18mm（9~28mm），平均高5.4mm（2~13mm）。筛泡代表前组筛窦最大和最恒定的气房。

Haller气房（Haller cell）是指位于筛泡以下，上颌窦上壁（眶下壁）和筛骨纸样板最下部的筛窦气房，出现率在10%~45.9%。眶下筛窦气房与筛漏斗关系密切，当气房内有炎症时，可以造成上颌窦开口狭窄而引起上颌窦炎。

Onodi气房（Onodi cell）又称蝶筛气房。按照Kainz和Stammberger的见解，可以辨认出视神经管隆突的后组筛窦气房称为Onodi气房。多由于后组筛窦过度发育，使气房向蝶骨大、小翼、蝶窦前方或前上方扩展而成。视神经和颈内动脉可以暴露在蝶筛气房中，在这种情况下，蝶窦则位于蝶筛气房的内下方，施行蝶筛手术时有误伤视神经和颈内动脉的危险。

筛顶（roof of ethmoid）为筛窦的顶壁，由额骨形成。Keros根据颅底的最薄处（筛板外侧壁）的长度，将筛板分为三型：1型，嗅凹深1~3mm，筛板外侧板很短，筛顶和筛板几乎在同一水平上。2型，嗅凹深4~7mm，筛板外侧板稍长。3型，嗅凹深8~16mm，筛顶明显位于筛板以上。临床上也常见上述分型的混合型。筛顶与筛板之间的高度差异导致两者的连接处骨质菲薄，易引起术中脑脊液漏的发生。

筛凹（fobeolas ethmoideas）又称筛窝。额骨的眶部与筛骨相接处有蜂房突入眶部下方呈凹陷状，实为筛房的顶部。

筛板（cribriform plate）为鼻顶的主要部分，骨质菲薄，有多个小孔（称筛孔），有嗅球的嗅丝穿颅底至鼻顶。

中鼻甲基板为中鼻甲附着处向外下延伸的部分，是术中的重要解剖标志：①为前、后筛房的分界处。②为筛凹、筛板的连接部，提示筛板的位置。③中鼻甲后部附着处为筛板后缘，可引导蝶窦口。此处内侧黏膜内有嗅束，损伤后极易产生脑脊液鼻漏。④中鼻甲中部的水平切面为眶底平面的标志。

额隐窝（frontal recess）是额窦引流的通道。额隐窝的内壁是中鼻甲的最前和最上部，外壁主要由筛骨纸样板构成，后部与筛泡上隐窝相通。在矢状切片上，额漏斗、额窦开口和额隐窝的形状类似一个沙漏(hour-glass,古代计时器)。额漏斗是沙漏的上部,额窦开口(直径2~10mm)是沙漏的颈部,额隐窝是沙漏的下部。

鼻堤气房(agger nasi)旧称鼻丘气房。鼻丘乃筛甲的第一基板,为前筛房的前界标志。鼻腔外侧壁气化导致鼻堤气房的形成,如气化至额隐窝处可导致额窦引流不畅。

【手术器械和设备的基本配置】

基本手术器材:

1. 鼻内镜:直径4.0mm和2.7mm(儿童),镜头视野偏角为0°、30°、45°和70°。

2. 基本器械:长柄镰状刀,筛窦咬骨钳及黏膜咬切钳(0°、30°、45°、90°),上颌窦开口咬骨钳,上颌窦弯头刮匙,全自动吸割器(Hummer)。

3. 影像监视系统:摄像头,转换头,彩色图片打印系统,录像机,计算机图像处理系统等。

【手术适应证】

1. 急性化脓性鼻、鼻窦炎合并眶部并发症者。

2. 慢性化脓性鼻、鼻窦炎,经保守治疗仍复发者。

3. 鼻腔和鼻窦息肉、囊肿、良性肿瘤及部分恶性肿瘤。

4. 鼻-鼻窦真菌病。

5. 鼻窦异物等。

【术前准备】

1. 鼻窦冠状位和(或)轴位、矢状位CT扫描检查及术前鼻内镜检查,以了解病变的部位、范围和程度。

2. 术前抗生素、皮质类固醇及减充血剂等相关药物的合理应用。

3. 术前用鼻腔冲洗器行鼻腔冲洗。

4. 常规完善全身术前检查,如心电图、胸片、肝肾功能和血尿常规等,尤其是对需要行全身麻醉手术者更为重要。

5. 做局部麻醉的配合、麻醉风险、手术并发症和术后换药、定期复查、随访等相关事项的术前谈话。

6. 修剪鼻毛。

【麻醉与体位】

常用全身麻醉,亦可采用局部麻醉。通常患者取仰卧位手术。

【手术操作步骤】

1. 鼻腔黏膜麻醉后,局麻患者以2%利多卡因溶液10ml加肾上腺素2~3滴,呈弧形分四点注入钩突根部黏膜下或息肉组织中,行浸润麻醉和鼻后外侧神经阻滞麻醉。

2. 切口用长柄镰状刀自中鼻甲附着处稍向前下刺入,有"落空感"即表明进入筛漏斗,将刀锋先向前再向后下呈弓形切开钩突。若需开放额隐窝,可将切口沿中鼻甲附着处稍向上延长。

3. 切除钩突用直头咬骨钳咬住切开的钩突,轻轻扭拉取出。注意不要损伤中鼻甲和鼻甲窦处黏膜,以免术后粘连。钩突可因炎症侵蚀而缺乏骨质感,或增生肥大,骨质变硬。

4. 切除筛泡,清理病变的筛窦,气房钩突切除后,筛泡清晰可见,呈囊泡状或长筒状。用直头咬骨钳自其内下方压破并咬除筛泡,进而根据术前CT提示和镜下所见,逐个细心地清扫位于中鼻甲基板前面的前筛骨病变,尤其要清除侧窦和变异的Haller气房。若后组筛窦气房和蝶窦也有病变,则需在中鼻甲基板造孔,依次进入后筛窦和蝶窦腔。操作时需注意防止损伤筛前动脉、筛顶处颅底骨膜和脑膜。尤其是在清除Onodi气房时,要注意防止误伤视神经和颈内动脉海绵窦段,保护纸样板,勿穿破眶骨膜。上述三个步骤均在0°镜下进行。

5. 清理额隐窝,通畅额窦开口:在0°镜和30°镜下,用弯头咬骨钳清除额隐窝病变,直至用30°或70°镜能看清楚额窦窦腔及其病变,细心清除,勿伤及泪囊。

6. 清除上颌窦自然开口病变并扩大窦口:在30°或70°镜下,用弯头刮匙轻压钩突下界残端,根据局部有无气泡出现,找到上颌窦自然开口。接着用上颌窦开口咬骨钳向下向前细心扩大窦口前后径至10~20mm、上下径至8~10mm,勿伤及鼻泪管。保持窦口足够通畅及其周围整齐光滑,注意不要造成上颌窦环形损伤创面,以免造成术后环形狭窄。

7. 经扩大后的上颌窦开口观察并清理上颌窦腔病变:用70°镜经窦口观察上颌窦腔及其窦腔各壁有无囊肿、息肉、息肉样变、真菌团块和肉芽等。彻底清除病灶。

8. 清除蝶筛隐窝病变,找到蝶窦开口,扩大蝶窦开口并清除蝶窦腔病变。注意要在明视下,尽量靠内、靠下操作;在开放蝶窦前应注意仔细敲击和细听有无空腔声;打开蝶窦后,要识别视神经管和颈内动脉管在蝶窦外壁上的隆起,不要伤及视神经,更不能把疝入蝶窦腔内的颈内动脉误认为病变黏膜而抓破,以免造成致死性大出血。

9. 切除中鼻泡或息肉样变组织,尽量保留中鼻甲或行中鼻甲成形术。

10. 手术中要注意对正常黏膜的保留,可充分利用黏膜咬切钳和电动吸割器的优势。

11. 术腔可根据情况给予可吸收止血材料或用抗生素油纱条、碘仿纱条填塞2~7天。术后抗感染治疗一周,坚持鼻腔冲洗2~3次/日,给予短期口服糖皮质激素及长期鼻用糖皮质激素,术后定期鼻内镜下检查、清理术腔,随访6~12个月。

【提高内镜鼻窦手术疗效的主要实用技术】

1. 镜像清晰技术

(1) 清水浸洗:用灭菌生理盐水或蒸馏水浸洗以保持镜面清洁,薄层水面成像防雾。

(2) 充分收缩鼻黏膜或先除去手术进路上的病理障碍,以免置镜和进镜时碰脏镜面,影响镜像清晰度。

2. 黏膜麻醉剂的配制:减充血药选择0.05%羟甲唑啉溶液10ml加2%丁卡因溶液10ml。羟甲唑啉数分钟起效,作用时间长达6~8小时,局部收缩血管作用强,对心血管的不良反应小。

3. 彻底清除额隐窝变异气房和相关狭窄病变,通畅额窦开口的技术

(1) 选用30°、45°镜。

(2) 取仰卧、垫肩、伸颈、头后伸体位。

(3) 上延钩突切口,充分清理鼻堤气房。

(4) 先切除钩突、筛泡及相关病变筛房。

(5) "Graz 早餐蛋"(Graz Frühstücks-Ei 与环状咬骨钳和长颈息肉钳):扩大并通畅额窦开口和额隐窝。

(6) 膨胀海绵-止血纱布复合填塞物填塞,以防额窦开口和额隐窝粘连、狭窄。

(7) 放置引流管防粘连:喇叭状、管状。

4. 上颌窦开口技术

(1) 寻找方法:标志有钩突下端、下鼻甲上缘。

(2) 不扩大:窦口周缘光滑、窦口已畅通、窦腔又无病变组织需清理。

(3) 清理与扩大:病变堵塞、狭窄、闭锁,需经扩大后的窦口清理窦腔病变。使用反咬钳、60°弯头刮匙、直 45°或 90°弯头筛窦钳、凿与锤,向前下扩大至前后径为 10~20mm,上下径为 10mm 左右大小。勿伤及鼻泪管。

5. 眶内下气房、蝶上筛房、上颌窦后筛房清理术前做 CT 检查,熟悉局部解剖,熟练镜下操作。

6. 蝶窦开口技术

(1) 寻找方法:切除中鼻甲后端,切除上鼻甲后端或中鼻甲"造孔",找到蝶筛隐窝,尽量靠内、靠下,靠近后鼻孔前上方,紧靠鼻中隔。

(2) 器材:0°或 30°镜;用小号直头钳清理、寻找;用弯头刮匙、45°或 90°钳扩大;先向内、向下、向前,紧靠鼻中隔操作,再小心向外、向上、向后扩大。

(3) 窦腔病变清理与风险防范:明视无误,有搏动表现,即使不明显也要先细针穿刺,排除颈内动脉后,再轻轻推压,行软剥离,使用钝头可控吸引,外上注意视神经。国内已有颈内动脉和视神经严重损伤的病例出现,应注意术中导航技术的重要性。

7. 上颌窦腔内广泛、不可逆病变清理的困难与对策

(1) 充分扩大上颌窦开口。

(2) 鼻咽部活检钳、长弯头专用钳、微波或射频技术与相应形状各种弯度的射频头、微波头和吸引头或纱条推压技术。

(3) 保留可逆转病变黏膜与病变的彻底清理的权衡。

8. 中鼻甲的去留、中鼻甲成形与器械选择要清除病变,又不要完全切除中鼻甲。

9. 下鼻甲前端、上缘、后端的相关处理关系到筛窦术腔、鼻通气引流和鼻腔粘连的重要部位。

10. 鼻中隔棘或嵴、肥厚结节的处理,高位偏曲、肥厚结节、低位棘或嵴关系到鼻粘连和通气引流、嗅觉等功能。

【并发症】

1. 并发症

(1) 颅内并发症:脑脊液鼻漏、脑膜膨出、颅内出血、脑实质损伤、颈内动脉损伤。

(2) 眶并发症:眶周淤血、眶内血肿、视神经损伤、眼肌损伤、泪道损伤。

(3) 鼻内并发症:粘连、窦口封闭等。

2. 注意防范严重并发症

(1) 术前借助 CT 等影像学检查对每位患者的解剖结构进行细致、全面的评估,如是否存在眶纸板缺损、Onodi 气房、视神经管内壁缺损和颈内动脉裸露等,钩突与眶纸板的关系以及筛板和筛顶的相对位置等。

(2) 术中准确定位眶上气房和筛前动脉管、上颌窦口、视神经管隆突和颈内动脉管等。

(3) 手术和止血交替进行,切忌在血泊中盲目操作。

(4) 使用电动切割器时,务必准确定位解剖标志,刀口最好和眶纸板成 90°,围绕眶纸板上下切割,勿直接对准眶纸板操作。

(5) 颅底手术时需妥善进行鼻腔消毒和止血,预防颅内感染及出血。

(6) 处理蝶窦外侧壁病变时,要注意观察是否有骨质缺损和动脉搏动,钝性分离,操作细致。

(7) 局部麻醉手术中,患者在眶壁受到挤压和颅底受到刺激后会立即作出反应;因此,手术医生可根据自己的技术水平,对适宜的患者采用局部麻醉有助于避免眶及颅并发症。

(8) 必须了解相关并发症的处理,一旦出现严重并发症,准确做出判断,并在眼科、神经外科和放射科医生的协助下给予及时的补救。

(9) 参加各个层次的鼻内镜技术学习班,进行必要的尸头解剖训练。

第五节 鼻内镜下鼻腔、鼻窦、前颅底肿瘤切除术

鼻腔鼻窦解剖结构复杂,其相邻的眼部、颅内及颈内动脉等血管神经都是非常重要的器官。目前扩大的鼻内入路(expanded endonasal approaches,EEA)能够很好地处理前、中和后颅窝病变,其可行性和安全性已经得到临床研究证实。采用何种手术入路应根据肿瘤的特性、肿瘤与周围血管的关系、患者自身情况、手术团队的技术和经验等因素决定。目前的研究结果显示,内镜手术的疗效与传统的开放手术相当,且并发症更少。冰冻切片证实恶性肿瘤的分块切除并不影响肿瘤治疗结果,但仍需要更多的研究以评估其远期的肿瘤控制情况。手术方式包括双侧鼻孔进路,双人三手或四手操作,经内镜切除技术包括囊内内容物切除、囊壁剥离、囊外神经血管结构剥离、凝固和去除囊壁,使用双手技术超声切割吸引、咬切钳逐块切除、肿瘤减容切除等。根据肿瘤大小和部位,在 EEA 无法完全切除肿瘤时,应考虑施行开放手术或经鼻内镜联合开放手术。

【内翻性乳头状瘤】

文献回顾显示,鼻内镜手术治疗内翻性乳头状瘤的疗效等于或优于鼻外进路,且并发症更少,无面部切口,术后面部肿胀轻微,住院时间短,较少发生术后面部疼痛和感觉异常。内镜下上颌窦内侧壁切除术联合应用角度镜及弧形的器械几乎可以到达鼻窦内所有区域,对于大多数内翻性乳头状瘤患者,可以完成内镜下肿瘤和病变黏膜的切除。手术疗效与清除病变黏膜的彻底程度有关,因此手术必须清除所有病变黏膜,并对

所有标本进行组织病理学检查以排除异常增生或恶变。

【良性骨肿瘤】

对于严重的骨纤维异常增殖症,可根据病变位置和症状的严重程度进行局部手术切除。鼻咽纤维血管瘤:对于鼻咽纤维血管瘤不一定要整块切除,逐块切除有利于到达困难的解剖位置,特别是在未发育成熟的鼻腔进行手术时更是如此。骨膜下剥离和电钻暴露蝶骨底及翼管是避免肿瘤复发的关键。

【鼻腔、鼻窦恶性肿瘤】

无论采用何种手术入路,鼻腔、鼻窦恶性肿瘤的术后疗效都与肿瘤清除程度相关。若在内镜的最佳可视化下进行肿瘤切除,并确保手术切缘阴性,那么手术效果也等同于肿瘤的整块切除。相比传统手术入路,内镜手术的并发症发生率和病死率更低,手术时间更短。对于浸润颅底或眼眶的肿瘤,手术治疗的金标准仍是颅面切除手术;是否切除眼眶内容取决于眶骨膜是否受累,如果没有受累,应该保留眼眶结构。不宜主选内镜手术,有必要结合开放手术入路的情况:

1. 肿瘤侵犯上颌窦前壁骨质及皮下组织,或侵犯上颌窦下壁骨质或牙槽骨。

2. 肿瘤侵犯额窦后壁、额部皮肤、眼眶及前颅窝。术中一定要通过冰冻切片病理学检查确保切缘安全,术中即使不能整块切除肿瘤,也要尽量避免对肿瘤的挤压。手术前后与肿瘤科、放射科和神经外科医生一起共同制定整体治疗计划。

【经鼻内镜颅底手术术后重建】

1. Hadad-Bassagasteguy(HBF)瓣:该皮瓣是由鼻中隔黏软骨膜和黏骨膜组成,由鼻中隔的血管供应。

2. 下鼻甲后缘带蒂组织瓣:该组织瓣是以来源于蝶腭动脉的鼻后外侧动脉终末分支——下鼻甲动脉为供应血管。

3. 中鼻甲后缘带蒂组织瓣:该组织瓣适合筛板、筛凹、蝶骨平台或者蝶鞍区等处缺损重建,该组织瓣的血液供应来自蝶腭动脉的中鼻甲分支,该血管穿行中鼻甲与鼻腔外侧壁的附着处。

4. 颞顶筋膜瓣经翼突移位:该组织瓣是一个以颞浅动脉前端分支为血供支撑的带蒂组织瓣,其血液供应来自颈外动脉的一个终末分支——颞浅动脉。

5. 经额颅骨膜瓣:颅骨膜瓣和帽状腱膜骨膜瓣是最常见的用于传统前颅底手术重建的皮瓣。这些带蒂的轴型皮瓣以眶上动脉和滑车上动脉为供应血管。

(刘 争)

第六节 内镜下脑脊液鼻漏修补术

脑脊液经破裂或缺损的蛛网膜、硬脑膜和颅底骨板流入鼻腔或鼻窦,再经前鼻孔或鼻咽流出,称为脑脊液鼻漏(cerebraspinal rhinorrhea)。

【病因】

上组鼻窦严重骨折并有硬脑膜破裂时(包括鼻内手术操作不当),可引起外伤性脑脊液鼻漏。中耳乳突天盖或咽鼓管骨部骨折导致脑脊液经咽鼓管流到鼻腔,称为脑脊液耳鼻漏。还有脑肿瘤、脑积水等引起的脑膜及骨质的破坏等。脑脊液鼻漏发生率最高的为筛骨筛板骨折者。此外,有部分脑脊液鼻漏发生于无任何诱因条件下,是谓自发性脑脊液鼻漏。

【分类】

1. 筛窦漏:筛板/筛孔或嗅沟骨折/缺损,撕破局部硬脑膜。

2. 额窦漏:额窦后壁骨折。

3. 蝶窦漏:蝶骨平台、垂体窝、颞骨岩尖等部位骨折或受其他病变侵蚀,导致蛛网膜下腔与蝶窦相通,有时斜坡骨折/缺损(蝶窦后部气化)也可引起。

【诊断】

1. 定性诊断

(1) 溢液中葡萄糖定量分析:含量>1.7mmol/L(30mg%)可确诊。

(2) β_2 载铁蛋白:正常时仅存在于脑脊液和内耳淋巴液中,在血液、鼻腔测不到。0.5ml 标本即可检测,准确性可达90%以上。

2. 定位诊断

(1) CT、MRI:高分辨 CT 行薄层轴扫+冠扫(必要时加矢状位)可清晰显示颅底骨质缺损,不受脑脊液漏活动与否的限制。

(2) 脑池造影:MR、CT 脑池造影只能代表某一时间点活动性脑脊液漏的情况,而对间断性或低流量脑脊液漏,其敏感性较低。

(3) 鼻内镜检查:最简单、最可靠的定位方法。

行鼻黏膜表面麻醉后,选用不同角度的鼻内镜,对筛顶前部、后部、蝶筛隐窝、中鼻道、咽鼓管咽口(鉴别因颞骨骨折所致脑脊液耳鼻漏)等部位仔细检查,多数病例均能发现漏口。

内镜下寻找漏口技巧:

(1) 可疑部位彻底清理、充分止血,保持术野干净,注意色淡"异常血"的出现点。

(2) 用吸引管追踪清亮液体的来源。

(3) 病史较长者漏口区常有黏膜肥厚、粘连或肉芽生长,应作相应处理以便漏口的寻找。

(4) 若内镜下见脑脊液流出较少或不明显时,可压迫颈内静脉促使脑脊液流出增加以助漏口的发现。

(5) 准确找到漏口是手术成败的关键。

【治疗】

1. 保守疗法,可使大部分脑脊液鼻漏者治愈。病人取头高卧位,静卧两周,预防颅内压增高,限制饮水量和食盐摄入量,控制感染,避免用力咳嗽和擤鼻。

2. 手术治疗。

【手术适应证】

1. 持续性脑脊液鼻漏,或外伤后脑脊液鼻漏经 4~6 周保守治疗无效者。

2. 所有自发性脑脊液鼻漏者。

3. 间歇性脑脊液鼻漏(反复发作)者。

4. 外伤后迟发性脑脊液鼻漏者。

5. 脑脊液鼻漏曾并发脑膜炎者。

6. 脑外伤脑组织损伤较轻,但伴有脑脊液鼻漏。

7. 脑脊液鼻漏经颅内修补找不到漏口,或找到漏口而修补失败者。

8. 经脑外科颅内修补术后未能成功的病例。

最佳适应证:漏口<20mm,位于筛顶、筛板或蝶窦。

【手术禁忌证】

1. 脑脊液鼻漏伴有较重脑损伤,须经开颅处理脑损伤者。
2. 颅内有异物存留者。
3. 颅底漏口附近粉碎性骨折、伴鼻窦感染者。
4. 鼻腔鼻窦有急性或慢性化脓性炎症者。
5. 颅内肿瘤、脑积水所致脑脊液鼻漏,单纯修补不能根除颅内致病原因者。

【手术时机】

1. 量:若漏液的量多,短期内无减少的迹象,说明漏口较大,自愈可能性甚微。
2. 时间:若观察2周或2周以上仍有漏液。
3. 性质:自发性脑脊液鼻漏。
4. 既往修补两次以上未成功者。

这四种情况均应尽早手术。

【修补术式】

1. 单层修补法

(1) 外置法:修复材料放置于颅骨的鼻侧。

(2) 内置法:修复材料放置于硬脑膜与颅骨之间。

2. 双层修补法:修复材料1放置于硬脑膜与颅骨之间,修复材料2放置于颅骨的鼻侧。两修复材料之间可填充捣碎的肌浆。

3. "三明治"修补法:先在硬脑膜颅侧放置一层修复材料,其余同双层修补法。

【修补材料的选择】

1. 自体材料:鼻中隔黏膜、中鼻甲、下鼻甲黏膜、钩突黏膜、鼻中隔软骨、脂肪、捣碎肌浆、颞肌、颞肌筋膜等。
2. 生物合成材料:医用生物胶、钛网、生物脑膜修补材料等。
3. 对于漏口较大者,常常联合使用2~3种材料,如肌肉碎浆+筋膜块、阔筋膜+医用胶、阔筋膜+黏膜块+医用胶等。

4. 对于漏口较小或筛窦手术时意外所致的轻度脑脊液鼻漏,使用单种材料(鼻腔黏膜+医用胶)即可,有时仅用医用生物胶即可成功。

根据漏口特点而定,没有通用的选材法则。

【术后处理】

1. 术后患者取30°仰卧位至少5天以上,避免用力咳嗽、擤鼻、打喷嚏,防止便秘和增加腹压,酌情使用缓泻剂。

2. 保持鼻腔清洁。

3. 低盐饮食,限制饮水量。

4. 术后7~10天抽出鼻腔填塞物(必要时分次)。

5. 必要时适当使用降颅压药物一周(25% 甘露醇 250ml,静脉滴注,每日2次)。

6. 选用敏感、易通过血脑屏障的抗生素不少于10天。

7. 对修补区存在病理薄弱的病例,或术后颅内压过高、CT提示脑积水者,可采用腰穿或蛛网膜下腔引流等对症处理。

8. 出院后每月鼻内镜检查随访一次直至半年。

【手术修复失败可能原因】

1. 术前鼻腔炎性病变控制欠充分。

2. 术中瘘口寻找不完全(多部位渗漏)。

3. 瘘口周边骨性新鲜创面准备不够,移植物与骨面吻合不紧密。

4. 移植物过小。

5. 移植物固定欠牢,易发生移位(中甲加固)。

6. 术后处理欠妥、颅内压过高。

7. 术后继发感染、移植物坏死。

8. 其他不明原因。

第七节 鼻侧切开术

【适应证】

1. 鼻腔内较大的良性肿瘤。

2. 早期鼻腔恶性肿瘤。

3. 筛窦、蝶窦、上颌窦内比较大的良性肿瘤,鼻内途径不能彻底切除。

4. 筛窦炎伴颅内或眶内并发症,鼻内筛窦切除术不能彻底治疗。

【术前准备】

1. 术前全面体检,包括肝、肾功能,心、肺检查,鼻腔新生物病理检查。

2. 备血。

3. 清洁皮肤,修剪鼻毛。

【注意事项】

1. 术侧眼内敷眼膏,上下眼睑缝合。

2. 切除中鼻甲以上骨质及病变,范围不宜超过内眦连线,咬骨钳咬骨勿牵拉扭折。

3. 切除肿瘤迅速、彻底。可辅助降压、输血,术中应彻底止血。

【术后处理】

1. 注意呼吸、血压、脉搏及伤口渗出。

2. 应用抗生素及止血药,注意水电解质平衡。

3. 鼻腔填塞物48小时后分次抽出,伤口7日间断拆线。

4. 术后若鼻腔有清水样分泌物滴出,同时并发头痛、发热,需判断是否有脑脊液鼻漏,鼻腔分泌物行生化检查。

5. 术后鼻腔局部滴药,生理盐水冲洗鼻腔。

第八节 上颌骨切除术

【适应证】

1. 上颌窦癌肿或肉瘤。

2. 原发于鼻腔、筛窦癌肿侵及上颌窦。

3. 因炎症、外伤导致上颌骨坏死者。

【禁忌证】

1. 恶性肿瘤已侵及翼腭窝、颅底或延及咽侧者。

2. 上颌窦癌侵及眼眶、皮肤,范围广且有局部或远处转移者。

3. 体弱、年老、心肺功能不佳者。

【术前准备】

1. 术前控制口腔、鼻腔感染,如有龋齿应先拔除。

2. 术前必须做病检以明确诊断。临床表现为巨大良性肿瘤可不做活检。

3. 如有贫血,术前应先输血以纠正贫血。术中备血800~1000ml。

4. 术前面部、鼻部备皮。

5. 术前备好牙托。

6. 全身麻醉手术准备。心、肺、肝、肾功能检查。

【术后处理】

1. 观察出血情况,术中若止血不当,必要时可再次填塞。观察血压变化。

2. 术后应用抗生素预防感染。

3. 填塞物于术后第3天逐步抽出,术后7天拆线。

4. 注意口腔护理。清理术腔痂皮。

5. 注意营养,必要时输液、输血,有预制牙托者给予流质饮食。

6. 恢复期患者坚持张口练习,防止翼腭窝瘢痕挛缩导致的张口困难。

【并发症】

1. 因术中除去眶底部分骨板或肿瘤侵及筛窦顶部,术后可能出现眶内或颅内并发症,需用大量抗生素预防。

2. 出血性休克多因术中止血不彻底,需仔细寻找出血点,彻底止血,同时给予抗休克治疗。

3. 肿瘤复发较晚期病例,肿瘤不能通过手术彻底切除,应在术前考虑适量放疗以缩小病变的范围。如肿瘤未缩小,局部病变超过手术范围或有广泛转移,可行颅底外科手术切除。

4. 吸入性肺炎。

(游学俊)

第十六章 咽部手术常规

第一节 扁桃体切除术

【适应证】

1. 慢性扁桃体炎反复急性发作或曾有咽旁间隙感染、扁桃体周脓肿者。

2. 扁桃体肥大，妨碍吞咽、呼吸及发声者，或咽鼓管功能不全导致听力下降者。

3. 不明原因的低热及确诊扁桃体为致病灶，导致身体其他器官发生疾病，如风湿病、肾炎、心肌炎等。

4. 扁桃体其他疾病，如角化症、结石、息肉、良性肿瘤以及早期扁桃体恶性肿瘤。

5. 茎突过长截短术、腭咽成形术的前期手术。

【禁忌证】

1. 急性扁桃体炎炎症未控制。

2. 造血系统疾病、高血压、心脏病、心功能代偿不全、肾炎、风湿病、肺结核活动期等。

3. 月经期。

4. 急性传染病流行期间。

【术前准备】

1. 详细询问病史和体格检查。术前胸透，儿童要注意胸腺的大小。术前心电图检查。

2. 术前血常规、凝血酶原时间、红细胞沉降率、抗"O"检查，肝肾功能检查。

3. 术前3日口服抗生素、维生素C及维生素K。含漱复方硼砂溶液清洁口腔。

4. 手术当日禁食、禁水，术前半小时给予适量的阿托品和苯巴比妥。

5. 术前做好患者的思想工作,使其解除顾虑,充分配合。

【注意事项】

1. 局部麻醉者,注意丁卡因中毒现象。

2. 术中彻底止血,不留残体。

【术后处理】

1. 全身麻醉者术后宜侧卧或俯卧,头偏向一侧。局部麻醉者取平卧或半卧位均可。

2. 注意出血:观察吐出的分泌物中有无鲜血,估计出血量,观察有无频繁的吞咽动作,如伴有烦躁、面色苍白、脉细、血压下降,应及时处理。

3. 注意饮食:术后 2~3 小时无出血可进冷流食,次日可进半流食,1 周后进软食,10 日后恢复正常饮食。

4. 术后 1~2 日内体温可有反应性升高,一般不需特殊处理。如术后第 3 日仍持续发热,则应查明原因,及时处理。

5. 术后伤口疼痛可颈部冷敷,必要时可给予止痛药。

6. 给予复方硼砂溶液漱口,注意口腔清洁。

7. 观察术后 6~12 小时创口白膜形成,1 周后开始脱落,10 日左右完全脱落。每日检查伤口,若白膜较厚,有污秽、肿胀,说明伤口有感染,应多含漱,加强抗感染治疗。

【并发症】

1. 出血:扁桃体手术出血分原发性和继发性两种。原发性出血是指在术中或术后 24 小时内的出血。多因手术遗留残体或手术止血不彻底,或由于麻醉药中加有肾上腺素,术后因其吸收,血管"反跳性"扩张所致。继发性出血是指术后 24 小时以后的出血,常发生于术后第 5~7 天,与创面感染、假膜脱落有关。

2. 感染:扁桃体窝轻度感染表现为假膜延迟生长、污秽、较厚,腭咽弓充血显著,咽痛较重且持续时间较长。若感染严重,可引起颈深部脓肿或蜂窝织炎,表现为高热、咽下困难、颈痛及咽痛明显,应及早使用抗生素,脓肿及时切开引流。

第二节 增殖体切除术

【适应证】

1. 有增殖体面容,增殖体肥大影响呼吸或听力。
2. 久治不愈的慢性鼻窦炎,可在治疗鼻窦炎的同时切除增殖体。
3. 有增殖体扁桃体切除术适应证者。

【禁忌证】

1. 急性上呼吸道炎症消退后不足2周者。
2. 儿童传染病流行期。
3. 正在行脊髓灰质炎自动免疫预防的儿童,服药后6周内禁忌手术。
4. 曾施行腭裂修补术或有黏膜下腭裂的儿童应慎重。

【术前准备】

同扁桃体手术。

【注意事项】

注意保持正确体位,刮除增殖体时,勿伤及咽鼓管圆枕、鼻中隔后缘及悬雍垂。

【术后处理及并发症】

1. 注意术后出血,少量出血多能自止。如出血较多,可经鼻用1%麻黄碱溶液滴入止血;出血严重时,45°鼻内镜下准确止血。
2. 45°鼻内镜下手术,创伤明显减少。术中注意保护咽鼓管圆枕、软腭及悬雍垂处。此外,开口器使用不当可致上门牙松动或脱落,术中应注意保护。

第三节 鼻咽部血管纤维瘤手术

【适应证】

除侵入颅内的肿瘤已不可能切除或由于全身情况不能承受手术者外,均应施行手术治疗。

【术前准备】

1. 详细了解肿瘤情况,确定肿瘤根蒂位置,决定手术路径(内镜或经硬腭进路)。

2. 行 X 线颅底拍片、CT 和 MRI 检查,了解肿瘤与颅底翼腭窝的情况,必要时行血管造影(DSA),了解肿瘤营养血管的分布情况,必要时选择性血管栓塞,以减少术中出血。

3. 术前做好输血准备。

4. 术前抗生素及维生素的应用。

【注意事项】

1. 分离肿瘤前,摸清肿瘤根部和基底、与周围的关系以及翼腭窝是否有肿瘤侵犯。做好一切准备,迅速分离,完整取出肿瘤,及时止血、输血。

2. 手术分离不可粗暴,以免损伤颅底脑膜或颈内动脉。

【术后处理】

1. 密切注意出血量,观察血压、呼吸及脉搏情况。

2. 给予足量抗生素静脉滴注,同时补充水电解质及热量。

3. 术后次日进流质饮食,加强口腔护理,进食后漱口。

4. 鼻腔填塞物术后 5~7 日逐渐抽出,后鼻孔纱球应最后抽出,术后 7 日拆除硬腭创口缝线。

【并发症】

1. 术后出血:术后纱条应分批依次抽出,抽取前应做好再次填塞的准备。出血严重应考虑手术肿瘤残体,必要时需再次手术。

2. 创口感染愈合不良。

3. 中耳感染:术中小心剥离,术后及时抽取纱条,可预防或控制感染。若出现感染应适当处理。术中及术后后鼻孔填塞损伤咽鼓管圆枕或创面感染延至中耳,可导致中耳感染。

4. 呼吸困难。

5. 颅内感染:肿瘤已破坏颅底骨质,分离肿瘤基底部时损伤可延及颅内。

(陶雁玲)

第十七章 喉部手术常规

第一节 支撑喉镜下喉显微手术

【适应证】

1. 声带的良性病变切除。如声带息肉、小结、任格水肿、肉芽肿、声带囊肿等。
2. 喉部白色病变切除,如喉白斑、喉角化症。
3. 喉乳头状瘤。
4. 声带原位癌,T1期声门癌。

【术前准备】

1. 术前半小时常规注射苯巴比妥钠0.1g,阿托品0.5mg。
2. 合适的喉镜和显微手术器械。光源。

【注意事项】

1. 摆好正确体位,便于声带暴露。
2. 注意患者的牙齿有否松动,以防脱落。

第二节 气管切开术

【适应证】

1. 喉梗塞引起的Ⅱ度以上呼吸困难。
2. 各种原因造成下呼吸道分泌物潴留或呼吸功能减退者。
3. 预防性气管切开:某些头颅、咽喉部手术,为保持呼吸道通畅,便于插管麻醉,防止血液流入下呼吸道,可先行气管切开术。
4. 下呼吸道异物:因病情紧急或条件受限,可经气管切开处取出异物。

【术前准备】

1. 除危急情况外,术前应尽可能做好手术及抢救的充分准备。

2. 昏迷或病情危重者,可先行气管插管。

3. 术前选择合适的气管套管。

【注意事项】

1. 体位正确,认清解剖标志。

2. 分离暴露气管时不要偏离中线,不要超过两侧胸锁关节内侧缘的垂直线。分离不要太深,小儿尤其注意胸膜顶。放有鼻饲管的患儿,应注意避免分离时偏离误将食管切开。

3. 切断甲状腺峡部者仔细缝扎断端,彻底可靠止血。

4. 切开气管环前,用注射针头先行穿刺抽出空气,确认气管后,注入2%的丁卡因0.5~1ml,应用镰刀片之刀尖从下向上挑开,一般切开气管3~4环。

【术后处理】

1. 术后专人护理,床边应备有吸痰器、氧气、气管切开包、光源、急救药品等。

2. 术后一般取平卧位,注意室内温度及空气湿度。

3. 注意呼吸道通畅,随时吸除套管内的分泌物,每日清洁内套管4次。分泌物黏稠不易排出者,可滴入5%糜蛋白酶或1%碘化钾溶液,必要时蒸气吸入。

4. 经常检查气管套管固定带的松紧,予以调整。

5. 预防伤口感染,每日至少更换敷料一次,全身应用抗生素,加强支持疗法。

【并发症】

1. 伤口出血。

2. 套管脱出。

3. 皮下气肿或气胸、纵隔气肿。

4. 急性肺水肿。

5. 呼吸骤停。

6. 胸部并发症。

7. 气管食管瘘。

8. 拔管困难。

9. 术后无名动脉大出血,导致生命危险。

第三节 环甲膜切开术

【适应证】

喉阻塞病情危急,来不及气管切开时,可紧急行环甲膜切开,缓解呼吸困难和改善缺氧,抢救生命。

【术前准备】

定位甲状软骨和环状软骨的位置,摆好体位。

【注意事项】

1. 避免误伤环状软骨,引起术后喉狭窄。
2. 环甲膜切开后临时放置的软管不宜超过24小时。

【术后处理】

正规气管切开后,原环甲膜切开处仔细缝合。

第四节 喉裂开术

【适应证】

1. 早期声带癌,尚未扩展至前联合及声带突,且声带活动良好者。
2. 喉内较大良性肿瘤。
3. 喉内异物不能由直接喉镜取出者。
4. 喉外伤、喉狭窄的修复术。

【术前准备】

1. 详细了解病情,全面体检,喉部CT平扫加增强,电子喉镜检查,活检以明确肿瘤性质及范围。
2. 术前皮肤清洁消毒,剃毛剃须。
3. 术前6小时禁食、禁水。
4. 术前半小时内服用苯巴比妥和皮下注射阿托品。

【注意事项】

1. 切除肿瘤后创面要彻底止血。
2. 尽量缝合喉腔黏膜创面,减少术后粘连、肉芽组织生长,

CO_2 激光气化之创面可不予缝合。

3. 甲状软骨板对合复位,否则愈合后影响发音质量。

【术后处理】

1. 按气管切开术后常规护理,尽早拔管。

2. 术后两周内应尽量少发音。

3. 术后数小时可进流质饮食和软食,吞咽困难可用鼻饲法。

4. 每日换药,7 日拆线。

5. 给予抗生素,禁用吗啡或可待因类药物止痛,以免减低咳嗽反射,妨碍排除分泌物。

第五节　水平半喉切除术

【适应证】

1. 癌肿局限于会厌喉面,未侵及前联合。

2. 会厌癌已侵犯会厌谷,但未侵及舌根及舌骨。

3. 癌肿已侵及会厌前间隙,但未穿透甲舌膜。

4. 室带癌未侵犯喉室或环杓关节活动正常。

【禁忌证】

1. 癌肿侵犯喉室、杓状软骨、前联合及梨状隐窝。

2. 会厌前间隙广泛受累,波及甲状软骨板。

3. 年老体弱、严重心肺功能不良者。

【术前准备】

1. 详细了解病情,全面体检,喉部 CT 平扫加增强,电子喉镜检查,活检以明确肿痛性质及范围。

2. 术前皮肤清洁消毒,剃毛剃须。

3. 术前 6 小时禁食、禁水。

4. 术前半小时肌注苯巴比妥和阿托品。

【术后处理】

1. 按气管切开术后常规护理。

2. 术后两周内应尽量少发音。

3. 术后数小时可进流质饮食和软食,吞咽困难可用鼻饲法。

4. 每日换药,7日拆线。

5. 给予抗生素,禁用吗啡或可待因类药物止痛,以免减低咳嗽反射,妨碍排除分泌物。

第六节 垂直半喉切除术

【适应证】

1. 一侧声带癌病变前达前联合,后至杓状软骨,声带运动受限,声门下浸润直径大于5mm。

2. 一侧声带癌已超越前联合,侵及对侧声带前端,但未超过其1/3。

【禁忌证】

1. 单侧声门癌向声门下浸润直径超过10mm。

2. 声带已固定。

3. 喉软骨受侵犯。

4. 双侧杓状软骨受累,或杓间区有肿瘤病变。

5. 环杓关节受侵犯。

6. 喉前已有癌瘤穿出。

【术前准备】

与喉裂开术相同。

【术后处理】

1. 患者取平卧位,少活动,鼻饲流质饮食7~10日。

2. 气管切开术后护理。

3. 应用抗生素控制感染。

4. 术后第2日更换敷料,第7日拆线。

5. 术后一周起进行吞咽功能训练。

6. 伤口愈合两周后可行放疗。

第七节 全喉切除术

【适应证】

1. 喉内癌已超过前联合,累及对侧或向上侵及喉室、室带者。

2. 肿瘤侵及杓状软骨、杓间区,致一侧声带固定者。

3. 癌肿已侵犯声门下区,或原发于声门下区。

4. 声门上癌已侵及会厌根部,会厌前间隙受侵。

5. 喉癌部分切除或放疗后复发者。

6. 癌肿已侵及甲状软骨或环状软骨。

【禁忌证】

1. 已有远处转移者。

2. 肿瘤已穿出喉外,颈部皮下扩散,侵犯椎前筋膜者。

3. 全身状况极差、恶病质、严重心肺功能不良者。

【术前准备】

1. 向患者及其家属详细交代术后丧失发音功能、长期戴管呼吸等问题,争取主动配合。

2. 全面检查,注意有无远处转移。

3. 详细了解喉部情况,判断肿瘤范围,颈部触诊观察颈部淋巴结有无转移。

4. 余同喉裂开术。

【注意事项】

1. 游离气管时,不要损伤食管前壁。

2. 游离喉体时,尽可能较多地保留双侧梨状隐窝黏膜,避免造成下咽狭窄。

3. 术后伤口皮下负压引流加压包扎。

【术后处理】

1. 术后丧失发音说话能力,需专人护理,用图片、笔纸表达。

2. 患者取低头、半卧位,少活动,注意休息。

3. 鼻饲流质饮食 7~10 日,创口愈合良好拔除鼻饲管。如发生咽瘘,应继续鼻饲至创面愈合。

4. 术后注意出血,注意引流管引出物。如渗液不多,一般可于 48 小时拔除。

5. 更换敷料,保持清洁、干燥。

6. 按气管切开术后常规护理。

7. 注意抗感染,应用足量抗生素。

【并发症】

1. 创面感染原因多由于下咽部分泌物感染伤口、术中止血不彻底、出现死腔未及时引流所致。术中除注意上述因素外,术后负压引流可减少感染的机会。

2. 出血。

3. 咽瘘。咽腔缝合不良,术前放疗手术创口组织不易愈合,术后较易形成瘘管。较小者可自行闭合,或碘仿纱条填塞自行愈合;较大者则需再次缝合。

4. 气管口狭窄、气管软骨坏死和气管脱垂。

5. 肺部感染。

第八节　支撑喉镜下 CO_2 激光喉部肿瘤切除术

【适应证】

1. 下咽、喉腔的良性病变切除。如声带息肉、小结、任克水肿、肉芽肿、声带囊肿、小血管瘤、会厌囊肿等。

2. 喉部白色病变切除。如喉白斑,喉角化症。

3. 喉乳头状瘤。

4. 喉癌:声带原位癌,T1、T2 期声门癌。

5. 声门下喉气管狭窄,声带麻痹。

【禁忌证】

1. 喉癌 T3、T4,声门下型喉癌。

2. 年老体弱、严重心肺功能不全者。

【术前准备】

1. 详细了解病情,全面体检,喉部 CT 平扫加增强,电子喉镜检查,活检以明确肿瘤性质。术前应认真评估肿瘤的范围,尤其是声门旁间隙和会厌前间隙的侵犯程度。

2. 耦合显微镜与激光:喉激光手术所需显微镜的焦距应在 350~400mm。手术显微镜与激光的耦合器需相匹配。

3. 配备可调节开口度的支撑喉镜,喉显微外科器械。

4. 术前6小时禁食、禁水。

5. 术前半小时苯巴妥和阿托品肌内注射。

【注意事项】

1. 声门下放置盐水小纱条,保护气道及麻醉插管。麻醉插管气囊用水或亚甲蓝溶液充填。使用激光时氧浓度控制在30%以下。

2. 切除肿瘤后创面要彻底止血。

3. 清理碳化组织,减少术后肉芽组织生长,CO_2 激光气化之创面可不予缝合。

4. 切除肿瘤时要注意安全范围。声门型喉癌手术切除时应保留2mm以上的安全界限,声门上型喉癌应保留5mm以上的安全界限,术中送快速冰冻切片。边缘组织送病检。

【术后处理】

1. 预防感染及止血,避免咳嗽。

2. 术后两周内应尽量少发音。可练习深呼吸。

3. 术后数小时可进流质饮食和软食。

4. 术后每日雾化一次。

【并发症】

1. 出血。

2. 气管内麻醉插管燃烧。是喉部 CO_2 激光手术最严重的并发症,一旦发生应立即停止通气供氧,终止麻醉,拔除气管导管,改用口咽通气道及面罩吸入纯氧,按呼吸道烧伤进行相应处理。同时严密观察气道有无水肿或出血,有无气道阻塞。

3. 门齿松动脱落。

4. 腭咽黏膜挫裂伤。

(黄红彦)

第十八章　气管、食管手术

第一节　支气管镜下异物取出术

【麻醉】

婴幼儿气管支气管异物取出,一般不用任何麻醉,俗称"无麻",适合于中小型急诊气管支气管异物。但是,气管支气管对呼吸功能影响较大,异物性质、大小、形状及所在部位以及患儿年龄因素等都影响其通气功能,异物尚可引起肺炎、肺不张及肺气肿等并发症,致使肺泡交换面积减少、无效腔及残气量增加,肺活量减少,加重呼吸功能障碍。无麻下为患儿行气管支气管异物取出,患儿恐惧与烦躁不安,代谢增加,氧耗量更大,插入支气管镜检查时,气管管腔更狭小,更加重患儿呼吸功能障碍;喉、气管及支气管均由迷走神经支配,小儿神经系统又不够稳定,施行支气管镜检查时,手术器械刺激易诱发喉痉挛与其他一些反射,加重缺氧与二氧化碳蓄积,诱发心跳骤停等,无麻手术将承担较大手术风险。现多数人主张气管及支气管异物均应在全身麻醉下手术,"无麻"仅在紧急情况下使用。

全身麻醉下,患儿安静、咳嗽少、肌肉较松弛,喉反射减弱或消失,支气管检查操作时可避免迷走神经反射,可耐受较长时间检查与取出操作。全身麻醉适合于支气管异物较大或不规则形状;主支气管内大而易碎的植物性异物;气管阻塞性异物;肺段支气管的细小异物;诊断不明确或预计手术操作需时较长者以及无麻探取异物失败的大部分病人。全麻有乙醚麻醉、γ-羟基丁酸钠静脉复合麻醉等方法,术中采用高频喷射通气(HFJV)被公认是一种安全、有效的通气给氧技术。

【手术方法】

病人取仰卧位,直接喉镜挑起会厌,暴露声门,以大小适当的支气管镜于病人吸气之际越过声门裂,送入气管内,然后取下直接喉镜。成人可不用喉镜而直接插入支气管镜。窥见异物后,将支气管镜远端接近异物,察看并根据露出部分的异物形状、位置、黏膜肿胀情况及空隙,伸入异物钳夹取异物。若为易碎异物,用力不可太大以免夹碎;若系金属类异物,要用力夹紧;异物体积小可将其从镜管内取出,不完整的碎块,可反复夹取,或用吸引管吸出,直至取尽为止;异物较大不能由镜内取出者,宜夹紧异物,将之拉拢固定于支气管镜远端,使支气管镜、异物钳连同异物以相同速度缓缓向外退出。探取异物手术中,应随时吸净呼吸道内分泌物。

【注意事项】

1. 术前注意事项

(1) 气管支气管异物一般应尽早取出,以避免或减少发生窒息及并发症的机会。

(2) 病人若无明显呼吸困难,但因支气管炎、肺炎等并发症且伴有高热、体质虚弱者,宜先行抗炎补液支持疗法,密切观察有无突发呼吸困难征象,待体温下降,一般情况好转后再行异物取出术。

(3) 病情危重,呼吸极度困难,可先行气管切开术,以免发生窒息。

(4) 已有气胸、纵隔气肿等并发症时,应首先治疗气胸或纵隔气肿,待积气消失或明显缓解后再行异物取出术;伴有心力衰竭时,应予强心剂治疗。

(5) 术前应了解异物的种类、大小、形状及部位,同时挑选适当器械,根据患儿年龄大小选择合适的直接喉镜、支气管镜、喉与支气管异物钳及吸引器管等。准备好急救用品。

(6) 对于患儿极度虚弱,伴有严重并发症、心脏疾患者,应请专科医生监护,以防不测。

2. 术后注意事项

(1) 加强护理,密切观察病情,若有喉水肿发生伴严重呼吸困难,应作气管切开术。

(2) 酌情使用抗生素及肾上腺皮质激素,以防发生并发症。

（3）异物未取尽或术后仍有异物的症状与体征者,应选择适当时机,再次行支气管镜检查。

（4）经多种方法多次试取仍无法取出异物或异物嵌顿较紧,应请胸外科协助,行开胸手术。

第二节 食管镜下异物取出术

【麻醉】

可在局部麻醉下进行,但对精神紧张的病人,不合作的病人,小儿及年老体弱者等应行全身麻醉,可避免因不配合出现损伤,同时也避免食管镜压迫所致呼吸困难。而嵌顿于食管的义齿或其他难取的异物,全麻下可使食管肌肉松弛,解除食管痉挛,有利于异物的取出。

【手术方法】

食管上段异物多卡在环咽肌上下,均呈横的水平位,尖形异物两端卡于食管壁上,硬币等扁圆形异物则常紧贴于食管后壁。作食管镜时,必须逐步深入,食管镜经常保持在食管内正中位置,可同时看到食管前后左右四壁,进而避免超越异物而致漏诊。

异物上方常停留食物等,如发现有食物存留,则可判断其下方必有异物。应将一切腐烂的食物耐心地吸出或取出,充分暴露异物的位置及其周围情况。若异物与食管镜远端尚有一定的距离,夹住异物后应将食管镜推下接触到异物,然后将食管镜与钳子一并取出。这样,食管远端可以缓解异物周围的痉挛以利于异物的取出,也保护了食管壁不被异物的尖端所损伤。

如异物直径较食管镜内腔为大,不能由食管镜内取出,必须与食管镜一并取出,有的长形异物卡于食管内可以先夹异物的一端,使其转位松脱,然后由食管镜内取出。

发生于婴儿或2岁以内儿童的异物,如枣核、杏核等大多停留在环咽肌入口之上,可用直达喉镜下夹取较方便。

胸部食管异物常停留于气管分叉处、主动脉弓部位,用30cm长食管镜也能见到,因胸部食管周围组织较松,食管有伸缩性,所以停留于食管第二狭窄部位异物多较大、不整齐。取胸部上1/3部位异物时,须考虑到何种形状异物,一端尖另一端钝的异物,可先夹住钝的一端,往上轻拉,即能使尖端脱位转动利于取出。如两尖端均刺食管壁,则以食管镜稍向一侧推动,使一侧异物尖端脱位,夹住这一端向上拉,另一端即能脱位,便于在食管镜内取出。

遇大而不能转位异物,须牢牢夹住异物中间部位,将食管镜推下接触异物,然后将钳子与食管镜同步,一同缓慢退出。这样能克服异物通过环咽肌入口部被卡掉的可能性。

嵌顿性巨大异物,疑与主动脉弓有关联,应开胸取出异物;掉入胃内的食管异物,应采用长食管镜或腹腔镜取出异物。

【注意事项】

1. 术前:行食管镜检查异物取出术前,须充分了解病人一般状况,有脱水发热,应先给予补液及应用抗生素;查阅X线片;判定异物位置,根据其部位、异物形状、大小,选用长短粗细合适的食管镜与手术器械。

2. 术中:食管镜内若视野清楚,可直视操作;须充分暴露异物,调整食管镜使其暴露部分适于夹取;用钳夹取前,一定要看清异物周围间隙,以便更好地送入钳子夹取;根据异物大小、形状选择最合适异物钳,一般以鳄鱼嘴钳最合适;须牢固地夹住异物,注意不可同时夹住食管壁组织,二者有不同感觉;夹取异物时,若有阻力,不可用暴力,以免撕裂食管壁;应充分保护食管壁,避免损伤;食管镜应尽量接近或接触异物,以便于夹取,同时退出食管镜时,镜远端也能对食管壁及异物起保护作用;对较大异物或尖锐带钩如义齿等食管异物,应尽量选用特制扩张食管镜,食管口远端可调节扩张,以利暴露清楚,顺利取出异物,避免食管壁损伤。

3. 术后:食管异物发生后,24小时内来医院经食管镜检查无显著炎性反应,异物已顺利取出,可回家休息,进流质或半流质饮食1~2天后可照常饮食,并口服抗生素;异物超过24小时,且为粗糙尖形异物,食管局部反应明显,疑有食管黏膜损伤者,应作鼻饲或禁食补液;疑有食管穿孔或已有穿孔者,忌作钡剂造影,取出异物后,须住院密切观察,禁饮食、补液,给予足量抗生素。

(陈观明)

第四篇

常用药及临床检验正常参考值

第十九章 耳鼻咽喉科局部常用药

第一节 耳部局部常用药

1. 过氧化氢(hydrogen peroxide solution)

浓度:3%。

作用:初生态氧与脓液有机物结合成泡沫,具有清洁、消毒、除臭作用。

用途:化脓性中耳炎及外耳道炎。

用法:洗耳,每日2~3次。

2. 5%碳酸氢钠甘油滴耳液(耵聍水)(sodium bicarbonate solution)

成分:碳酸氢钠5g、蒸馏水50ml、甘油加至100ml。

作用:有溶解,软化耵聍、痂皮的作用。

用途:用于外耳道耵聍栓塞。

用法:每日5~6次,每次滴数滴,2~3天后冲洗外耳道将耵聍洗出。

3. 氧氟沙星滴耳液(泰利必妥滴耳液)

成分:0.3%氧氟沙星(ofloxacin)。

作用:对金黄色葡萄球菌、肺炎链球菌、流感杆菌、卡他球菌、铜绿假单胞菌和沙门菌属有杀灭作用。

用途:弥漫性外耳道炎、耳疖、鼓膜炎、急性和慢性化脓性中耳炎、乳突手术后感染。

用法:先拭净外耳道内分泌物,头偏向一侧,滴入氧氟沙星滴耳液5~10滴,耳浴5~10分钟,每日早晚各1次。

4. 氯霉素滴耳液(chloromycetin solution)

浓度:0.25%~0.5%。

作用:具有广谱抗菌作用,对变形杆菌、铜绿假单胞菌也有效。

用途:急、慢性化脓性中耳炎。

用法:滴耳,每日3次。

5. 酚甘油滴耳液(phenol glycerine)

浓度:1%~2%。

作用:杀菌、止痛和消肿。

用途:急性中耳炎鼓膜未穿孔时以及外耳道炎。

用法:滴耳,每日3次。

6. 硼酸甘油滴耳液(boric acid glycerine)

浓度:4%。

作用:抑菌并可吸收黏膜内的水分,消肿。

用途:急、慢性化脓性中耳炎。

用法:滴耳,每日3次。

7. 硼酸乙醇滴耳液(boric acid alcohol)

浓度:4%。

作用:消毒、杀菌,滴用时可有短时刺痛感。

用途:慢性化脓性中耳炎。

用法:滴耳,每日3次。

8. 金霉素滴耳液(aunistillae chlortetracyclini)

浓度:0.5%。

作用:对革兰阳性菌和阴性菌有抑菌作用。

用途:急性和慢性化脓性中耳炎。

用法:滴耳,每日数次。

9. 水杨酸乙醇滴耳液(salicylic acid alcohol)

浓度:2%~3%。

作用:抑制细菌和真菌,并有止痒作用。

用途:外耳道真菌病。

用法:滴耳,每日3次。

10. 碳酸氢钠滴耳液(苏打水)(sodium bicarbonate solution)

浓度:3%~5%。

作用:碱性溶液,溶解并软化耵聍。

用途:耵聍栓塞。

用法:滴耳,每日4~5次,每次数滴,2~3天后再做外耳道冲洗。

11. 鼓膜麻醉剂(bonain solution)

成分:纯苯酚、可卡因粉、薄荷脑各等量。

作用:可卡因借助苯酚破坏鼓膜表皮层,达到鼓膜深层,充分发挥其表面麻醉作用。

用途:鼓膜穿刺或鼓膜切开术时使用。

用法:用细卷棉子蘸鼓膜麻醉剂少量,涂于鼓膜穿刺切开处。

12. 复方氧化锌油(zine oxide oil)

成分:氧化锌粉30g,依沙吖啶1g,溶于花生油100g。

作用:具有收敛、消毒作用。

用途:用于外耳道湿疹。

用法:局部涂药。

13. 冰乙酸乙醇滴耳液(acetic acid alcohol)

浓度:冰乙酸浓度为1%~2%。

作用与用途:用于铜绿假单胞菌感染的慢性化脓性中耳炎、乳突炎或外耳道炎。

用法:滴耳或涂搽外耳道,每日3次。

14. 麝香草酚酒精滴耳液(thymol alcohol):抗真菌药,用于外耳道真菌病,滴耳每日3次。

第二节 鼻部局部常用药

1. 盐酸麻黄碱滴鼻液(ephedrine in NS)

成分:盐酸麻黄碱1g,生理盐水加至100ml。

作用:血管收缩可维持约2小时,对鼻黏膜上皮纤毛活动影响较少。常用以改善鼻腔通气,促进鼻窦引流并可减轻局部炎症。

用途:急、慢性鼻炎,鼻窦炎。

用法:滴鼻或喷入鼻腔,儿童宜用0.5%溶液,每日至多3次,每次2~4滴。鼻出血时可用浸有此液的棉片塞入鼻腔。

2. 羟甲唑啉滴鼻液(oxymetazoline in NS)

成分:羟甲唑啉0.05g,生理盐水加至100ml。

作用:血管收缩作用强而持久,可维持12小时,继发性血管扩张作用较轻。

用途:急、慢性鼻炎,急、慢性鼻窦炎。

用法:滴鼻,每日1~2次。

3. 麻黄碱地塞米松滴鼻液(ephedrine and dexamethasone solution)

成分:1%盐酸麻黄碱,0.5%地塞米松。

作用:抗过敏,通气,使鼻黏膜水肿减轻。

用途:变应性鼻炎。

用法:滴鼻,每日3~4次。

4. 色甘酸二钠滴鼻液(disodium cromoglycate solution)

浓度:2%。

作用:抑制肥大细胞颗粒释放过敏介质。

用途:变应性鼻炎。

用法:滴鼻,每日3~4次。

5. 大佛水鼻喷雾剂(dafushui nebulizer)

成分:含多种综合性变应原。

作用:激发机体产生封闭性抗体,解除鼻黏膜过敏状态。

用途:季节性变应性鼻炎,常年性变应性鼻炎。

用法:喷鼻,每日1次。

6. 布地奈德鼻喷雾剂:雷诺考特(rhinocort)

成分:布地奈德,一种糖皮质激素。

作用:局部高效抗炎和抗过敏,预防性使用对鼻刺激引起的嗜酸粒细胞增多和过敏反应有保护作用。

用途:季节性和常年性变应性鼻炎及非变应性鼻炎,治疗或预防鼻息肉复发。

用法:喷鼻,每日1~2次。

7. 复方薄荷樟脑滴鼻剂(nebula menthol compound)

成分:薄荷1g,樟脑1g,石蜡加至100ml。

作用:润滑鼻黏膜,刺激神经末梢,除臭,促进鼻黏膜的分泌功能。

用途:萎缩性鼻炎,干燥性鼻炎。

用法:滴鼻,每日3次。

8. 链霉素滴鼻液(streptomycin solution)

浓度:0.5%~1%。

作用:抑制鼻内杆菌生长和消炎。

用途:萎缩性鼻炎。

用法:滴鼻,每日3次。

9. 复方硼酸软膏(boric acid ointment)

成分:硼酸5g,薄荷油2ml,石蜡油40ml,无水羊毛脂100g。

作用:消炎、消肿。

用途:鼻前庭炎,鼻前庭疖,鼻黏膜干燥。

用法:局部涂布,每日3次。

第三节 咽喉部常用药

1. 复方硼砂溶液(Dobell溶液)

成分:硼砂1.5g,碳酸氢钠1.5g,苯酚0.3ml,甘油3.5ml,蒸馏水加至100ml。

作用:防腐、抗菌、消毒、收敛。

用途:急、慢性咽炎,扁桃体炎。

用法:稀释后漱口,每日数次。

2. 呋喃西林漱口液(furacillin solution)

成分:呋喃西林1g,蒸馏水加至500ml,配成0.02%浓度。

作用:消炎、抗菌。

用途:急、慢性咽炎,扁桃体炎等。

用法:漱口,每日数次。

3. 复方碘甘油(compound iodine glycerine)

成分:碘 1.25g,碘化钾 2.5g,薄荷油 0.42ml,乙醇 0.37ml,蒸馏水 2.5ml,甘油加至 100ml。

作用:消毒、润滑及温和刺激。

用途:慢性咽炎及萎缩性咽炎,也适用于萎缩性鼻炎。

用法:涂于咽后壁等患处,每日 2~3 次。

4. 度米芬喉片(domiphen tablet)

成分:每片含度米芬 0.5mg。

作用:对葡萄球菌、链球菌有杀菌能力,局部消炎。

用途:急、慢性咽喉炎,扁桃体炎等。

用法:含化,每日数次,每次 1~2 片。

5. 碘喉片(iodine lozenge)

成分:每片含碘 0.0013g。

作用:消炎、抗菌,减轻局部炎症反应。

用途:急、慢性咽喉炎。

用法:含化,每日 4~6 次,每次一片。

6. 地喹氯铵(dequalinium chloride)

成分:每片含地喹氯铵 0.25mg。

作用:消炎、杀菌,无明显毒性和刺激性。

用途:急、慢性咽喉炎,扁桃体炎等。

用法:含化,每 2~3 小时一片。

7. 复方地喹氯铵喷剂(大佛喉露)

成分:每瓶 25ml 含地喹氯铵 10mg,甘草浸膏 125mg。

作用:杀菌,兼有镇咳化痰、止痛止痒、清咽润喉功效。

用途:急、慢性咽喉炎以及扁桃体炎、咽异感症、龈炎、口腔黏膜病等。

用法:对准口腔揿压喷雾,成人每次两揿,儿童减半,每 4~6 小时一次。

8. 复方安息香酊(tincture benzoin compound)

成分:酊剂,含 10% 安息香、7.5% 苏合香、2.5% 安路脂、

2% 芦荟粉。

作用:收敛防腐,消炎、退肿、祛痰。

用途:急、慢性喉炎以及急、慢性喉气管支气管炎。

用法:于沸水中滴药十余滴,对着杯口蒸气吸入,每日 2~3 次。

9. 雾化吸入溶液

成分:庆大霉素 80mg,地塞米松 5mg,蒸馏水加至适量。

作用:抑菌或杀菌,促使炎性肿胀消退。

用途:急性咽、喉炎。

用法:雾化吸入,每日 1 次。

10. 丁卡因溶液

浓度:0.5%~2%。

作用:用于耳鼻咽喉黏膜的表面麻醉。本品由黏膜吸收,发挥麻醉作用。

用途:咽喉部检查、手术内镜检查及手术。

用法:喷雾于咽、喉部黏膜表面。鼻部或耳部手术用棉片浸 2% 丁卡因溶液加少量 1∶1000 肾上腺素填塞鼻腔或中耳腔处。

注意:本药剧毒,一次剂量不得超过 60mg。

(王志斌)

第二十章 耳鼻咽喉科全身常用药

1. **注射用青霉素钠**

适应证:呼吸道感染、丹毒、扁桃体炎、中耳炎等。

不良反应:皮肤过敏,休克。

注意事项:用药前必须行皮内敏感试验。

用法用量:肌内注射40万~80万U,每日2~4次。静脉注射每日160万~400万U,严重感染可达1000万U。

2. **注射用氨苄西林**

适应证:肠球菌、痢疾杆菌、伤寒杆菌、大肠杆菌、产气杆菌等。

不良反应:大剂量静脉用药可引起抽搐等神经系统症状,偶可引起假膜性肠炎等。

注意事项:用药前做青霉素皮试,阳性者禁用。

用法用量:肌内注射每次0.5~1.0g,每日2~4g。静脉滴注每次1~2g,溶于5%葡萄糖溶液中静脉滴注1小时。

3. **注射用头孢唑啉(先锋Ⅴ号)**

适应证:上呼吸道感染、脑膜炎、扁桃体炎、中耳炎等。

不良反应:偶见皮疹、心悸、药热、眩晕、恶心、腹泻。青霉素过敏者慎用。肾功能不全者减量。

用法用量:静脉注射:用10ml氯化钠注射液或葡萄糖注射液溶解,缓慢注射(3~5分钟)。每次0.5~1g,每日3~5次。静脉滴注:用氯化钠或葡萄糖注射液100ml稀释后静脉滴注,每日4~6g,分2~4次静脉滴注。

4. **头孢拉定胶囊(先锋6号胶囊)**

适应证:急性扁桃体炎、咽喉炎、中耳炎等。

不良反应:偶见胃肠功能紊乱、皮疹、白细胞减少等。

注意事项:青霉素过敏者慎用,头孢类过敏者禁用,肾功能不全者减量。

用法用量:口服0.25~0.5g,每6小时一次,每日总量不超过4g,宜饭后服用。儿童每日25~50mg,每6或12小时等量分服。

5. 交沙霉素

适应证:革兰阳性菌和部分革兰阴性菌,对青霉素、红霉素耐药的葡萄球菌。

不良反应:偶见胃肠道反应、食欲不振等。

注意事项:如有过敏症状应停药。

用法用量:口服每日800mg,分3~4次服用;儿童每千克体重30mg,分3~4次服用。

6. 麦迪霉素

适应证:上呼吸道感染、疮、疖、痈、蜂窝织炎、扁桃体炎、咽喉炎、中耳炎、鼻窦炎等。

不良反应:偶见胃肠道反应,如恶心、呕吐、胃部不适等。

用法用量:口服0.2~0.3g,每日3~4次;小儿30~40mg/kg,分3~4次服用。

7. 硫酸阿托品注射液

适应证:麻醉前给药。

不良反应:口干、视力障碍、心动过速、皮肤潮红。

用法用量:皮下注射一次0.5mg,小儿酌减。

注意事项:患有前列腺肥大、青光眼、心脏病的患者禁用。

8. 阿司咪唑

适应证:常年性和季节性过敏性鼻炎及其他过敏性反应。

不良反应:长期服用体重可能会增加,偶见过敏反应,如血管性水肿、支气管痉挛、畏光、瘙痒及皮疹,个别病例可见惊厥、良性感觉异常、肌痛、关节痛、水肿和转氨酶升高。

用法用量:成人和12岁以上儿童口服10mg,6~13岁儿童口服5mg,每日一次。

注意事项:明显肝功能障碍,有Q-T间期延长倾向,低血钾的患者以及妊娠和哺乳期妇女慎用。

9. 氯雷他定

适应证:季节性变应性鼻炎、常年性变应性鼻炎、慢性麻疹以及其他变态反应性疾病。

用法用量:成人和12岁以上儿童10mg,每日一次;12岁以下儿童体重>30kg,每日10mg,体重<30kg,每日5mg。

注意事项:妊娠和哺乳期妇女慎用。

10. 倍他司汀

适应证:梅尼埃病、外周性眩晕症伴发的眩晕和平衡障碍。

用法用量:口服6~12mg,每日3次。

注意事项:有消化性溃疡病史或活动性溃疡、支气管哮喘、肾上腺髓质瘤的患者慎用。

不良反应:可见胃肠道不适,如恶心、呕吐,偶见皮疹。

11. 川芎嗪

适应证:抗血小板凝集,扩张小动脉,改善微循环和脑血流,用于突发性聋、耳鸣等。

用法用量:口服每次两片(100mg),每日3次,1个月为1个疗程。静脉注射每次2~4ml,每日1~2次,15天为1个疗程,宜缓慢推注。静脉滴注:80~120mg,稀释于5%~10%葡萄糖溶液250~500ml中缓慢滴注,3~4小时内滴完,10~15天为1个疗程。

不良反应:口服偶有胃部不适、口干、嗜睡,饭后服用可避免或减少不良反应,出血性疾病忌用。

12. 酚磺乙胺

适应证:增加血液中血小板的数量,加速血块形成,用于鼻出血、扁桃体手术后的出血等。

用法用量:预防手术出血,术前15~30分钟静脉注射或肌内注射0.25~0.5g,必要时2小时再注射0.25g。治疗出血时肌内注射或静脉注射:每次0.25~0.75g,每日3次,或用5%葡萄糖溶液或生理盐水静脉滴注。

13. 巴曲酶

适应证:各种手术中的止血,如扁桃体切除术、鼻部手术、咽喉肿瘤切除术、鼻出血等。

用法用量:肌内注射或静脉注射,每次 2ml,每日 1～3 次,亦可局部应用。

注意事项:血栓性疾病患者、孕妇禁用。

14. 异丙嗪

适应证:能增强麻醉药、催眠药、镇痛药和局部麻醉药的作用,降低体温,有抗过敏作用。

用法用量:口服每次 12.5～25mg,每日 2～3 次,肌内注射每次 1～2ml(25～50mg),不宜皮下注射。

不良反应:困倦、嗜睡、口干,偶见肠炎、皮炎。

注意事项:驾驶员、运动员等禁用。

15. 氟桂利嗪

适应证:降低内耳迷路的兴奋性,对抗前庭感觉细胞的钙超载,保护缺氧的脑细胞,降低血液黏度,适用于眩晕患者。

用法用量:口服每日 1 次,每次 5～10mg,睡前服用。

注意事项:老年患者不宜长期服用,帕金森病患者禁用。

16. 次碳酸铋

适应证:保护食管和胃黏膜,具有收敛作用,用于食管镜检查或取食管异物之后。

用法用量:每日 3 次,每次 0.3～0.9g,饭前 40 分钟吞其粉末,连用 3 日。

17. 鼻咽灵

适应证:急慢性咽喉炎、口腔炎、鼻咽炎及鼻咽癌的放疗、化疗辅助治疗。

用法用量:口服,每次 5 片,每日 3 次。

注意事项:忌食辛辣食物及油炸食物。

(王志斌)

第二十一章 临床检验正常参考值

第一节 血液一般检查

1. 总血量(TBV):65~90ml/kg。
2. 全血比重
(1) 男性1.054~1.062;
(2) 女性1.048~1.059。
3. 血浆比重:1.024~1.029。
4. 白细胞计数(WBC)
(1) 成人4×10^9/L~10×10^9/L;
(2) 新生儿15×10^9/L~20×10^9/L。
5. 白细胞分类(DC)
(1) 中性杆状核粒细胞0.01~0.05;
(2) 中性分叶核粒细胞0.005~0.05;
(3) 嗜酸粒细胞0~0.01;
(4) 淋巴细胞0.2~0.4;
(5) 单核细胞0.03~0.08。
6. 红细胞计数(RBC)
(1) 成年男性4.0×10^{12}/L~5.5×10^{12}/L;
(2) 成年女性3.5×10^{12}/L~4.0×10^{12}/L;
(3) 新生儿6×10^{12}/L~7×10^{12}/L。
7. 血红蛋白(Hb)
(1) 成年男性120~165g/L;
(2) 成年女性100~150g/L;
(3) 新生儿170~200g/L。
8. 红细胞沉降率(ESR)

(1) 魏氏法(Westergnen法)成年男性 0~15mm/1h;
(2) 魏氏法成年女性 0~20mm/1h;
(3) 库氏法(Coulter法)成年男性 1~8mm/1h;
(4) 库氏法成年女性 0~10mm/1h。
9. 网织红细胞(RRBC)
(1) 成人 0.005~0.015(0.5%~1.5%);
(2) 新生儿 0.02~0.06(2%~6%)。

第二节 止血、凝血功能的检查

1. 血小板计数(PC):$100 \times 10^9/L \sim 300 \times 10^9/L$。
2. 血小板黏附功能测定(PAT)
男性:0.349 ± 0.059;
女性:0.349 ± 0.051。
3. 血小板聚集功能测定(PCA):0.627 ± 0.161。
4. 凝血酶时间(TT):当对照为 9~13 秒时,参考值=对照时间±2秒。
5. 出血时间(BT)
Duke法 1~3 分钟;
Ivy法 1~6 分钟。
6. 凝血时间(CT):试管法 4~12 分钟。

第三节 血液化学检查

血清钠(Na^+)135~145mmol/L。
血清钾(K^+)3.5~5.6mmol/L。
血清氯(Cl^-)98~106mmol/L。
血清总钙(total calcium,Ca)2.1~2.55mmol/L。
血清离子钙(I_{Ca})1.12~1.24mmol/L。
尿素氮(BUN)1.8~7.1mmol/L。
尿酸(UA) 119~238mmol/L。
肌酐(Cr) 229~284mmol/L。

铁蛋白(ferritin):成年男性 15~200μg/L,成年女性 12~150μg/L。

血清总蛋白(TP)双缩脲法:60~80g/L。

血清白蛋白(Alb)溴甲酚绿法:40~55g/L。

血清球蛋白(G):20~30g/L。

A/G:(1.5~2.5):1。

总胆红素(TB):1.7~1.71μmol/L。

总胆固醇(TCh):2.82~5.95mmol/L。

三酰甘油(TG):0.56~1.20mmol/L。

第四节 酶学检查

丙氨酸转氨酶(ALT)速率法:37℃:<40U/L。

天冬氨酸转氨酶(AST)速率法:37℃:<40U/L。

γ-谷氨酰转肽酶(γ-GT)速率法:<50U/L。

第五节 内分泌功能检查

总甲状腺素(TT_4)64~154nmol/L。

游离甲状腺素(FT_4)25.5~38.5pmol/L(2~3ng/dl)。

总三碘甲状腺原氨酸(TT_3)1.4~3.4nmol/L。

游离三碘甲状腺原氨酸(FT_3) 6.0~11.4pmol/L(390~740pg/dl)。

甲状腺微粒抗体(TMAb)<0.15 (15%)。

甲状腺球蛋白抗体(TGAb)<0.3 (30%)。

甲状腺结合球蛋白(TG)6.0~44.4mg/L。

甲状旁腺激素(PTH):C 末端 430~1860ng/L,N 末端 230~630ng/L。

甲状腺 C 细胞分泌激素(降钙素)22~65pmol/L。

睾酮(T):男,(20±5.5)nmol/L;女,(2.1±0.8)nmol/L。

雌二醇(E_2)0.28~3.67nmol/L。

孕酮(P)1.59~63.6pmol/L。

第六节 免疫学检查

抗链球菌溶血素"O"(ASO)<500U。
梅毒未成活血清反应素试验(USR)阴性。
密螺旋体抗体血凝试验(TPHA)阴性。
补体 C3 650~1340U/L。
C1q(65 ± 7)mg/L。
C1r 25~38mg/L。
C1s 25~38mg/L。
C3(β、C 球蛋白) 800~1550mg/L。
总补体活性 Mayer 改良法 3000~4000U/L。
免疫球蛋白:IgG 7.6~16.6g/L,IgA 0.71~3.35g/L,IgM 0.48~2.12g/L,IgD 0.01~0.04g/L,IgE 0.001~0.009g/L。
C 反应蛋白(CRP) 0.68~8.20U/L(RIA 法)。
抗核抗体(ANA)间接免疫荧光法<1:5~1:10。
抗 DNA 抗体(ADNAA)<15U/ml。
类风湿因子(IgM RF)乳胶法≤1:20。
乙型肝炎表面抗原(HBsAg)反向血凝或免疫黏附法:<1:16。
乙型肝炎 e 抗原(HBeAg)免疫扩散法:阴性。
乙型肝炎 e 抗体(HBeAb)免疫扩散法:阴性。
乙型肝炎核心抗原(HBcAg) 阴性。
乙型肝炎核心抗体(HBcAb):补体结合法阴性。免疫扩散法阴性。
DNA 聚合酶(DNAP)放免法<25CPM。
癌胚抗原(CEA)<25ng/ml。

第七节 尿液检查

尿量(UV)1~1.5L/24h。
尿色(UC)淡黄色透明;pH 4.6~8.0;比重 1.015~1.025。

尿蛋白定性:阴性。

尿蛋白定量:20~80mg/24h尿。

尿糖(SU):定性阴性。定量0.56~5.0mmol/24h。

尿酮体(KB):定性阴性。定量0.34~0.8mmol/24h。

尿沉渣镜检。

红细胞<0~3/高倍野。

白细胞<0~3/高倍野。

上皮细胞:少量扁平及圆形。

红细胞管型:无。

白细胞管型:无。

圆柱状体:无。

透明管型:偶见。

颗粒管型:无。

脂肪管型:无。

上皮细胞管型:无。

蜡样管型:无。

结晶体正常酸性尿:无定形尿酸盐、尿酸及草酸钙。

正常碱性尿:无定形磷酸盐、磷酸铵、碳酸钙及尿酸铵。

第八节 脑脊液检查

肉眼观察(VI)无色、透明、久置不凝。

蛋白质(PR):定性阴性。成人定量0.15~0.45g/L。儿童定量0.20~0.40g/L。

氯化物(Cl^-)119~129mmol/L。

细胞计数(CC):成人0~8×10^6/L,多为淋巴细胞及单核细胞。儿童0~15×10^6/L。

细菌无。

第九节 血气分析正常值

血酸碱度(pH)7.35~7.45。

血二氧化碳分压($PaCO_2$)35~45mmHg。
血氧分压(PaO_2)70~100mmHg。
剩余碱(BE)(0±3)mmol/L。
碳酸根(HCO_3^-)24~32mmol/L。
二氧化碳总量(TCO_2)22~33mmol/L。
氧饱和度(SaO_2)95%~98%。

(王志斌)